YILIAO JIGOU BINGLIKE SHEZHI
YU ZHILIANG PINGJIA GUANLI GUIFAN

# 医疗机构病理科设置与质量评价管理规范

王连唐　柯尊富　主编

PATHOLOGY
DEPARTMENT

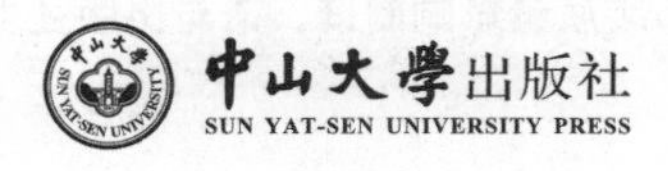


·广州·

**图书在版编目（CIP）数据**

医疗机构病理科设置与质量评价管理规范/王连唐，柯尊富主编．—广州：中山大学出版社，2023.9

ISBN 978－7－306－07875－9

Ⅰ.①医… Ⅱ.①王… ②柯… Ⅲ.①医疗卫生组织机构—病理学—管理—规范—广东 Ⅳ.①R36－65

中国国家版本馆CIP数据核字（2023）第150473号

---

出 版 人：王天琪
策划编辑：鲁佳慧
责任编辑：鲁佳慧 袁双艳
封面设计：曾 斌
责任校对：吴茜雅
责任技编：靳晓虹
出版发行：中山大学出版社
电　　话：编辑部 020－84110283，84113349，84111997，84110779，84110776
　　　　　发行部 020－84111998，84111981，84111160
地　　址：广州市新港西路135号
邮　　编：510275　　传　　真：020－84036565
网　　址：http://www.zsup.com.cn　E-mail：zdcbs@mail.sysu.edu.cn
印 刷 者：佛山市浩文彩色印刷有限公司
规　　格：787mm×1092mm　1/16　15印张　370千字
版次印次：2023年9月第1版　2023年9月第1次印刷
定　　价：60.00元

---

# 本书编委会


主　编：王连唐　柯尊富

副主编：康继辉　章任兵　郑晓克　刘大伟

编　委（以姓氏拼音字母为序）：

何洁华　侯景辉　康继辉　柯尊富

刘大伟　王连唐　余　俐　章任兵

赵栋梁　郑晓克

秘　书：赵栋梁（兼）

审　校：吴秋良　邵春奎

# · 序 ·

2016 年，习近平总书记在全国卫生与健康大会上指出，“没有全民健康，就没有全面小康”，强调把人民健康放在优先发展的战略地位。

随着我国卫生事业改革的深入，公立医院手术科室蓬勃发展，三级医院病理科的建设与质量控制已是当务之急。众所周知，病理科是医院各临床科室的重要支撑，担负着疾病最终诊断的重要任务。钟南山院士曾说过，一个医院的临床病理水平是衡量其医疗质量的重要标志，没有强大的病理科，就不可能具有高质量的临床服务水平。病理诊断的权威性决定了病理科在医疗活动中的核心作用，因此，医院病理科的规范化设置与相关质量管理对医院整体的医疗质量起着极其重要的推动作用。

随着人民群众对医疗卫生需求的不断提高，卫生管理部门及病理科医务人员都期望能有专业化的病理质量评价制度来指导和规范科室的建设与运行，使日常工作中的具体流程有章可循。

本书由广东省临床病理质量控制中心主任王连唐教授等主编，并由中山大学出版社出版。本书的面市将极大地推动我国三级医院的病理医疗工作规范化、科学化、制度化建设，切实推进我国病理科的现代化进程，为人民群众提供更高质量的病理服务。

肖海鹏（中山大学常务副校长）

2022 年 11 月 22 日

# · 前　言 ·

改革开放40多年来，广东省的医疗机构快速发展，医疗服务水平得到空前的提高，以公立医院为主导的医疗保障体系基本建立起来。基于历史的原因，各级领导对病理科建设的重视程度参差不齐。

欧美国家的医院诊疗体系非常重视病理科，其对病理科投入人力多，病理科设备完善、科室规模大，是举足轻重的科室。但国内在相当长的时期内只有少数三级医院设置了病理科，新发展起来的医疗机构未及时设置病理科，或者病理科力量薄弱，这既不能很好地为患者服务，也不能适应医疗机构的快速发展。

因此，有必要对医疗机构病理科的设置及建设做出规划与规范。本书结合粤港澳大湾区的实际，在医疗机构病理科的设置与规划上进行创新性的尝试，希望各级医疗机构在发展与建设过程中有所借鉴，从而促进医疗机构病理科的发展，切实提高医疗机构临床服务能力。

王连唐（广东省临床病理质量控制中心前主任）

2023年9月20日

# 目　录

# 第一章　病理科的设置

病理科是一个专业性强、技术含量与业务水平要求极高的业务科室，是支撑医院各临床科室的平台科室。为保证医院医疗工作的正常运转和医疗质量，病理科必须集中设置，统一管理，并在人员、空间和设备诸方面给予重视。特别值得注意的是，病理科布局要科学合理，生物污染区、化学污染区、相对清洁区等要分区清楚，排风、排水、排污与消毒符合生物安全与医院感染管理的要求。

## 第一节　病理科设置的原则和要求

### 一、病理科设置的基本原则

（1）保证病理科日常工作的进行与开展。

（2）保护病理科工作人员免受污染与伤害。

（3）保护工作环境免受污染。

### 二、病理科设置的基本要求

医疗机构达不到设置病理科的基本软件、硬件条件或年活体组织病理学检查（不包括细胞学检查）例数少于 5 000 例者，原则上不宜设立病理科。

未设立病理科的医院，其病理诊断任务应由当地卫生管理部门协调，交由有资质的病理科承担；或根据地域条件等实际情况，采用相邻若干医院共同组建病理诊断中心的方式解决，其设置与质量评价具体事宜应由当地卫生管理部门与省级病理质量控制中心共同协调处理。若医疗机构新成立病理科，应由省级病理质量控制中心组织专家进行考察，根据当地病理科的现状与发展需要，对申请新成立病理科的医疗机构的人员、设备等条件进行评估，并将评估结果反馈给当地卫生管理部门，作为政府决策的依据。

（1）国家（区域）医疗中心常规病理组织学诊断应不少于 100 000 例/年，三级甲等综合医院应不少于 50 000 例/年，三级乙等综合医院应不少于 30 000 例/年，二级医院应不少于 20 000 例/年。

（2）已设立病理科的医疗机构，其医疗机构执业许可证上的诊疗项目中必须有相应的“病理科”登记；病理科与内科、外科、妇科、儿科同属于大科建制，一个医疗机构内只设置一个病理科。为适应医院临床学科的发展和需求，提倡病理科亚专科化，病理科包括细胞病理、消化病理、泌尿病理、血液病理、神经病理、妇科病理、眼科病理、皮肤病理、骨专科病理等亚专科。病理科的亚专科业务从人员资质到开展的业务种类均实行集中管理，病理科以外的其他科室及其下属实验室不得从事病理检查与诊断工作。

（3）在大数据的时代背景下，已设置病理科的医疗机构应进一步加快卫生信息化基础设施建设，积极建立质量控制体系与开展远程病理诊断，加强医院数字病理信息化的建设，提高基层医院病理常规及疑难病例诊断的质量和效率，保障医疗机构病理诊断的安全，降低医疗诊断成本，减轻患者负担，提高病理诊断准确率，保障病理质量控制体系的规范化。

## 第二节　病理科空间功能设置

### 一、病理科用房要求

#### （一）二级医院用房

（1）二级医院的病理科用房总面积应不少于500 $m^2$。

（2）病理科应设置诊断室、标本取材室、组织染色制片室、细胞病理学检查室、病理资料档案室、标本存放室等。

#### （二）三级医院用房

（1）国家医疗中心与大学教医研整合体病理科用房总面积不少于3 000 $m^2$，三级特等医院不少于2 500 $m^2$，三级甲等医院不少于2 000 $m^2$，三级乙等医院不少于1 500 $m^2$。

（2）病理科应设置主任室、冰冻切片制作室、常规制片技术室、特殊染色和免疫组织化学（以下简称免疫组化）室、细胞遗传与分子诊断实验室，有条件的病理科还应设置电脑管理室、暗室、学术活动室、小库房等。

具有住院医师规范化培训基地资格的医院还应具有独立的学习工作室。

### 二、病理科用房设置

病理科的常规工作空间应分区设置。

#### （一）活体组织病理学检查和细胞病理学检查用房

**1. 污染区**

（1）收发接待室：负责检材的接收、登记等。

（2）标本取材室。

（3）废弃标本放置室。

（4）冰冻切片制作室。

（5）细胞学穿刺标本取材室。

**2. 相对清洁区**

（1）常规制片预处理室：组织脱水、透明、浸蜡、包埋。

（2）常规制片技术室：切片、染色、封片。

（3）特殊染色和免疫组化室。

（4）相关技术室。

（5）标本存放室。

**3. 清洁区**

（1）组织病理学诊断室若干。

（2）细胞病理学诊断室若干。

（3）科内疑难病例读片和会诊室。

（4）信息资料室。

（5）摄影室。

（6）病理资料档案室。

**4. 相对危险区**

（1）易燃、易爆物品储藏室。

（2）有毒试剂储藏室。

### （二）尸检工作室及其附设用房

（1）接待室。

（2）尸检准备室。

（3）更衣室。

（4）普通尸检室。

（5）传染病尸检室。

（6）淋浴室。

（7）标本储藏室。

### （三）其他

对于三级特等及以上的医院还应设置以下病理科工作用房。

（1）细胞遗传与分子诊断实验室。

（2）数字病理远程会诊咨询室。

（3）其他特殊检测实验室：超薄切片制备、透射电镜与扫描电镜检测、细胞培养、流式细胞术及其他分子生物学技术实验室等。

（4）电子阅览室、学术会议室。

（5）进修医生与住院医师规范化培训示教室。

# 第三节　病理科各房间基本设施配置

## 一、常规活体组织病理学检查室和冰冻切片制作室的基本设施

### （一）收发接待室

（1）必要的办公设施：计算机、打印机、复印机等。

（2）紫外线消毒柜，用于病理检查申请单等的消毒。

（3）符合环境保护要求的上、下水系统。

（4）其他相关设备。

### （二）标本取材室

（1）便于清洗、消毒的屋顶、室壁与地面装修。

（2）室内紫外线消毒设备。

（3）室内高效通风设施：脱水机、自动化染色封片一体机等独立集束的封闭抽风系统。

（4）封闭式高效通风柜橱，用于标本的检查和取材，便于清洗、消毒，并安装足够的照明和紫外线消毒设备。

（5）符合环境保护要求的上、下水系统，包括独立的污水处理与排泄系统。

（6）流水冲洗装置。

（7）冰水与热水供给系统。

（8）智能自动录音与文字转换系统，用于记录取材医生进行取材时的语音描述。

（9）具有恒温排风设备的标本储存柜。

（10）一次性隔离防护服与生物防护面具。

（11）其他相关设备。

### （三）常规制片预处理室、常规制片技术室与冰冻切片制作室

（1）排放有毒物质的室内高效通风设施，用于组织块与石蜡切片的人工脱水流程。

（2）符合环境保护要求的上、下水系统，包括独立的污水处理与排泄系统。

（3）室内紫外线消毒设备。

（4）封闭式高效通风柜橱，用于人工脱水流程。

（5）实验台。

（6）脱水机（图 1－1）。

（7）石蜡包埋机（图 1－2）。

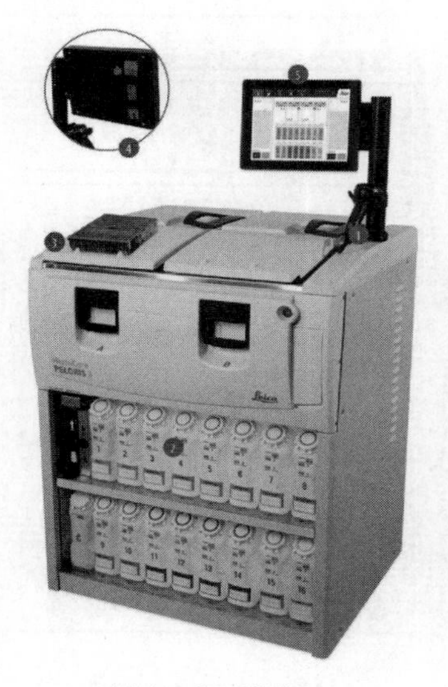

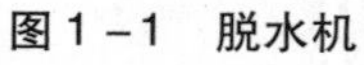

图1－1　脱水机

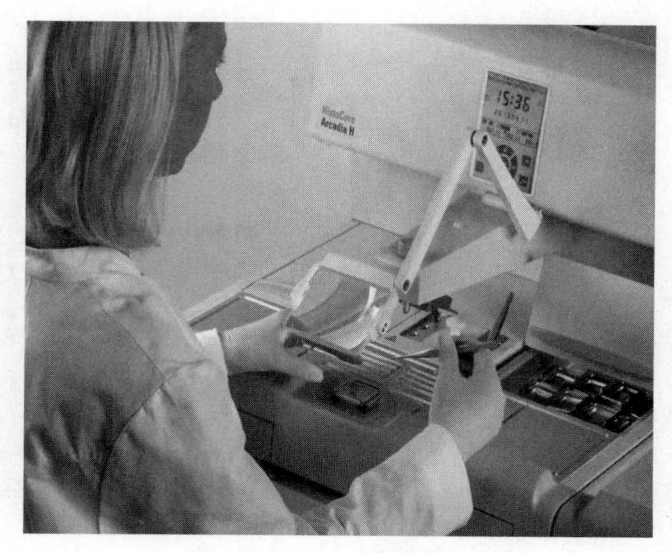


图1－2　石蜡包埋机

（8）石蜡切片机（图1－3）。
（9）冰冻切片机（图1－4）。
（10）石蜡快速切片机。

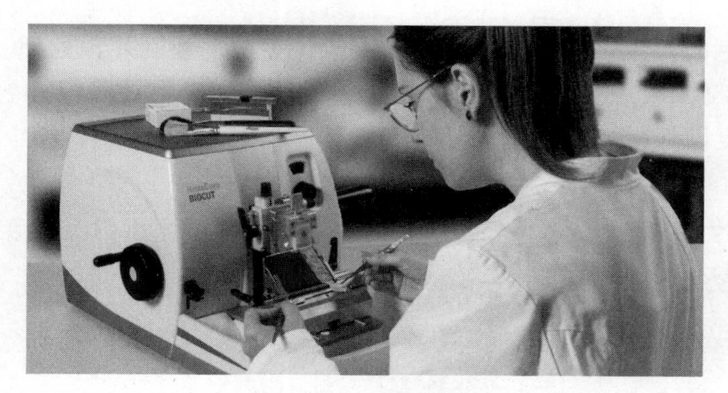


图1－3　石蜡切片机

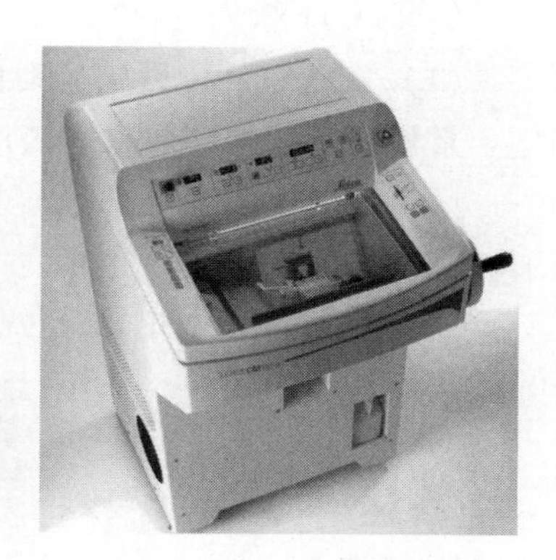

图1－4　冰冻切片机

（11）一次性切片刀及其配套部件：切片刀和磨刀机。
（12）冰箱。
（13）恒温箱。
（14）烤箱和（或）漂烘仪。
（15）有关试剂与试剂柜。
（16）天平。
（17）染色封片机（图1－5）。

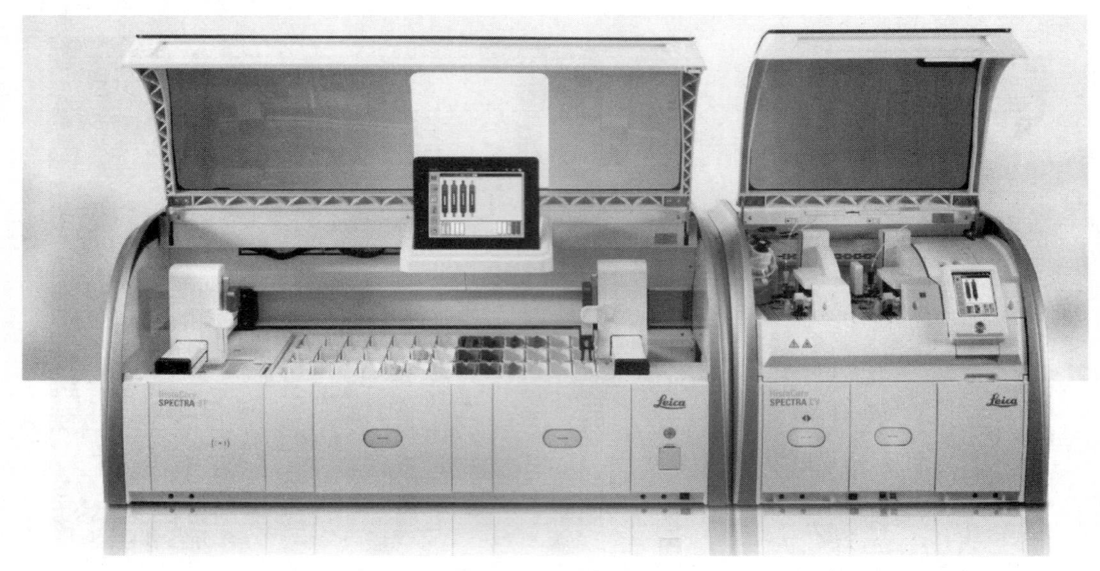

图1-5　染色封片机

（18）普通光学显微镜，用于染色质量控制。

（19）其他相关设备。

（四）特殊染色和免疫组化室

（1）实验室环境设施与染色的常规设备，参见本节“一、（三）常规制片预处理室、常规制片技术室与冰冻切片制作室”。

（2）微波炉或其他抗原修复设备。

（3）有关试剂与试剂柜。

（4）全自动免疫组化染色仪（图1-6）。

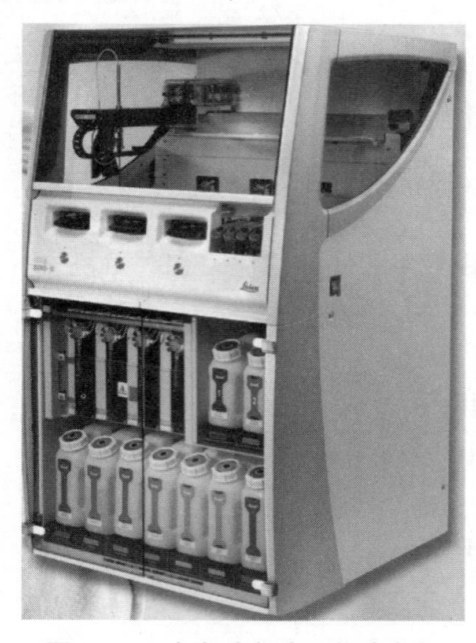

图1-6　全自动免疫组化染色仪

(5) 其他相关设备。

### (五) 组织病理学诊断室与科内疑难病例读片和会诊室

(1) 双筒显微镜，每名病理医生配备一台。

(2) 双头和（或）多头显微镜，用于共览会诊和培训示教。

(3) 连接局域网的计算机和打印机，用于病理学检查资料的存储和调阅。

(4) 显微摄影设备、计算机图像分析图文报告打印系统、电子图像存储与放映设备。

(5) 远程会诊系统。

(6) 其他相关设备。

### (六) 病理资料档案室

(1) 用于储存切片、蜡块与文字资料的储柜，如密集柜。

(2) 连接局域网的计算机与打印机，用于病理学检查资料的存储和调阅。

(3) 文员办公设施。

(4) 其他相关设备。

### (七) 信息资料室

必要的专业参考书和基本的专业期刊。

### (八) 病理标本制作室与标本存放室

(1) 制作、盛装病理标本的工具，如有机玻璃板、刀具、电锯等。

(2) 陈列病理标本的展览柜，应统一配备保护标本的照明装置。

(3) 其他相关设备。

### (九) 办公室

(1) 显微镜。

(2) 计算机。

(3) 网络环境下统一集中打印的打印机等。

## 二、细胞病理学检查室的基本设施

### (一) 细胞学穿刺标本取材室

(1) 便于清洗、消毒的屋顶、室壁和地面装修。

(2) 室内紫外线消毒设备。

(3) 用于实施穿刺术的检查病床。

(4) 穿刺用器械与器械柜。

(5) 穿刺、急救用药物与药品柜。

(6) 其他相关设备。

### (二) 细胞学涂片制片室

(1) 用于染色的实验室环境设施与常规设备。

(2) 可调速离心机。

（3）细胞病理学自动筛查系统。

（4）其他相关设备。

### （三）细胞病理学诊断室

参见本节“一、（五）组织病理学诊断室与科内疑难病例读片和会诊室”。

## 三、尸检工作室的基本设施

### （一）尸检准备室

（1）尸检专用器械。

（2）参与尸检人员使用的隔离衣物与消毒器具。

（3）办公设施。

（4）消毒设施。

（5）其他相关设备。

### （二）普通尸检室

（1）便于清洗、消毒的屋顶、室壁和地面装修。

（2）室内紫外线消毒设备。

（3）室内高效通风设施。

（4）设计合理、适用的尸检台，具有符合环境保护要求的上、下水系统，包括独立的污水处理与排泄系统，便于清洗与消毒。

（5）适宜的照明装置，如手术用无影灯。

（6）冰水与热水供给系统。

（7）示教用的阶梯式看台，网络转播设施。

（8）其他相关设备。

### （三）传染病尸检室

严格按照传染病管理法规的要求建设。

## 四、分子诊断实验室的基本设施

分子诊断实验室应满足分子检测的要求，其基本设施要求如下。

### （一）标本前处理区的设计

分子诊断实验室应具有独立的标本前处理区，含组织切片、脱蜡、水化、切白片等处理区。其场地基本要求如下。

（1）标本前处理区须保证工作质量、质量控制程序、人员安全。

（2）有切片区与脱蜡区，其中脱蜡、水化及染色须在通风设施中进行。

（3）标本前处理区设备：切片机、切片刀及防样本交叉污染的消毒用具、紫外灯、电热恒温箱、脱蜡缸、水化缸及染色缸。

### （二）分子诊断实验室建设要求

#### 1. 临床基因扩增实验室设计原则

临床基因扩增实验室应符合国家临床检验中心相关要求，规范化设置详见《医疗机构临床基因扩增检验实验室管理办法》。

（1）场地基本要求以不影响工作质量、质量控制程序、人员安全为主线。

（2）实验室的基础设施正常运行，含能源、光照、通风、供水、废弃物处置及环境条件等。

**2. 区域划分要求**

（1）临床基因扩增实验室：含标本前处理区、试剂储存与准备区、标本制备区、扩增区、扩增产物分析区，并有独立的通风系统、缓冲间。

（2）根据仪器使用的功能，部分区域可适当合并。例如，使用实时荧光定量 PCR 仪，扩增区、扩增产物分析区可合并；采用集样本处理、核酸提取及扩增检测为一体的自动化分析仪，标本制备区、扩增区、扩增产物分析区等亦可合并设置。

**3. 空气流向要求**

（1）各实验区与缓冲间应有一定的通风压力差，保证合理的空气流向，防止污染。

（2）实验室空气流向可按照试剂储存与准备区→标本制备区→扩增区→扩增产物分析区方向进行，防止扩增产物逆空气气流进入扩增前的区域。

**4. 设备要求**

依实验室工作区域划分，相关设备要求如下。

（1）试剂储存与准备区：2 ～ 8 ℃和 －20 ℃以下的冰箱、混匀器、覆盖 0.2 ～ 1 000.0 μL微量加样器、固定紫外灯或近工作台面的可移动紫外灯、消耗品、专用工作服、工作鞋套和专用办公用品。

（2）标本制备区：2～8 ℃冰箱、－20 ℃或－80 ℃冰箱、低温高速离心机、混匀器、水浴箱或加热模块、微量加样器、近工作台面的可移动紫外灯、二级生物安全柜、紫外分光光度计、消耗品、专用工作服、工作鞋套和专用办公用品。

（3）扩增区：各种核酸扩增仪、微量加样器、近工作台面的可移动紫外灯、消耗品、专用工作服、工作鞋套和专用办公用品。

（4）扩增产物分析区：与检测项目相一致的设备、微量加样器、电泳仪器设备、凝胶成像系统、近工作台面的可移动紫外灯、消耗品、专用工作服、工作鞋套和专用办公用品。

### （三）原位杂交实验室

**1. 场地基本要求**

实验区和图像采集与分析区以保证工作质量、质量控制程序、人员安全为要。

（1）实验区：用于标本预处理、消化、变性杂交、洗涤和封片等，使用荧光标记探针检测时应避光操作。

（2）图像采集与分析区：用于阅片、图像采集、分析和出具报告等。

**2. 设备要求**

各区应配备以下相关仪器设备。

（1）实验区：电磁炉、水浴锅、离心机、pH 计、杂交仪、－20 ～4 ℃冰箱等。

（2）图像采集与分析区：荧光显微镜、计算机及图像采集分析软件。

（四）实验室生物安全要求

（1）符合国家CNAS-RL05：2016《实验室生物安全认可规则》有关规定。

（2）实施生物安全风险评估，各工作区制订针对性的防护措施及张贴限制进入的标志。

### 五、病理学相关技术实验室的基本设施

应用塑料包埋组织切片制备技术、电子显微镜超微病理诊断图像分析、流式细胞术（flow cytometry，FCM）、聚合酶链反应（polymerase chain reaction，PCR）、细胞与分子细胞遗传学技术、病理学摄影技术与其他新技术时，应根据相关技术要求，建立具有必备设施的实验室。

## 第四节　病理科人员配备

### 一、病理科人员的配置要求

病理科人员的数量和业务水平是保证病理诊断质量的最基本条件，各级医院应严格按照规范要求，聘用有资质人员从事病理工作。各级医院应依照医院规模与实际工作量配备足够的病理医生、病理技术员和其他辅助人员等，承担教学和科研任务的医疗机构应适当增加工作人员。

（1）每100张床位应配备1～2名病理医生，同时按1∶1的比例配备病理技术人员，还应配备一定数量的资料管理人员和相关辅助人员，如技术员助理（technician assistant，TA）。医疗机构因教学、科研、病理亚专科化及新业务开展的需要，可适当增加病理医生与技术人员的人数。有条件的单位亦可配备医师助理（physician assistant，PA）。

（2）病理技术员与病理医生必须分工明确，不得相互兼职，也不得兼任非病理专业的临床工作，如内窥镜检查、外科工作、皮肤科工作。三级及以上医院因开展新技术及科研工作等需要，技术员总人数及医技人员的比例可相应提高。

（3）二级医院应至少有2名病理医生具有出具病理诊断报告的资格；三级医院至少有20名以上的病理医生具有出具常规病理诊断报告的资格，同时至少有5名病理医生具有出具术中快速病理诊断报告的资格。

（4）国家医疗中心病理科主任须由具有主任医师职称人员担任；三级医院病理科主任须由具有副主任医师或以上职称人员担任；二级医院病理科主任可由具有主治医师或以上职称人员担任。

（5）三级及以上医院应配备若干名文员从事计算机操作及档案管理等工作，其中至少应配备1名计算机网络操作员。

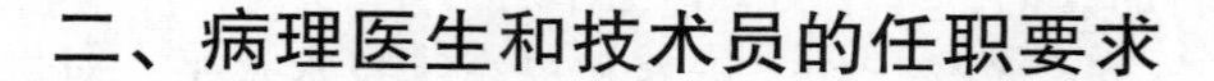

## 二、病理医生和技术员的任职要求

病理医生应为临床医学本科毕业，具有临床执业医师资格、注册病理医师资格与相应的专业技术任职资格。病理技术人员应当具有相应的专业背景，如病理检验或分子生物学专业背景。出具术中快速病理诊断报告的医生应由具有丰富诊断经验的医生（如具有副高级职称的医生）担当。没有病理执业证书的人员不能出具病理诊断报告，包括细胞病理学报告。

（1）病理医生必须具有临床执业医师资格、注册病理医师资格与相应的专业技术任职资格，并在规定培训基地研修病理专业1～1.5年，考核合格。

（2）出具病理诊断报告的医生应当经过病理诊断专业培训或规范化病理专业住院医师培训，并考核合格。

（3）病理住院医师对小活检病例、初诊的恶性肿瘤、交界性病变、疑难及罕见病例的诊断，原则上须经过上级医师复核后才能签发报告。

（4）开展专科病理诊断，如肾穿刺病理、神经病理、眼科病理、妇科病理、骨髓病理、皮肤病理、软组织病理检查等，须另行病理亚专科培训6个月以上。

（5）术中快速病理诊断工作须由具有副主任医师职称以上人员或高年资主治医师（从事临床病理诊断工作3年及以上）人员承担，不具备条件的医疗机构，不可强行要求病理科开展此项工作，必要时可请上级医院相应的病理医生会诊或提供帮助。

（6）病理科主任应由具有临床医学本科学历和病理学副高级及以上职称，从事临床病理诊断工作10年以上的病理医生担任。

（7）病理技术人员应具有医学院校全日制本科或以上学历，应在住院医师规范化培训基地进行6个月以上的常规切片、冰冻切片、常用特殊染色及免疫组化技术培训，经考核合格，获得病理技术员培训合格证后，方可从事病理技术工作；开展原位杂交及其他分子诊断等新技术工作前，须进行专项培训，培训时间不得少于6个月；专职从事研究工作或分子诊断、生物信息专业的技术员，根据需要，可以同时具有研究系列的技术职称；任职条件仅限于毕业于生命科学专业，考核可选择按照研究系列考核。

（8）病理医生与病理技术人员应加强继续教育，须每年参加继续教育学习获得规定的学分。

## 三、病理科各级医技人员的职责

### （一）科主任

（1）在院领导的领导下，负责本科室的临床、教学、科研及行政管理工作。

（2）制订并组织实施本科室的学科建设及发展规划，督促检查，按期总结汇报。

（3）督促工作人员认真执行各项规章制度与技术操作规范，力求诊断结果准确，严防差错事故。

（4）组织病理医生对疑难病例的病理诊断进行讨论。

（5）定期参加会诊与临床病理讨论会，经常与临床科室联系，征询意见，改进工作。

（6）督促工作人员做好病理资料的登记、统计及保管工作。

（7）组织工作人员的业务培训与技术考核工作，培养和提高其技术水平；对本科室工作人员提出升、调、奖、惩的具体意见。

（8）倡导学习了解国内外先进技术与经验，开展科学研究与新技术应用工作。

（9）副主任协助主任分管相应的工作。

（二）病理医生

**1. 主任医师及副主任医师**

（1）在科主任行政领导下，负责指导本科室的临床、教学及科研工作。

（2）负责院内外组织病理学、冰冻切片、细胞病理学及尸检疑难病例的诊断及会诊；审核下级医生的病理诊断报告，主持并指导科室内的学术活动与临床病理讨论会。

（3）指导下级医生学习国内外先进经验与技术，参与本科室人员的技术考核工作。

（4）培训基地的主任医师应承担进修医生培训的教学任务。

（5）副主任医师按分工履行主任医师岗位职责的相应部分。

**2. 主治医师**

（1）在科主任及上级医生的指导下，承担常规病理诊断及部分复检工作，签发报告。

（2）在上级医生指导下，负责冰冻切片的术前联系工作，参加冰冻标本的取材及初诊工作，高年资主治医师可独立承担冰冻切片的诊断工作。

（3）承担常规病理的标本取材和尸检工作。

（4）积极参加本科室的科研活动，在实际工作中学习与运用国内外的先进经验，推动新技术与新项目的开展。

（5）协助上级医生做好低年资医生、进修生等的辅导及教学管理工作。

**3. 住院医师**

（1）在科主任及上级医生的指导下，承担常规病理的初检工作，高年资住院医师可独立签发部分常见病的病理诊断报告。

（2）完成常规病理标本的检查与记录工作，参加尸检工作，发现疑难问题及时请示上级医生。

（3）承担科室相关的预约、登记、联系及准备临床病理讨论会等事务性工作，参加临床病理讨论会，做好讨论会的记录工作。

（4）培训基地的住院医师应参加进修医生的专题讲座学习，高年资住院医师可承担一定的科研与教学任务。

（5）根据有关规定参加临床相关科室的轮转学习，新上岗的住院医师应先进入技术室工作3～6个月，熟悉常规切片、冰冻切片、组织化学及免疫组化等技术工作。

**4. 医师助理**

三级医院应配备2～5名医师助理（PA），PA承担大体标本（小标本除外）取材工作，同时参加大体标本切开固定、与手术室之间的联系等工作。

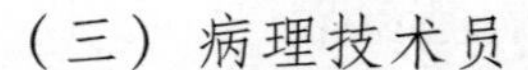

### （三）病理技术员

**1. 主任技师及副主任技师**

（1）制订病理技术室的建设及发展规划。

（2）负责病理新技术的开发及应用。

（3）精通各项技术工作并指导解决各种疑难技术问题。

（4）组织技术室人员学习，提高技术室人员业务能力。

（5）负责制订进修技术人员的培训计划，督促落实及进行指导。

（6）组织技术室人员开展科研工作。

（7）在科主任领导下负责仪器、设备、试剂等的选购工作。

（8）副主任技师按分工履行主任技师岗位职责的相应部分职能。

**2. 主管技师**

（1）独立承担合格的常规切片、冰冻切片及涂片制作工作。

（2）独立承担20项以上组织化学染色、特殊染色工作。

（3）独立开展免疫组化技术工作。

（4）协助上级技师承担辅导进修技术人员的教学工作。

（5）在上级技师指导下，独立进行有关科研工作。

（6）参加大体标本检查及协助尸检记录工作，协助医生做好临床病理讨论会前的准备工作。

（7）在主治医师指导下，承担或参加大体标本摄影及大体标本制作工作。

（8）承担仪器的维修、保养工作。

**3. 技师**

（1）独立承担合格的常规切片、冰冻切片及涂片制作工作。

（2）在上级技师指导下，可参与部分主管技师的工作。

（3）有专职档案管理员、文秘相应编制的科室，应根据实际需要分别承担收费、资料归档、各项登记、诊断报告书的打印及发送等工作。

**4. 技师助理**

三级医院可聘用2～5名技师助理，其主要从事病理标本、玻片、蜡块等的接收及档案管理工作。

**5. 研究员**

研究员主要在分子诊断实验室工作，按照研究系列人员考核与管理。

说明：上述医生及技术员的业务要求及职责主要参考三级医院的标准制定，二级医院可结合实际条件，依据编制及医技人员的实际状况，参照上述条款执行。

## 四、病理科亚专科设置及人员配置

三级医院的病理科根据科室实际需求应逐步开展亚专科建设，如软组织病理、骨病理、皮肤病理、淋巴造血病理、消化病理、神经病理、呼吸系统病理等亚专科。构建亚专科团队和梯队，每个亚专科应至少配置有正高＋副高＋高年资主治医师三个层次的人才，各级医生依据诊断专长分工负责不同的亚专科领域，力求在各自专科病理诊断领域精耕细作，为日益提高的精准医疗要求提供全方位、规范化的病理诊断。

（王连唐　柯尊富）

## 第五节　第三方病理检验机构设置要求

### 一、产生背景

（1）随着医学水平的进步，精准医疗时代对病理诊断工作提出了更高的要求，然而中国现阶段仍然面临病理医生缺口大、病理人才短缺严重及病理诊断水平较为薄弱等挑战。中国注册的病理医生数量远远不能满足临床发展的需求，况且病理人才的培养周期较长，临床医学（病理学）的培训越来越细化。我国在发展过程中出于种种原因，大部分病理学科没有设置亚专科。培养一位优秀的病理医生需要近 10 年的时间，经过几万乃至几十万张阅片工作的实践，这意味着基层医疗机构在短期内很难培养出自己的病理专家。

（2）随着工业化的进展以及检查手段日益丰富，新增肿瘤病例数呈上升趋势，病理诊断需求将不断增加，病理诊断作为疾病尤其是肿瘤诊断的“金标准”，未来将有较大需求。

（3）病理人工智能（artificial intelligence，AI）的出现和发展，提升了病理诊断效率并有效分担了病理医生的工作量，弥补了行业内病理医生不足的短板，直接推动了上游病理工业市场的发展。病理结合大数据算法是目前解决病理医生不足问题的一个重要方向，通过开发病理 AI 辅助诊断，将有效减少病理医生的工作量。

（4）国家政策助推第三方病理诊断中心的发展。根据中华人民共和国卫生部《医院分级管理办法》规定，二级综合医院科室设置中必须包含病理科。近年来，我国二级医院数量不断增长，增速明显提升，显著推动了病理服务与行业需求，但基层医院人员和设备配置很难满足临床需求。国家鼓励、引导社会办医，允许医生多点执业，给予和完善第三方病理检验机构开展病理学检查的标准和规范，促进第三方病理检验机构优化病理资源配置，助力提升病理诊断普及率，推动了第三方病理检验机构的发展，有利于改善基层医院病理科服务能力不足问题。

受制于目前我国病理医生人数的严重不足，仅凭公立医院的病理检查资源难以全面覆盖病理诊断需求。引入社会力量是眼下有效解决病理诊断的供需失衡及空间分布问题的方式。基于病理诊断对于整个医疗过程无可替代的重要地位，以及近年来政策关注力度的不断加大、病理诊断收费标准的提升、二级医院数量的不断增加、医疗联合体的拓展、“大病不出县”政策都将助力基层病理科的升级换代。依托第三方的检验服务、信息化的远程病理诊断形式也有助于解决病理医生数量不足的问题。在此背景下，具备广泛地域覆盖的实验室网点与强大的病理医生团队的第三方病理诊断中心应运而生并获得快速发展。

## 二、设置要求

（一）设置依据

第三方病理检验机构须根据《医疗机构管理条例》《医疗机构临床实验室管理办法》《医疗技术临床应用管理办法》和《病理科建设与管理指南（试行）》（见附件1）等有关法律法规进行设置。具体详见《病理诊断中心基本标准（试行）》（见附件4）、《病理诊断中心管理规范（试行）》（见附件5）和《三级医院评审标准（2020年版）广东省实施细则》（见附件2）。

（二）设置要求

（1）第三方病理检验机构应依法注册，按三级医院标准要求设置，并报当地及省级病理质量控制中心备案。

（2）第三方病理检验机构人员、场地、设备配置应与服务规模相适应，并配备足够的物流和服务人员，应加强病理检查标本传送环节质量控制，每批次标本应做质量控制验证并定期进行总结分析，持续改进，保障传送标本质量。

（3）第三方病理检验机构应加强病理全流程信息化和质量控制体系建设，建立与客户之间信息化沟通渠道，及时沟通和反馈病理诊断所需信息，为临床提供所需的精准病理诊断。

（4）第三方病理检验机构应定期向服务对象反馈质量报告，包括但不限于国家规定的质量反馈要求项目数。

（章任兵　康继辉）

# 第二章　病理科常规检查规范、制度及质量控制

## 第一节　病理科总体工作制度及工作规范

### 一、病理科总体工作制度

（1）病理科的主要任务是通过活体组织病理学检查、细胞病理学检查和尸检等做出疾病的病理学诊断，同时兼顾教学、住院医师规范化培训与科研等多项工作。病理学诊断是病理医生应用病理学知识、使用相关技术和个人专业实践经验，对送检的患者标本进行病理学检查，结合有关临床资料，通过分析、综合后，做出的关于该标本病理性质的判断和具体疾病的诊断。病理学诊断为临床医生确定疾病诊断、制订治疗方案、评估疾病预后和总结诊治经验等提供了重要和决定性的依据。

（2）病理诊断报告是关于疾病诊断的重要医学文书，具有法律意义，应由具有注册执业资格的病理医生签发。

（3）病理检查申请单的作用是临床医生向病理医生传递关于患者的主要临床信息、诊断意向和就具体病例对病理学检查提出的某些特殊要求，为进行病理学检查和病理学诊断提供重要的参考资料或依据。因此，病理检查申请单是疾病诊治过程中的有效医学文书，各项信息必须真实，应由临床医生逐项认真填写并签名。

（4）临床医生应保证送检标本与相应的病理检查申请单内容的一致性，所送检标本应具有病变代表性和可检查性，且应是全部标本。

（5）病理医生与技术人员应保护患者的隐私，努力为患者提供优质服务。

（6）加强科室建设，不断完善科室管理制度并实施有效的质量监控。病理医生与技术人员必须严格遵守所在单位制定的各项管理制度，坚守工作岗位，恪尽职守，做好本职工作。

（7）病理医生与技术人员应认真工作，制作出合格的切片，提供规范的病理诊断报告。

### 二、病理科工作规范

（1）临床病理工作应遵循真实、客观的原则。

（2）病理医生应具备执业医师资格，经住院医师规范化培训，进行相应的临床病理诊断工作。

（3）病理技术人员应具备医学相关专业本科或以上学历，从事相应的病理技术专业工作。

（4）病理诊断报告采取“双签制”。查询时，由病理诊断报告的签发人负责解答；非相关病理诊断报告的签发人对病理诊断报告有疑问时，应与签发人沟通并避免与患者及其家属直接交流。

（5）病理医生在讨论病理诊断时，无关人员、患者与其家属应回避。

（6）医生取材时，应将所有剩余组织（含修剪的组织碎片）全部装入标本袋中。

（7）病理检查申请单存根不外借患者及其家属复印，必要时经科主任签字同意后通知病案室方可复印；对复印的病理文字档案应进行登记。

（8）借片时，待借切片应经主检医生复查后方可借出，并按规定办理相关手续。病理科不接待患者及其家属到病理科观看手术标本，必要时，应由临床医生陪同，并由临床医生负责解释手术标本。

## 第二节　常规活体组织病理学检查规范、制度及质量控制

### 一、活体组织检查工作制度

（1）认真查对标本及病理检查申请单，申请单上姓名与标本瓶上姓名须一致。

（2）按照当地物价部门收费标准核准病理检查计价，不多收、不漏收。

（3）及时编号、登记，填写登记本。

（4）配合医生记录取材者，应将病理检查申请单上的内容，特别是临床特殊要求等及时告知取材医生。

（5）病理医生取材时应对所取标本进行详细描述，包括标本大小、颜色、形状及各个切面的改变，必要时称重；对于微小标本，用滤纸包好，滴上伊红染料或做特殊说明。

（6）认真清点标本份数，做好记录，取材后的组织应立即固定。

（7）技术员每天对切片质量及数量做详细的核对，并按规定时间将苏木精－伊红染色（又称 HE 染色）切片及病理检查申请单送交值班医生。

（8）对于活体组织检查中碰到的问题，病理医生应及时同上级医生与临床医生联系，避免延误诊断。

（9）低年资医生每天应在规定时间内对当天病例进行初诊（初验），并做镜下检查记录，配合高年资医生进行最后诊断（复验）。

（10）应在信息系统中仔细核对并打印病理诊断报告，签名后及时发出。留底的申

请单与报告单诊断用语应保持一致。

（11）对于未能明确诊断、需要做进一步工作协助诊断的，若需要重新取材，做特殊染色、免疫组化和分子检测等，应及时处理，跟进相关检查结果，并发出病理诊断报告。

（12）病理诊断报告发出后，申请单底单、切片、蜡块需及时清点整理完毕后归档。

（13）取材后的标本须保留至发出病理诊断报告后 2 周，应及时对所保留标本添加充足的固定液，防止标本干涸、腐败。

## 二、病理检查申请单填写规范

临床医生应规范填写病理检查申请单，其填写规范如下。

（1）需要写明患者基本信息（如姓名、性别、年龄、送检医院、科室、病区、床位、住院号），以及送检物和取材部位。以上信息必填，不得空项。

（2）标明送检标本的份数及各份标本相应的取材部位。此项为必填项，不得空项。

（3）病历摘要：填写基本的发病过程、症状、体征，有既往史或家族史者须注明。

（4）相关的影像学与实验室检查结果：将影像学检查（如 CT、MR、X 线检查）及实验室检查［如前列腺特异性抗原（prostate specific antigen，PSA）、甲胎蛋白（alpha fetoprotein，AFP）、癌胚抗原（carcinoembryonic antigen，CEA）检查等］的检查结果填写在相应的位置。

（5）曾在本院或外院有过病理检查的，将诊断结果包括病理号及病理诊断填写在相应位置；如果无，在该项处填写“无”，不得空项。

（6）临床诊断必须认真填写，写出具体疾病名称，不使用“肿物待查、性质待定”等语句。

（7）若需要行特殊染色、免疫组化、分子检测等检查，事先须征求患者或其家属同意，并要求其在申请单指定位置签名。

（8）送检者签名必须本人填写，且应填写全名，字迹清晰易辨认；送检医生联系电话项不得空项，以保证病理医生能够及时联系到送检医生，以利于与其讨论患者情况。

## 三、病理标本送检操作流程规范

为了严格执行病理标本送检的标准，加强病理标本送检管理，特对病理标本送检标准操作流程与规范做出如下管理规定。

### （一）操作流程

（1）标本采集：采集标本时，勿用有齿镊或钳夹取，避免过度挤压，以致标本发生人为变形而影响观察。手术标本应保持完整并全部送检，标本的所有经手人员不得以任何理由私自留取标本，以免影响病理诊断，否则追究相关人员延误诊断的责任。标本送检前应按规范处理标本，在病理检查申请单中详细描述肉眼所见及剖开前后情况。临床对手术标本有特殊要求时，须提前通知病理科，在送检标本上做出有效记号，并在病理检查申请单特殊要求一栏中特别注明，以免病理科在取材时破坏病灶。

（2）病理标本处理：手术时切下标本后立即冲洗、切开并及时处理。

（3）标本的固定：标本离体后30分钟内用10%中性缓冲福尔马林固定液充分固定，体积较大的实质脏器和空腔标本应切开加足量固定液固定，并且记录标本离体时间、固定开始时间，精确到分钟，标注固定期限。对于需要做特殊项目检查（如微生物、超微结构、免疫组织化学、分子生物学等检查）的标本，应按相关的技术要求进行相应的固定或预处理。

（4）填写病理检查申请单：由手术医生填写患者的基本情况、病史摘要、手术所见、其他检查结果、临床诊断等信息，签名并注明送检时间。

（5）病理标本送达与签收：送检人员将标本与病理检查申请单一起送至病理科，由病理科值班人员核对、签收；未经病理科签收的标本，若发生差错等，由相关送检科室及人员负责。

### （二）操作规范

（1）固定时间：标本从离体到固定的时间不宜超过30分钟。

（2）固定液：10%中性缓冲福尔马林。

（3）固定液量：固定液与标本体积比为3∶1～5∶1，较大标本不能满足以上条件时至少应保证组织完全浸泡在固定液中。

（4）标本容器：采用统一规范的塑料标本瓶，容量应超过规定的固定液量，容器表面贴上大小合适的标签，写明患者姓名、送检科室（有条件的单位可用二维码取代）；容器必须盖紧密封，避免固定液和标本流出。

（5）切除的标本全部送检。

（6）病理检查申请单填写：按照申请单上每一项内容认真填写，字迹工整、清晰。患者基本信息，包括姓名、住院号等，要真实完整填写，详细填写临床病史、检查结果及手术所见，由手术医生或有处方权的临床医生签名，签名字迹应清楚、易于辨认，并附上联系方式。

（7）标本送检：各临床科室及门诊应安排专人负责标本的清点、查对、登记、运送，送至病理科后与病理科值班人员交接，核对申请单上的患者姓名、送检科室等信息，其应与送检标本资料相符。病理科值班人员核对无误后在专设的标本登记本上签收，一式两份，临床科室与病理科各留一份，以备核查。

### （三）病理科接收标本时间

常规标本接收时间：工作日上午8:00—12:00，下午2:30—5:30。

冰冻切片快速诊断标本接收时间：工作日上午8:00至下午5:30；工作时间以外时段，如下午5:30后送检冰冻标本须提前预约。

为缩短病理诊断报告发出时间，内镜、B超等科室送检的小标本原则上应在送检前已收取病理常规检查费，标本应于当天下午4:30前送达病理科，避免标本送至病理科时，患者已出院而影响收费和导致病理诊断报告延迟。

## 四、病理检查申请单和标本的验收、编号及登记流程规范

### （一）申请单和标本的验收

（1）病理科设专人验收病理检查申请单与送检的标本。

A. 接收同一患者的申请单和标本，标本随单，标单一致。

B. 每例申请单与送检标本及其标志（联号条或患者姓名、送检单位与送检日期等）一致。对于送检的微小标本，须认真核对送检容器内或滤纸上有无组织及其数量，若有疑问，立即向送检方提出并在申请单上注明情况。

C. 标本容器上的标志物粘贴牢固、整洁。

D. 申请单上的各个项目填写清楚，包括患者姓名、性别、年龄、送检医院、科室、床位、门诊号/住院号、送检日期、取材部位、标本数量等，以及患者临床病史、症状与体征、实验室/影像学检查结果、手术所见、既往病理检查号与临床诊断等。

E. 在申请单上详细记录患者或患方相关人员的联系地址、邮编及电话号码，以便必要时与患者及其家属进行联络与随访。

（2）核查验收标本的人员对申请单中由临床医生填写的各项内容不得进行改动。

（3）病理医生对病理科实际核查验收标本的病理诊断负责。

（4）病理科应建立与送检方交接申请单与标本的完善手续制度，具体交接方法由各医院自行制订。

### （二）申请单与送检标本的编号、登记流程规范

（1）病理科验收人员应在已验收的申请单上注明接收日期，及时确定病理号，并逐项录入活检标本登记簿或计算机内，严防病理号错编、错登事件的发生。

（2）标本的病理号可按年编序，或连续性、不分年度编序。

（3）同一病例同一次的申请单、活检标本登记簿（包括计算机录入）、放置标本的容器、组织的石蜡包埋块（简称蜡块）及其切片等的病理号必须完全一致。

（4）病理科应建立验收人员与取材人员之间申请单和标本的交接制度，具体交接方法由各医院自行制订。

（5）在病理科内移送标本时，必须确保移送安全，严防放置标本的容器倾覆、破损和标本的散乱、缺失等。

## 五、接收外院送检病理标本流程规范

（1）外院病理标本送检由外院当事医生填写病理检查申请单，详细填写患者基本信息（如病例摘要，病史，症状、体征，诊治经过等情况）、相关实验室与影像学检查结果、手术所见、既往病理检查结果（包括病理号及病理诊断、临床诊断、特殊要求等），另详细说明本次送检标本的情况，如标本名称、数量等，并亲笔签名。

（2）送检人员原则上为外院当事医生或专职人员。

（3）签收标本时应详细填写患者姓名、送检时间、送检标本数量等信息，送检标本人员与病理科接收标本人员双方签名。

（4）特殊情况下，患者需要提供影像学资料或其他检查结果，以供病理诊断时

参考。

（5）关于缴费，由接收标本人员划价，医院收费处收费，患者凭缴费发票取病理诊断报告。

（6）部分疑难病例或特殊病例需要科室讨论或专科会诊，签发病理诊断报告时限可以适当延长，若患者超过5个工作日未领取病理诊断报告，可致电会诊接待处问询，适时领取病理诊断报告。

若外院送检病理标本不能满足上述条款，则不接收该病理标本。

## 六、标本签收质量控制

### （一）接收标本时严格执行“三查三核对”制度

（1）“三查”：查病理检查申请单填写是否符合要求；查标本袋/标本瓶上患者的姓名及标本内容物名称、部位与申请单上所填写内容是否一致；查标本袋/标本瓶中有无组织和固定液。

（2）“三核对”：核对患者姓名；核对住院号、科室、床号等；核对标本名称与部位。

### （二）标本签收注意事项

病理科接收标本人员在接收标本时，进行第一次核实，应仔细检查送检标本与申请单上所填写的内容是否一致，合格后方可签收，并按标本的顺序进行分类编号、登记。活检类标本包括外科手术切除标本，胃黏膜、肠黏膜、支气管黏膜和子宫颈钳取的组织等内窥镜标本，肝脏穿刺标本和肾脏穿刺标本等。细胞学类标本包括细针穿刺涂片，胸腔积液、腹腔积液等体液标本，痰液，宫颈刮片等。为了查找方便，可在活检标本编号前冠以英文字母，从“A”开始编号，后面是6位连续流水编号的阿拉伯数字，即一个字母可排序10万例；在细胞学标本编号前冠以“涂”字，后为连续流水编号的阿拉伯数字；在尸检标本前冠以“解”字，后为连续流水编号的阿拉伯数字；肾脏穿刺标本独立编号，均采用流水编号的连续编号。编号后按登记本所列项目进行登记，将标本按顺序放在规定的地方，以备检查，不得遗失。凡有违背下列1～6项情况之一者，应及时责其更正或退回，可作为不良事件呈报医务科。

（1）容器内送检标本不允许无故送往外院或随意丢弃。

（2）容器上贴的标签与送检标本一致，字迹清楚。

（3）容器内使用合适的固定液，有足量的固定液固定标本，标本无自溶、干涸、腐败。

（4）固定液用10%中性缓冲福尔马林，固定液可由药房配置或者使用商品化产品，临床各科室随领随用。

（5）申请单保持清洁，各项填写完整，重要项目（如病史与临床检查）必须认真填写。

（6）核对无误后，进行编号、登记或用微机录入。

### （三）病理检查申请单与标本有下列情况之一者不予接收

（1）申请单（或打印申请单的条码）与相关标本未同时送达病理科。

（2）申请单中填写的内容与送检标本不符。

（3）标本上无相关患者的姓名、科室等标志，手写申请单填写的字迹潦草不清。

（4）申请单中漏填必填项目。

（5）标本严重自溶、腐败、干涸等。

（6）标本过小，未能或难以制片。

（7）其他影响病理检查可行性与诊断准确性的情况。

病理科不予接收的申请单和标本一律当即退回，不予存放。

## 七、病理标本的预处理流程

（1）标本经签收后，由取材医生对病理检查申请单与标本进行再次核对，对已验收的标本酌情更换适宜的容器，补充足量的固定液。

（2）值班病理取材医生在不影响主要病灶定位的情况下，对大标本及时切开、充分固定，小标本当天取材，及时、规范地予以剖开，以便充分固定，并按次序放置于标本容器内。

（3）胃肠镜活检、胸腹膜活检等的小标本在送检当天取材，大标本经预处理后由取材医生存放于标本储存柜中适时取材。

## 八、病理标本取材室工作制度及取材流程规范与质量控制

### （一）病理标本取材室工作制度

（1）取材室基本设施：取材台、取材辅助台、病理标本储存柜、各类取材用具、大体标本照相设备、蜡块盒与玻片标签打印设备、取材记录台、联网计算机等。

（2）取材台基本设施：照明灯、聚光灯、排风机、粉碎机、取材板、可移动淋浴喷头、台面喷淋龙头、水盆、水管、紫外线消毒灯。

（3）病理标本储存柜基本设施：排风机、活动标本架、塑料标本箱。

（4）取材室的基本要求：安全、整洁，各类标本按规定存放于储存柜内，装入塑料标本箱中，做到在取材前与取材后看不见标本。

（5）取材医生及技术人员应熟悉取材室内各种设施设备的功能和操作程序，保证各类设施设备安全且正常运行，严禁违章操作。

（6）取材台上的各种电器（如排风机、照明灯、聚光灯等）的开关及病理标本储存柜的排风开关应在取材开始前开启，在取材结束后关闭；严禁用戴着污染手套之手启动或关闭电器开关。

（7）取材时主要工作在取材台上完成，取材后的剩余材料应放回该标本的标本袋中。

（8）取材医生在进行大体标本描述时力求准确、完整、简洁。

（9）取材医生着隔离衣时，不得在取材室以外的区域穿行，不得将标本拿出取材室进行拍照或其他展示活动。

（10）使用组织粉碎机时应加水，严禁粉碎机空转或持续运转，粉碎机一般定时使用，最好在每次取材完成后使用。

（11）取材辅助台仅在取材时用于临时存放标本，取材完毕后应将其清洗干净以备下次取材时使用。

（12）取材台排风口处严禁存放标本。

（13）取材时应注意标本与取材记录台的距离，避免污物污染取材记录台。

（14）取材结束后，及时核对取材用具；取材板正反两面、取材台台面及时用清水彻底冲洗、擦干；严禁用淋浴喷头对取材台的排风口处进行冲洗；将取材用具，包括取材刀、镊子、剪子、钳子、探针、直尺等工具，及时清理消毒后放回相应位置。

（15）取材台及取材辅助台都设有紫外线消毒灯，可设定在夜间自动消毒，也可根据需要进行调整，临时使用完毕时应注意及时关闭电源。

（16）取材后的病理标本应按日期有序存放在相应的标本储存柜中。

（17）标本储存柜的排风机电源设在柜的右上角，需要打开标本储存柜或实施取材时，应事先打开电源开关；取材结束后应及时关闭电源。

（18）标本接收人员在接收手术室送来的当日手术标本时，核对无误并检查标本袋没有遗漏后，依次将其放入相应的病理标本筐内临时存放于标本储存柜内。若发生洒漏应及时清理，以防止福尔马林腐蚀标本储存柜。定期清洗病理标本储存柜下层的托盘，保持其清洁。

（19）病理医生在病理诊断报告发出2周后，及时清理病理标本储存柜内留存的废弃标本。

（20）取材台、取材辅助台及病理标本储存柜均为不锈钢材质，一般保养时用清水擦净后，再用棉纱布擦干即可，必要时可进行消毒处理。

（二）病理标本的肉眼检查及组织取材、记录流程规范

对于验收无误的标本，应按照下列程序进行操作。

（1）病理医生在对每例标本进行肉眼检查与取材前，首先应与记录人员共同认真核对该例标本及其标签与病理检查申请单的相关内容是否一致。若对申请单填写的内容或标本有疑问，如患者姓名有误，标本内容、数量、病变特征与申请单填写的情况不符等，应暂行搁置，尽快与送检方联系，查明原因，确保无误后，再行肉眼检查与取材。行肉眼检查与取材时，若有必要可邀请相关临床医生共同检查标本与取材。对于有疑问的标本，在消除疑问前不得进行取材，应将相关标本连同其申请单一并暂时妥善保存。

（2）肉眼检查标本与取材必须由病理医生进行，并配备专人负责记录；工作期间应做好工作人员的防护，严防工作人员和周围环境受到污染。

（3）标本经适当固定后再行取材。已知具有传染性的标本，如结核病、病毒性肝炎等标本，应在做好防护污染的情况下，经必要的初步肉眼检查或切开后，立即置于盛有足量固定液的专用容器内，充分固定后再行常规肉眼检查和取材。

（4）病理医生进行肉眼检查与取材时，记录人员应根据病理检查申请单内容，向取材医生报告患者的基本临床情况、手术所见、标本的切取部位与数量及送检医生的特殊要求等，如实、清楚地将病理医生的口头描述记录于病理检查申请单（申请单背面空白处）上或直接记录于电脑上。必要时，应在病理检查申请单（申请单背面空白处）上绘简图显示肉眼所见和标本取材部位，有条件的医疗机构可摄影存档。取材医生应核

对记录内容。

（5）具有学术价值的标本可摄影存档，妥善保存。

（6）积极推行标本的肉眼检查与取材的录音记录，每次取材结束后，应由专人或软件立即对录音内容进行文字转换，并整理记录于病理检查申请单（申请单背面空白处）上或直接记录于电脑上。有关的录音资料应保存至病理诊断报告发出后2周。

（7）微小标本取材时，可用伊红点染标本，并用软薄纸妥善包裹。

（8）每例标本取材前与取材后，均应用清洁流水彻底清洗取材台面和所有相关器物，严防检材被无关组织污染或细小检材被流水冲失。

（9）大体标本肉眼检查与取材必须依照本规范的要求进行操作。对于由不同部位或不同病变区域切取的组织块，应在其病理号之后再加编次级号。例如，病理号由开头1位大写英文字母和5位阿拉伯数字流水号构成，如A11111，若1个病例存在多份标本则在病理号后加用阿拉伯数字编号，如A11111－1，A11111－2；若同一份标本存在多个组织块则加用大写英文字母编号，如M11111－1A，M11111－1B，快速冰冻诊断取材时则加用小写英文字母为同一份标本的多个组织块编号，如M11111－1a，M11111－1b（注：蜡块编号可由各单位根据实际情况编写）。

（10）取材医生和记录人员应相互配合、核查，确保所取组织块及其编号标签准确地置入脱水盒内。

（11）标本取材后剩余组织和器官应置入适当容器内，添加适量10%中性缓冲福尔马林固定液并附有相关病理号与患者姓名等标志，然后按取材日期有序地妥善保存。取材后废弃的标本保存至病理诊断报告发出后2周。

（12）病理医生在每批标本肉眼检查与取材后，应与记录人员共同核对取材内容，并在病理检查申请单、取材工作单上签名并注明签署日期。

（13）取材后废弃的病理标本属于污染源，应按照有关规定集中处理。

（14）肉眼检查与取材的病理医生及记录人员应认真做好所取检材、病理检查申请单和取材工作单的交接手续，具体交接方法由各医院自行制订。

（15）正式病理诊断报告发出2周后，若无异议，对废弃的病理标本按规定集中处理，由具备相关资质的回收单位定期回收病理性废物，并做好相关登记记录，包括日期、时间、回收单位名称、重量等信息。

### （三）病理标本的肉眼检查与取材质量控制

肉眼检查送检标本的各种病变时，既要有规范的常规检查方法，又要有按照各个病例不同情况灵活的检查方法，总的原则为：待检标本的大体检查及取材应按编号顺序进行，检查前应阅读病理检查申请单上各项内容，注意临床医生有无特殊要求，然后取出全部标本进行核对，发现问题及时解决，必要时请临床医生前来辨认标本，确认无误后再进行检查、取材，有色标本瓶应仔细查看，防止小块标本遗留在瓶内。

肉眼检查的原则可概括为看、触、切、取。应详细地描写标本大小、形状，表面与切面的颜色、硬度，病变部位、大小、形状、特点及与周围组织的关系等；某些器官（如甲状腺、肾上腺、脾脏及某些肿瘤等）要称重；先描写主要病变，后描写次要病变，必要时绘图说明；剖检标本时，应注意暴露标本病灶的最大面积，以便全面检查，

亦可拍照留存，作为教学和科研之用。

病理标本取材具体要求如下。

（1）大体标本取材，应有记录者和取材者两人参加。记录者，一般为技术人员，应详细记录取材医生的口头描述，负责宣读申请单，尤其要告诉取材者标本的件数、临床的特殊要求，对取材者放置的小号码进行监督。取材者在听记录者宣读时，应对标本容器上的编号、姓名与标本数量进行第二次核实，若发现问题，应及时与临床医生联系，核对无误后再取材。

（2）小件标本每块均取材制作切片，尽可能每块保存一部分，以备重复检查之用。若标本太小，如内窥镜钳取标本，应全部取材，必要时点染少许伊红并用软薄纸妥善包裹，以防遗失，便于辨认。

（3）恶性肿瘤标本，除了在肿瘤部位取材之外，还要在手术切除的断端与病变边缘（肿瘤与周围组织交界处）等部位取材进行检查；局部淋巴结必须逐个进行取材切片检查，以便明确肿瘤侵犯范围和转移的情况。

（4）组织块取材厚度以不超过3 mm为宜，且应平整，并注明其形状、数目、切取部位（如左、右、上、下等），若有特殊情况，应向记录人员交代清楚，或与记录人员一同处理。

（5）每例标本取材完成后，剩余的标本应放回原送检容器中妥善保存，直到正式发出病理诊断报告后2周无问题再处理。

（6）每例标本取材完成后都应附上标本来源号，不同来源号的标本必须分别放于不同的脱水盒中，记录标本块数、特点及制片时的注意事项，要认真与申请单进行核对，防止张冠李戴，然后放入脱水机中脱水。用特殊固定液固定的标本，制片时须特别处理的应向技术人员交代清楚；骨组织与钙化的组织应进行脱钙处理。

（7）有下列情况之一者应编写小序号，号码与相应的组织块放在一起，切勿放错：①患者被送一件以上的标本；②申请单中注明有特殊标记的标本；③一个大标本多处取材；④根治术标本的基底部及切缘，找出送检的淋巴结；⑤补充取材。

（8）每例标本取材完成后，应用流水冲洗，纱布擦拭取材台及用具，清理干净后再取下一例标本，防止标本间的组织碎屑污染，造成误诊。取材结束后，病理医生应向技术人员当面交付组织块，技术人员清点组织块数，取材者和记录者分别在病理检查申请单的适当位置签名。技术人员应检查病理医生为技术室制片所提供的材料是否合格：组织块数的确认及标本大小（1.0 cm×1.5 cm）、厚度（0.3 cm）、形状（多为方形、矩形、三角形等，一个标本切取的多块组织的形状可有所不同，便于蜡块与其相应切片的肉眼核对）、脱钙情况、特殊固定等，清点后接收再交接班。

（9）所用的器械要用戊二醛消毒溶液浸泡消毒或定期高温消毒，工作台面和取材板可用0.2%～0.4%过氧乙酸溶液擦拭消毒，亦可对取材室空气和物体表面进行紫外线消毒。室内用紫外线消毒时应保持清洁、干燥，照射剂量不应低于90 000 μW·s/$cm^2$，照射20～30分钟。

## 九、病理组织切片制备及质量控制

### （一）病理组织切片制备蜡块核对制度

（1）取材后，取材医生应与技术员再次核对取材的蜡块编号及蜡块总数，核实无误后由技术员放入全自动脱水机中。有脱钙、再固定等要求的应在申请单上注明，标本及申请单由取材医生负责。

（2）技术员包埋组织蜡块后，应再次核对蜡块编号及蜡块数目。

（3）制片染色后，当事技术员镜下判断切片是否合格，并将切片与申请单核对无误后交给技术主管，进行病理切片的质量控制检查，经过质量控制检查合格的病理切片由负责质量控制的技术主管统一提交给指定的病理医生并签名登记；若有脱片等质量控制检查不合格情况，应将切片退回技术主管，由技术主管通知相应的技术员及时修正，必要时由技术主管负责重新制片。

### （二）病理组织切片制备质量控制

（1）组织制片过程中，应确保切片编号与蜡块编号一致。

（2）制片工作一般应在 12 ～ 24 小时内完成，不含需要脱钙、脱脂等特殊处理的标本。

（3）制片过程发生意外情况时，当事技术员应向技术主管说明情况，由技术主管及时向病理科主任报告，并予积极补救。

（4）制片完成后，技术员应检查制片质量，并加贴标有本单位病理号的标签。

（5）制片完成后，当事技术员应将所制切片与其相应的病理检查申请单、取材工作单等进行认真核对，确认无误后，将切片连同相关的病理检查申请单、取材工作单等一并移交给技术主管，由技术主管统一交给指定的病理医生，双方经核对无误后，办理移交签字手续。具体交接方法由各医院自行制订。

（6）病理医生在接到当日切片并验收后，应检查、核实切片的数量及质量，并在技术室送片记录本或工作流程单上签字，若发现切片数与取材数不符，应及时与当事技术人员联系，进行核查，对质量不好的当日切片做记录，指明技术上存在的缺陷，并于当天交技术室。

（7）技术室收到切片质量记录，要求在 24 小时内答复，并立即纠正质量不足之处。另外，质量管理小组根据分工，每月按时间顺序复查切片一次，查出问题采取适当措施予以纠正，并注意落实情况。切片是技术含量较高的步骤，同一蜡块，用同一台切片机、同一把切片刀，不同的操作者会切出不同质量的片子。因此，切片刀必须锋利，切片厚度为 3 ～ 5 μm，切片完整、无污染、无皱褶、无刀痕，组织切片应贴附在标签外剩余玻片的中间。

（8）通过胃镜、纤维支气管镜、穿刺等得到的小活检组织切片须做连续性切片，切片数量应为 6 ～ 20 张。

（9）切片、捞片时应严格分块完成，切忌在水面上残留上一块的碎片，杜绝污染。

（10）贴片时，必须注意蜡块编号与载玻片上的编号完全一致，杜绝错误。

（11）切好的白片要进行烤片化蜡，烤片温度应在 60 ～ 62 ℃，时间为 10 ～ 20 分钟。

（12）染色必须按程序操作，染色试剂必须及时过滤或更换。HE 染色应着色适中，核、浆分化对比清晰，避免过红或过蓝，防止苏木精渣子和伊红碎片出现。

（13）切片封固前必须经乙醇充分脱水，用二甲苯使之透明，湿封。不得用温箱烤干或电吹风吹得过分干燥，再封片。除真空包装之外，盖玻片使用前必须清洗。封片时不得有气泡，不得有树胶外溢。

（14）标签贴于玻片一侧，编号字迹必须清楚、整齐，且不易褪色，尽量采用不干胶标签打印。染好切片后贴标签时，编号要与玻片编号一致，杜绝错误。

（15）镜下观察切片质量控制。

A. 切片内有明显污染的组织，应与当事技术人员联系，共同检查、处理。

B. 切片内容与送检组织不符，应分别与当事技术人员和取材医生联系，必要时与送检科室联系。

C. 切片或染色质量差，应与当事技术人员联系，提醒其改进工作，必要时要求其重新制片。

D. 为充分观察病变需要做深切、连续切、特殊染色、免疫组化等，应在申请单备注栏或工作流程单上写出意见并签名，交付技术室相关人员。

E. 实行初、中、高三级医师阅片把关责任制，逐级复查，避免差错及误诊、漏诊。

## 十、病理诊断流程规范

病理医生进行病理诊断时，应首先核对切片号码、标本种类及组织块是否一致，接着认真阅读申请单提供的各项资料与肉眼检查描述。若申请单上填写的内容不全面或不清楚，应及时向有关临床医生了解，补充完善临床信息。

### （一）初检病理医生

（1）认真审阅申请单提供的各项资料，通过病理信息系统全面了解患者临床情况、既往病理检查情况，及时调（借）阅相关切片等病理学检查资料，以资对比。对于疑难病例，必要时，可向有关临床医生了解更多的临床信息。

（2）认真阅读病理检查申请单或电脑上的病理系统中关于大体标本肉眼检查的描述。

（3）了解患者既往病理学检查情况，包括病理学诊断和有关文字记录。若患者为本院既往病理检查者，应及时调阅相关病理学检查资料；若患者为非本院病理检查者，应积极协助患者从相关单位借阅相关病理学检查资料。

（4）在病理检查申请单上或电脑上的病理系统中开立医嘱，告知技术员进行必要的上刀切、深切片、连续切片、特殊染色和其他相关技术辅助检测。

（5）全面、仔细地阅片，善于发现各种有意义的蛛丝马迹的病变。

（6）初检病理医生最后应提出初诊意见，送交复检病理医生复查或者与复检病理医生一起阅片。

### （二）复检病理医生

（1）复检病理医生须对下级医生（初检病理医生）提交的病例病理进行全面处理。

A. 负责复检的病理医生应认真听取下级医生对每个病例的陈述，并阅读病理检查申请单，核对切片数，必要时亲自观察大体标本，补充或修正病变描述，指导或亲自补取病变组织块。

B. 对难以明确诊断的病例，复检病理医生须认真查阅专业书籍并提请科内上级医生会诊或进行科内读片讨论会诊。

C. 对疑难病例应多取材，必要时做特殊染色、免疫组化、分子检测或超微结构的检查，病理检查申请单由初检病理医生负责填写；疑难病例应由上级医生复核并签署全名，必要时应请示科主任或提请科内会诊或外院专家会诊，会诊讨论结果应指定专人记录在案。

D. 对各种病理组织学变化做详尽的描述，作为诊断依据，但要密切结合临床。若病理学诊断与临床诊断存在较大出入，须认真核对检查取材、制片过程中各个环节有无差错，或再深切蜡块、重取组织，或与临床医生商榷。

E. 可进行临床病理的多学科会诊。

F. 必要时约见患者或患者家属，了解病情，说明病理学诊断的疑难情况与延期签发病理学诊断报告的原因等。

G. 必要时，于签发病理诊断报告前进行院际病理会诊，并将各方面会诊意见的原件或复印件作为档案资料贴附于相关患者的病理检查申请单中备查。

H. 必要时，建议临床医生重新活检，或密切随查。

（2）复检病理医生根据常规切片的镜下形态，结合标本的肉眼检查、相关临床资料与技术辅助检查结果，参考病理会诊意见等，能做出病理学诊断的应将诊断结果清楚地记录于病理检查申请单，并亲笔签名。

（3）加强签发疑难病例病理诊断报告前的上级医生会诊或科内会诊制度。签发疑难病例病理诊断报告前应进行科内集体讨论，必要时可请外院专家参与，并在病理会诊记录本中记录。经外院专家会诊的病例，应将各方面会诊意见的原件或复印件附贴存档。若各方会诊意见不一、难以明确诊断时，复检病理医生可参考会诊意见依照自己的意见诊断，或在病理诊断报告中将各方会诊意见列出，供临床医生参考。

（4）复检病理医生应做出病理诊断报告，检查病理检查申请单与诊断报告上的病理学诊断文字描述，斟酌描述的文字是否准确，然后亲笔签名。

## 十一、病理诊断报告规范及其签发流程

### （一）病理诊断表述的基本类型

（1）明确的或基本明确的疾病诊断（Ⅰ类病理诊断）。明确的疾病诊断指不加任何修饰词，直接写明××器官组织××病（瘤、癌），如急性蜂窝织炎性阑尾炎；基本明确的疾病诊断是指病变性质已明确，但在每类病变中属于哪一种分型，还不能做出肯定的判断，如高级别胶质细胞瘤。

（2）不能完全肯定或有所保留的诊断（Ⅱ类病理诊断）。这是指那些由于各种因素影响而仅具备部分诊断标准的病变，多在“明确诊断”表述形式的前或后加上不同的修饰词，如“考虑为……”“倾向于……”“符合……”“疑似……”“……可能性大”或“……恶性潜能未定”等字样。

（3）描述性诊断（Ⅲ类病理诊断）。这是指送检组织的形态学不能满足对各种疾病或病变的诊断要求，如全为血块、组织坏死或仅存少量正常组织等，因而只能按所观察到的结果进行客观描述。在诊断栏中，常出现“见描述”或“参考所见”等字样。

（4）阴性病理诊断（Ⅳ类病理诊断）。这是指送检组织过小、因牵拉或挤压失去正常结构或标本处理不当，无法辨认病变等，在简要描述后，出现“诊断证据不足”“不能诊断”或“无法诊断”等字样，建议必要时再次送检。

（二）病理诊断报告的基本内容

（1）患者的基本情况，包括病理号、姓名、性别、年龄、送检医院与科室住院号或门诊号、送检和收验日期等。

（2）大体标本的肉眼所见与镜下病变的描述，一般性病变和细小标本可酌情简述。

（3）与病理学诊断相关的辅助检查的结果。

（4）病理学诊断的表述，参见本节“十一、（一）病理诊断表述的基本类型”。

（5）对于疑难病例或有所保留的病理学诊断的病例，就病理学诊断及其相关问题附加意见：①建议进行其他相关辅助检查，必要时再进行活检、外院病理科会诊、密切随访等；②注释或讨论。

（6）经过科内与院际病理会诊的病例，可将各方病理会诊意见列于该患者的病理诊断报告中。

（7）若出现病理诊断与临床诊断不符合时，涉及病变部位或病变性质的，须重新审查送检的各个环节，进入标本追踪系统。

（8）特殊疾病［如胃肠道间质瘤（gastrointestinal stroma tumor，GIST）、神经内分泌肿瘤（neuroendocrine tumor，NET）］、肾穿刺病理、神经肌肉病理等用专有报告格式。

（三）病理诊断报告的书写要求

（1）病理诊断报告内容的表述与书写应力求准确和规范，使用中文或者国际通用的规范术语。必要时，对于各个常见疾病与临床商议达成共识，推行病理报告模板化或者模块化。

（2）病理诊断报告的文字表述应严谨、恰当、精练，具有条理和层次感。

（3）实现电子签名的病理诊断报告一式二份，一份数字化传给送检方，由送检方自行打印；另一份随同患者的病理检查申请单和病理检查记录单一起归入病理档案存档。主检病理医生必须在每一份病理诊断报告上签名，不能以个人印章代替签名，不能由他人代为签名，签名的字迹应清晰、易辨认。原则上，原始的唯一的一张病理诊断报告具有法律效应，报告的复印件对于临床医生来讲依然有效；手书的病理诊断报告必须二联复写，要求文字规范、字迹清楚，不得潦草、涂改；对于“癌”“瘤”“阳性”“阴性”和数字等关键性文字，要认真核对，不得有误。

（4）病理学图文诊断报告提供的病变图像应尽可能准确，具有典型代表性，放大倍数适当。

（5）患者的基本情况项目必须严格按照送检临床医生填写的文字抄写或用计算机输录于病理诊断报告中，并认真核查无误，任何人未经授权不得改动。

（6）病理医生不得签发虚假的病理诊断报告，不得向临床医生与患方人员提供有病理医生签名的空白病理诊断报告。

（7）病理医生对自己出具的病理诊断报告享有解释权。

（四）病理诊断报告的发送

（1）病理科自接收送检标本至签发该例病理诊断报告的时限为3～5个工作日。

（2）由于某些原因，包括深切片、补取材制片、特殊染色、免疫组化染色、脱钙、疑难病例会诊或传染性标本延长固定时间等，或是进行其他相关辅助检查，不能如期签发病理诊断报告时，应以口头或书面形式告知相关送检方，说明迟发病理诊断报告的原因。

（3）病理科实行信息化系统传输电子签名的病理诊断报告，或设专人派送。住院患者的病理诊断报告应发送至相关临床科室；门诊患者和院外患者病理诊断报告的发送方法，由各医院自行制订。

（4）病理诊断报告的经收人员，包括患方人员，必须履行签收手续。

（5）病理科已发出的病理诊断报告遗失，一般不予补发；必要时，可以抄件形式补发。

（五）病理诊断报告补充、更改、迟发的管理制度及程序

病理诊断报告发放过程中常因诊断错误、诊断不全、报告输入与计算机系统出错及某些特殊检查等，导致病理诊断报告需要补充、更改或迟发。

**1. 病理诊断报告补充程序**

（1）病理诊断报告发出后，经自查或临床医生发现非原则性的病理诊断问题，如诊断不全面、临床要求加做某些检查、非关键性的错误等，首先应告知临床医生，说明错发病理诊断报告的原因，由当事病理医生与临床医生沟通后进行修改、补充，再发出修正后的病理诊断报告，原差错报告收回并作废。

（2）若因临床医生书写、输入错误或要求进一步做某些特殊检查，则需要临床医生亲自在病理诊断报告申请单中注明原因、时间、联系电话并签字，病理医生则以补充报告的形式进行修改。

（3）若因病理医生书写、输入错误或临床医生要求做进一步特殊检查时，则病理医生需要与临床医生沟通后再以补充报告的形式进行修改。

上述情况需要在病理档案中有完整记录。

**2. 病理诊断报告更改程序**

（1）病理诊断报告发出后，若发现原则性的病理诊断问题（如病变性质错误等），应立即与临床医生沟通，并由当事病理医生或上级医生做出更改。

（2）更改后的病理诊断报告发送到临床，并收回之前的错误病理诊断报告。

上述情况需要在病理档案中有完整记录。

任何病理诊断报告的补充、修改，禁止在原来报告上涂抹，应另外书写清楚，以便于辨认是否经过修改、修改了几次、因何修改，还需要签名，注明日期。

**3. 病理诊断报告迟发程序**

（1）由于某些组织蜡块深切片、补取材、特殊染色、免疫组化染色、脱钙、疑难病例会诊或传染性标本延长固定时间等原因，或是进行其他相关辅助检查，不能如期签

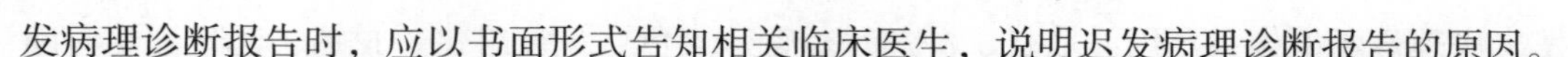

发病理诊断报告时，应以书面形式告知相关临床医生，说明迟发病理诊断报告的原因。

（2）临床医生接到迟发通知后，可就患者的新情况与病理医生沟通，以助其做出正确的判断。

上述情况在病理档案中应有完整记录。

**4. 病理诊断报告发送时限规定**

（1）病理诊断报告在病理科接收送检标本后 3 ～ 5 个工作日发出。

（2）延迟签发病理诊断报告时限参考。

A. 因需要重新取材、重新切片、补切片、特殊染色、免疫组化染色等原因而延迟签发的病理诊断报告，应在随后 2 个工作日内发出。

B. 因需要进行疑难病例会诊、分子检测或其他特殊原因，病理诊断报告应在随后 3 ～ 5 个工作日发出。

C. 如果因多种原因需要多次延迟签发病理诊断报告，应有文字记录或登记。

## 十二、病理诊断报告质量控制

### （一）病理诊断报告的组织学形态描述

（1）根据镜下所见做形态记录。

（2）对所有肿瘤进行分型与分级，并注明采用的分级标准名称，肿瘤浸润深度，侵犯血管与小神经，淋巴结转移，肿瘤大小、位置、类型及切缘的情况等。

（3）注明特殊染色与免疫组化染色结果。

### （二）病理诊断报告质量控制

（1）病理诊断报告是经病理科各级人员共同努力、依工作流程对送检标本做出的最后的科学结论，是病理医生签署的重要医学证明文件，应认真书写，字迹清楚，尤其是关键字（如“癌”“瘤”“阴性”“阳性”等），不得潦草或杜撰简化字；计算机打印的图文报告，也应杜绝错别字；报告上的文字不得涂改，报告发出时，应由初诊、复诊医生分别签字。

（2）病理诊断应醒目，诊断过程一般由两位以上医生承担，一位一级医生为初诊医生，另一位上级医生为复诊医生，疑难病例再经上级医生复查。初诊医生先做出初步诊断，后由复诊医生确诊，即实行三级医生检诊与双签字制度。任何情况下不得出具假的病理诊断报告或已签名的空白报告。原报告如果遗失，经病理科负责人同意后方可以注明“抄件”“补发”字样形式补发。

（3）报告中应表明取材的方法及取材的组织器官和部位，必要时可以适当引用文献。

（4）应尽可能将辅助检查结果合并到一个病理诊断报告中，如免疫组化、特殊染色、分子检查等，会诊的情况亦可记录到病理诊断报告中。

（5）如果对患者有益，在病理诊断报告中可以提出建议进行其他检查或外出会诊。

（6）病理诊断报告应注明标本接收日期与最后发出报告日期。通常情况下，常规病理诊断报告应在接收标本之日起 3 ～ 5 个工作日发出，节假日顺延。组织较小，又急于治疗的病例，如内窥镜活检、子宫内膜诊刮标本等情况，可以做快速石蜡切片，提早发出病理诊断报告。凡因补取材、深切片、特殊染色、免疫组化、脱钙、延长固定时间等，或者因会诊而不能如期发出病理诊断报告时，应口头通知临床科室或发出“迟发病理诊断报告通知单”，说明迟发原因。

（7）病理诊断报告的送达，可以通过医院管理系统在相应的临床科室打印经过电子签名的报告，也可以派专人送达相应病房、门诊，接收人收到应签字备查。少数自取的报告，应注明“自取”，由送检人到指定地点凭身份证领取。

## 十三、病理科会诊制度

### （一）会诊制度总则

（1）具有一定规模的病理单位应定期举行科内病理学会诊或读片讨论会。

（2）积极推动建立区域性病理诊断会诊中心。

（3）加强临床病理讨论。

（4）应由具有高级职称的病理医生接受病理科内、院际的病理学会诊。

（5）接受外院的病理会诊时，由会诊的病理医生签发“病理学会诊咨询意见书”，建议注明“病理医生个人会诊咨询意见，仅供做出原病理学诊断的病理医生参考”，由做出原病理学诊断的病理医生自行决定采纳与否和采纳的程度。做出原病理学诊断的病理单位须将“病理学会诊咨询意见书”的原件或其复印件贴附于相关的病理检查记录单上，一并存档。

（6）对于加做相关技术检测方能做出病理学诊断的会诊病例，会诊医生应在“病理学会诊咨询意见书”中予以说明，并向患方进行适当解释与建议。

（7）对于病理诊断时间较为久远的病例，应充分考虑到当时的历史局限性，考虑到做出原诊断时的病理学理论水平、技术水平、相应病变或疾病的定性诊断标准与做出原诊断的单位当时的客观条件，必要时予以说明。

（8）有条件的病理单位应开展远程病理会诊。

### （二）会诊注意事项和流程

#### 1. 材料准备

（1）提供原单位数字化病理切片、临床病史和原单位病理诊断报告，姓名与切片病理号必须一致。骨肿瘤或软组织肿瘤的会诊，会诊时同时提供病变部位的影像学资料，如 X 线平片、CT 或 MRI 等图像与结果。

（2）如果要求会诊的切片涉及多个部位时，应详细提供切片中每块组织的相应取材部位。

（3）初诊后根据会诊医生的建议，必要时进一步提供相关补充材料，如相应的蜡块、涂胶白片、临床病史资料等。

#### 2. 领取报告时间

领取病理会诊报告的时间依据病例的难易程度、组织切片的数量与质量，以及所完整提供的相关资料的情况（如病历摘要、手术所见、影像学及其他实验室检查资料、既往行病理检查的情况）等的不同而不同。具体领取报告时间情况如下。

（1）对于所带病理切片质量好、形态典型易于诊断、玻片数 10 张以下的病例，按

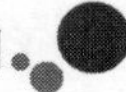

先后顺序，一般在办妥手续后 8 小时内可取得会诊报告；若会诊病例太多，或玻片数多于 10 张者，领取报告时间会相应延迟。下午 4:30 以后办妥会诊手续者，原则上在第二个工作日领取报告。

（2）常规染色切片质量不佳，或仅带未染色白片或蜡块者，需要重新制片，故病理会诊报告的发出时间难以确定，视病例的具体情况而异。

（3）对需要加做特殊染色、免疫组化和/或分子检测［如 EB 病毒（Epstein-Barr virus，EBV）原位杂交检测、荧光原位杂交］的病例，一般在办妥手续后 3 个工作日领取报告。领取前先拨打查询电话咨询，经查定报告已签发后，凭领取凭证到指定窗口领取报告。

（4）疑难病例需要全科会诊或提请有关专家会诊者，当值医生应及时与患方沟通，说明情况并告知领取报告的时间。

**3. 会诊费用**

各地区情况不同，收费也不同。特殊染色、免疫组化及分子诊断等特殊检查费用另计。

**4. 会诊时间**

周一至周五：上午 8:00—12:00；下午 2:30—5:30。

**5. 患者义务**

（1）患者应如实填写病理会诊申请单的基本信息，如姓名、年龄、性别、取材部位、现病史和既往病史，以及诊治情况等，并有义务提供相应资料与检查结果。隐瞒病史和检查结果，可能导致误诊，延误病情，因不实陈述造成的各种后果由患方负责。

（2）病理医生会诊需要综合了解患者各方面的情况与检查结果，详细观察病变组织的形态变化，最后做出诊断，故需要一定时间。患者应依顺序排队办理手续，耐心等候，不要大声喧哗。

（3）未经许可勿进入医生工作区，禁止在医生工作区内徘徊喧哗，注意保持环境整洁。

**6. 会诊流程**

（1）持原单位病理玻片和相关资料至病理科接待台办理会诊手续。

（2）持会诊收费单到指定的收费处缴费。

（3）回病理会诊接待台详细填写病理会诊申请单。

（4）持会诊回执耐心等候。

（5）部分需要加做免疫组化等辅助检查的疑难病例，至少需要 3 个工作日，按照接待员注明的时间前来取报告。

### （三）院际病理切片会诊制度

为满足患者病理诊断需要，更好地进行临床治疗，有条件的病理单位应开展院际病理会诊，并由病理科接待处受理。

（1）具有高级职称的病理医生负责进行院际病理会诊工作。

（2）申请院际病理会诊的单位或患者，需要提供以下材料。

A. 提供原单位合格的病理切片、临床病史与原单位的病理诊断报告，患者姓名与

病理切片号必须一致。

B. 对于颅内病变或骨病变的病例，会诊时需要同时提供病变部位的影像学资料，如X线平片、CT或MRI等图像和结果。

C. 如果要求会诊的病例涉及多个部位时，应提供切片中每块组织的相应取材部位。

D. 初诊后根据会诊医生的建议，进一步及时提供相关补充材料，如组织蜡块、涂胶白片、临床病史资料等。

E. 临床病史应由原单位负责的临床医生填写。

（3）对诊断时间久远的疑难、罕见病例，应考虑到当时的历史局限性，必要时对疾病进行一定的解释或说明。

（4）对于需要补做免疫组化、特殊染色及分子检查的病例，会诊医生应当向患方说明收费标准、检查需要的时间，并征得患方的同意。

（5）电话咨询中只负责告知病理会诊报告已经签发，不得透露报告的内容，以保护患者的隐私。

（6）会诊收费执行当地的医疗物价标准。

（7）病理会诊报告包含患者信息，会诊单位名称，病理切片种类、编号和数量，以及对组织学的描述和病理诊断意见，还有会诊病理医生的签名。

（四）上级医院病理科支持下级医院解决病理诊断问题制度

为提高下级医院的病理诊断水平，上级医院病理科应制订对下级医院病理科扶持计划，加强远程诊断与院际会诊，解决基层医院病理诊断问题。

（1）会诊：建立完善的院际会诊制度与远程病理诊断中心。

（2）疑难病例讨论：上下级医院互动，下级医院定时提供疑难病例，上级医院定点下基层开展疑难病例讨论会。

（3）继续教育：上级医院坚持每月举办2次临床病理专业学术讲座，讲座内容覆盖各个系统疾病，对下级医院的进修医生进行系统性的培训，每月举办1次省级临床病理数字病理读片会，每周举办1次市级疑难病例讨论会，积极参与各类学术会议的授课活动，定期开展各类学习班与学术会议。

（4）专业进修培训：每年有计划地接收下级医院病理医生或技术人员的进修、学习与培训，提高基层服务能力。

（5）指导就业：病理住院医师规范化培训基地每年接收基层医院委托规培的病理住院医师，推荐优秀的硕士、博士毕业生到基层医院就业。

（6）技术支持：每年有计划地接收技术人员来基地进修和学习，定期开展免疫组化、分子检测等病理技术学习班。

# 第三节　术中快速冰冻病理学检查规范、制度及质量控制

## 一、术中快速冰冻诊断概述

（1）手术中快速活体组织病理学检查，简称“快速冰冻”，是临床医生在实施手术过程中，就手术方案有关的疾病诊断问题请求病理医生进行的快速的紧急会诊。此时尤其需要临床医生与病理医生间的密切沟通和合作。

（2）快速冰冻要求病理医生在短时间内，根据切除标本的肉眼检查与组织块的快速冰冻病理切片的观察，向手术医生提供病理学参考性诊断意见。与常规石蜡切片的病理学诊断相比，快速冰冻诊断具有更多的局限性，准确率仅为95%。部分病例难以快速冰冻诊断，需要等待常规石蜡切片进一步明确诊断。因此，临床医生应该详细了解快速冰冻的局限性、适用范围、慎用范围、不宜应用范围等。

（3）相关的临床医生应于手术前向患者说明快速冰冻的意义与局限性，取得患者的知情和理解。患者应在由医院制定的“手术中快速冰冻患方知情同意书”上签署意见并签名。

（4）实施手术的临床医生应在手术前一天向病理科提交快速冰冻申请单，填写患者的病史，重要的影像学、实验室检查结果和提请病理医生特别关注的问题等。尚不具备相应条件的病理科不应勉强开展手术中快速冰冻业务。

（5）负责快速冰冻的主检病理医生应熟悉患者的临床情况、手术所见及既往有关的病理学检查情况。

## 二、术中快速冰冻病理切片工作制度

为了加强快速冰冻病理切片管理，规范快速冰冻病理切片的操作，特制定快速冰冻病理切片工作制度。

（1）每日上午上班时由值班技术员根据前一天预约的快速冰冻申请单，将冰冻切片机调整到工作温度 −25 ℃。

（2）当待检的新鲜标本组织送达病理科时，由值班技术员负责接收，并核对送检标本与申请单上的姓名、科室是否一致，询问相关的临床病史及手术情况，记录手术间的房号和电话号码，并做好申请单的登记与编号。

（3）值班初诊医生先熟悉申请单上患者的临床病史与诊断，然后根据送检标本的大小，及时准确取材，取材时应尽量避免脂肪组织、钙化组织、坏死组织及骨组织。对送检组织过小或不易做快速冰冻病理切片的组织，应与值班技术员沟通，及时通知手术科室重新取材或取消快速冰冻切片。

（4）取材时需要分部位或有多块组织时，须做好标记，将剩余组织装入相应的标本容器中，做好大体标本描写的记录。

（5）值班技术员在接到取材组织后首先在待检组织块上迅速涂上冷冻包埋剂 OCT（optimum cutting temperature compound），接着将待检组织置于样品托，上机冷冻，并按第三章第二节“三、快速冰冻组织切片制备技术及质量控制”与“四、苏木精 - 伊红染色（HE 染色）技术及质量控制”相关要求在 10 ～ 15 分钟做出染色切片，然后贴上打印好的标签送至冰冻诊断室。

（6）病理医生做出快速冰冻病理诊断后，应签名并注明报告时间，然后将快速冰冻病理诊断报告传送至送检标本的手术间，亦可以通过医院病理信息系统传给相应的手术室。

（7）快速冰冻病理诊断报告发出后，技术员将冰冻组织取下，同取材后的剩余组织一起用 10% 中性缓冲福尔马林固定，等待石蜡切片的取材。

（8）如果没有其他病例冰冻切片需要处理，此时技术员应将样品托清洗干净，放回原处，并将切片机温度调回保持温度。

（9）每周五当值的技术员应将冰冻切片机彻底清洗一次。对于特殊病例如结核病等的快速冰冻切片，应及时清洗冰冻切片机并进行紫外线消毒。

（10）针对冰冻切片机的维护，应制定相应的轮流管理、专人登记维修维护记录制度。

## 三、术中快速冰冻适用范围

（1）需要确定病变性质，如肿瘤或非肿瘤、良性肿瘤或恶性肿瘤等，以决定手术方式。

（2）了解恶性肿瘤的扩散情况，包括肿瘤是否浸润相邻组织、有无区域淋巴结转移等。

（3）确定肿瘤部位的手术切缘有无肿瘤组织残留。

（4）确认切除的组织是否甲状旁腺、输卵管、输精管及异位组织等。

## 四、术中快速冰冻慎用范围

术中快速冰冻慎用范围是涉及截肢和其他会严重致残的根治性手术。此类手术治疗的患者，其病变性质宜于手术前通过常规活检确定。

## 五、术中快速冰冻不宜应用范围

（1）疑为恶性淋巴瘤。

（2）过小的标本（检材长径小于 0.2 cm 者）。

（3）术前易于进行常规活检者。

（4）脂肪组织、骨组织和钙化组织。

（5）需要依据核分裂象计数判断良、恶性的软组织肿瘤。

（6）主要根据肿瘤生物学行为特征而不能依据组织形态判断良、恶性的肿瘤。

（7）已知具有传染性的标本，如结核病、病毒性肝炎、艾滋病等标本。

## 六、术中快速冰冻申请单和标本的验收、编号及登记流程规范

手术中快速冰冻申请单和标本的验收、编号及登记流程规范参见本章第二节“四、病理检查申请单和标本的验收、编号及登记流程规范”。

## 七、术中快速冰冻标本的肉眼检查、取材和记录流程规范

（1）接收到快速冰冻申请单与标本后，应参照本章第二节“八、（二）病理标本的肉眼检查及组织取材、记录流程规范”中的相关规定，立即进行标本的验收、肉眼检查、取材和记录。

（2）主持快速冰冻的病理医生应亲自参与标本的肉眼检查和取材或指导取材。

（3）通常选取具有代表性的病变组织 1 块或 2 块，需要时可增加取材块数。

## 八、术中快速冰冻组织切片的制备

（1）完成快速冰冻 HE 染色切片制备的时间通常为 20 ～25 分钟。

（2）完成快速冰冻组织切片及发出诊断报告的时间通常为每一病例不超过30 分钟。

（3）恒温冰冻切片机制片：至少应于切片前 1 小时开机预冷，冰室温度一般为 $-20 \sim -15$ ℃。常规开展快速冰冻切片病理学诊断的病理单位，恒温冰冻切片机宜处于 24 小时恒温待机状态。

（4）制备好的快速冰冻 HE 染色切片，加贴含有病理号的标签后，立即交由主检病理医生进行诊断。

## 九、术中快速冰冻病理诊断报告签发规范及质量控制

### （一）术中快速冰冻病理诊断报告签发规范

（1）快速冰冻病理诊断报告签发是一个高技术、高风险、高难度的项目，它是临床病理实践中最重要、最难的一项工作，它需要当事的医生具有丰富的病理学诊断经验及临床知识。

（2）对于快速冰冻病理诊断，病理医生应谨慎，既要速度快，又要准确，一般由高年资主治医师及其上级医生担任该项诊断工作，有条件的病理单位宜由 2 位具有中级或高级职称的病理医生共同签署快速冰冻的病理学诊断意见，即双签名。对于疑难病变、手术切除范围广泛或者会严重致残的术中快速冰冻，应由 2 位具有高级职称的病理医生共同签署诊断意见。主检病理医生签名的字迹应清晰易辨认。

（3）在阅片前，阅片医生应首先核对切片编号及数量是否与申请单上内容一致，尤其是送检部位的名称与左、右侧。若有不符应立即查明原因，直至确认二者完全相符，方能阅片。

（4）有时送检的冰冻标本因证据不足，或者病变处于交界性或为“灰色病变”，这时病理医生应与临床医生沟通，说明情况，不要勉强做出病理学诊断，必要时可以等待石蜡切片再确诊。

（5）严格掌握快速冰冻病理诊断的适应证。

A. 判断恶性肿瘤病变的性质（定性）。

B. 判断病变的范围，如手术断端、边缘的状况，以及有无癌浸润或残留等。

C. 协助辨认器官，如术中辨认甲状旁腺等。

D. 确定有无淋巴结转移，如乳腺癌手术时，前哨淋巴结的检查。

（二）术中快速冰冻病理诊断报告签发质量控制

（1）阅片医生应详细阅读病理检查申请单中所写的临床资料及标本肉眼所见。

（2）镜下阅片因切片或染色质量不佳等影响诊断时，可要求技术室重新制片。先用肉眼观察切片的特点及组织块数目，以免镜下阅片时遗漏小组织。

最好先在“2 ×”物镜或者“4 ×”物镜的低倍镜下有序地全面观察切片的全貌及结构特征，以防漏检，然后在高倍镜下选择性地观察病变部位的细胞特征，做出病理诊断。

（3）当阅片后难以做出明确诊断时，应通过下述各种手段来解决。

A. 进一步与手术医生沟通，了解病史及实验室检查结果。

B. 复查大体标本，必要时重新取材。

C. 诊断困难时，申请上级医生或科内讨论会诊。

（4）病理诊断报告的表述应力求严谨、恰当、扼要和条理清楚。

（5）在收到每一个病例送检标本后其快速冰冻诊断报告通常在30分钟内发出；同一时间段内相继收到的多例患者标本或是同一例患者的多个标本，其发出报告的时间依次推后；对于疑难病例，应立即与临床医生沟通，可酌情延迟发出报告。

（6）对于难以即时快速诊断的病变，如病变不典型、交界性肿瘤病变或送检组织不足以明确诊断等，主检病理医生应向手术医生说明情况，先定性，恰如其分地签发病理诊断报告或告知需要等待常规石蜡切片以进一步明确病理诊断。

（7）主检病理医生签署的快速冰冻病理诊断报告，发出前应认真核对无误，以文字形式报告，既可以传真发出，也可以通过信息系统发出，具体方式由各医院自行决定。

（8）所有病理诊断报告由诊断医生亲笔签名。报告发出后，底单与送检单一并保存，标本及时固定处理。

## 十、术中快速冰冻切片后剩余组织的处理

（1）冰冻切片后剩余的冰冻组织、冰冻切片取材后剩余组织和未曾冰冻的新鲜组织均应及时固定，用以制备常规石蜡切片，以便与冰冻切片进行对照观察，统计两者符合率。

（2）冰冻切片后剩余的冰冻组织、冰冻切片取材后剩余组织和未曾冰冻的新鲜组织的蜡块和切片与同一病例手术后送检的切除标本须为同一病理号，病理医生应做出综合性诊断。

（3）当快速冰冻病理学诊断与其冰冻切片后剩余的冰冻组织的常规石蜡HE染色切片的病理学诊断不一致时，如果没有强有力的理由解释，最后应以石蜡HE染色切片的病理学诊断为准。

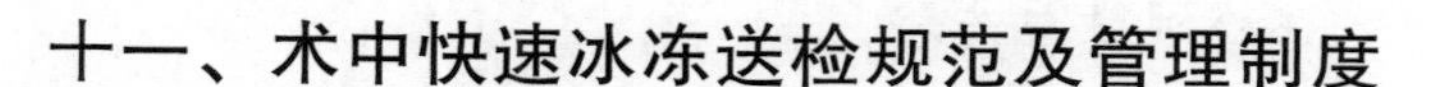

## 十一、术中快速冰冻送检规范及管理制度

（1）冰冻切片诊断是一种只限于临床住院患者需要进行手术病灶切除或确定手术范围的快速病理诊断方法。由于其使用的是新鲜组织，病灶未得到充分有效的固定、脱水以及切片较厚等原因，与石蜡切片病理诊断的准确率有一定差距，一般仅限于良、恶性肿瘤的定性诊断。

（2）冰冻切片预约：须在手术的前一天将手术室第二天的手术安排表送往病理科，以便病理科工作人员在手术当日提前安排；超时冰冻必须在下班前向病理科电话预约。

（3）快速冰冻病理检查申请单的填写：除填写患者一般情况外，还应提供相应的彩超、X 线、CT、MRI、胃镜、肠镜、支气管镜等检查相关结果，以便病理医生在诊断时参考。

（4）冰冻切片的手术标本在切除后应立即送到病理科，并注明手术的部位，重点部位应标记或加以说明；同时手术标本应保持新鲜，不要加用固定液或用含水溶液清洗，以免影响制片与诊断。

（5）若送检标本为结核病、梅毒、艾滋病等传染病标本者，一定要用红笔在申请单标注说明。

（6）胸腔积液、腹腔积液、心包积液及术中的冲洗液等不宜做冰冻切片，宜做常规细胞学检查。

（7）冰冻切片标本送达病理科时，应在申请单上注明相应的手术间及电话号码，以便病理医生与手术医生保持联系。

## 十二、超时快速冰冻、非常规快速冰冻送检制度与流程

### （一）超时快速冰冻送检制度和流程

（1）若在工作日上班时间（早上 8:00 至下午 5:30）外送检快速冰冻，应在工作日下班之前（下午 5:30 之前）致电病理科，进行超时快速冰冻病理检查预约，并详细说明预约医生姓名与工号、送检时间、送检标本、主刀医生、手术室序号、送检科室、临床诊断等信息。如遇送检冰冻手术时间变动或取消应立即通知病理科的住院总医师，以便其告知值班工作人员。

（2）病理科接收电话工作人员收到预约应立即电话通知值班医生与技术员，如遇手术时间变动或取消，亦应在公共告示记录板上记录预约医生姓名与工号、送检时间、送检标本、主刀医生、手术室序号等信息，并登记取消的时间。

（3）超时快速冰冻标本送达病理科后，值班技术员负责签收、核对病理标本并启动制片程序，同时通知取材医生及时取材。

（4）超时快速冰冻病理诊断报告经值班医生签名后，应及时传真或者网络传送至相应的手术室。确认手术室收到报告后值班医生方可下班离开。

（5）手术医生如取消或改变送检时间，应及时告知病理科值班人员。如果未及时通知病理科值班人员而擅自下班离开者，病理科值班人员将向医院相关部门投诉相关负责人。

（二）非常规快速冰冻送检制度与流程

（1）非常规快速冰冻送检是指未预约、常规工作时间外（如节假日）等的快速冰冻病理送检，应通过医务科取得病理科值班人员值班专用电话，通知相关值班医生和技术员，并详细说明预约医生姓名与工号、送检时间、送检标本、主刀医生、手术室序号、科室、临床诊断等信息。如遇手术时间变动或取消应及时通知病理科值班工作人员。

（2）病理科值班技术员负责签收送检标本、核对病理标本，并通知取材医生及时取材，取材后及时制片。

（3）非常规快速冰冻病理诊断报告经值班医生签名后，应及时传真或者网络传送至相应的手术室。确认手术室收到报告后值班医生方可下班。

（4）手术医生若取消或改变送检时间，而未及时通知病理科值班人员，使病理科值班人员一直坚守值班岗位者，病理科值班人员将向医院相关部门投诉相关负责人。

（康继辉　章任兵）

# 第四节　分子病理学检查规范、制度及质量控制

## 一、概述

分子诊断技术（molecular diagnostic technique）是指在病理组织学的基础上，利用分子生物学和细胞遗传学的一些方法，在分子水平上检测组织细胞中的生物学标志物来辅助病理学诊断的常用技术，主要有原位杂交技术、荧光原位杂交技术、聚合酶链反应和流式细胞术等，其在肿瘤早期诊断、临床鉴别以及指导和评估治疗方案等方面有着重要作用。随着肿瘤分子分型逐渐被重视，包括免疫组化技术在内的许多常规技术难以诊断疾病的分型，需要进一步依赖分子诊断技术确诊。随着分子诊断技术逐步完善与成熟，其在临床的应用将会越来越广泛，成为病理诊断中不可或缺的辅助技术，有助于提高临床病理诊断水平。

## 二、分子病理学实验室设置基本要求

（1）按卫办医政发〔2010〕194号文件要求，医疗机构临床基因扩增检验实验室区域设置为试剂储存和准备区、标本制备区、扩增反应混合物配制和扩增区及扩增产物分析区。进入各工作区域时，须严格遵守试剂储存和准备区→标本制备区→扩增区→扩增产物分析区的单一流向制度。各工作区域均设置一个缓冲区，用于更换工作服、鞋套及维持空气流向。

（2）四个工作区各配备专用的设备、仪器、辅助设施、耗材、清洁用品、办公用品、工作服，各室的实验物品（含移液器、试管架、吸头、记录纸、空调遥控器等）不得混用，须贴上不同标签予以区别。

（3）四个工作区有明显的区分标识，配备专用工作服。进入实验室各工作区域，须更换相应的工作服。

（4）实验室技术人员必须严格按照 PCR 实验操作程序进行，包括离心管、吸头的无菌灭活准备及仪器的使用等。

（5）实验结束后应用移动紫外灯消毒实验台面，扩增室和分析室紫外灯每天开启 30～60 分钟，定时开启通风系统。

## 三、分子病理学检查制度和基本流程

### （一）实验室各区工作制度

#### 1. 标本接收区工作制度

（1）配备技术员在远离基因扩增检验实验室的接收处接收标本及接待来访，每天收齐标本，验收登记。每天的标本登记记录应书写工整、详细，使用本区专用的、带有本区标识的记录本、纸和笔。

（2）对于石蜡标本，每天下午按医生开的检验单上指定的蜡块及检测类型等要求，切好当日病例玻片，55～65 ℃烤片 1 小时以上。

（3）将本区所有废弃物装入垃圾袋并封口，在垃圾筐上套好新的垃圾袋，将垃圾带出实验室交医院集中处理。

（4）每天要打开紫外灯消毒 30～60 分钟，记录紫外灯使用情况。

#### 2. 试剂准备区工作制度

（1）实验人员进入本区须穿本区专用白色工作服，实验中须戴手套、穿一次性鞋套。走出本区，在缓冲区脱掉工作服，将手套及鞋套置于废污桶中。

（2）根据当天的标本验收登记表，取出当天实验须配制和使用的试剂，其余试剂要立即收好放回冰箱内。

（3）实验中所使用的离心管、吸头等须经高压灭菌处理，使用时应在消毒有效期内。

（4）试剂准备工作完成后，须将使用过的离心管、吸头置于盛有 10% 的 84 消毒液或类似消毒液的废液缸中，还原实验台面。

（5）将准备好的试剂放入传递窗中。

（6）每周一清点库存试剂，看有无过期或将近到期的试剂，或报废处理或安排优先使用，避免浪费，然后记录试剂的详细保存情况。

（7）其他区的用品不得带入本区。

（8）每次实验记录，应书写工整、详细，使用本区专用的、带有本区标识的记录本、纸和笔。

（9）实验完毕，打开紫外灯消毒 30～60 分钟，记录紫外灯使用情况。

**3. 标本制备区工作制度**

（1）实验人员在缓冲区内更换本区专用的蓝色工作服，并戴好手套、穿好鞋套后进入本区，在此进行样本的编号、离心、保存及核酸提取工作。工作完毕后，将提取好的样本在无菌通风柜中加入传递窗传入的已准备好的试剂中（小批量样本核酸提取后可保存于保存样本用的 -20 ℃冰箱中）。走出本区后，经缓冲区，并在缓冲区脱下工作服，将手套及鞋套放入废污桶（专用黄色塑料袋）中。更换进入扩增区的工作服、手套及鞋套后才能进入扩增区。

（2）从传递窗中取出试剂，将其放入冰箱冷冻室试剂存放专区暂存。

（3）记录温度计及湿度计读数。

（4）记录冰箱的温度计读数，绘制冰箱的质量控制图。

（5）核对标本的编号、类型和标本数量。

（6）按试剂盒要求进行标本的裂解和提取处理，在超净工作台上进行加样，加样后低速（6 000 r/min）离心数秒后，将其放入传递窗。

（7）使用本区专用的经过灭活无菌处理的加样器和带滤芯的吸头。

（8）使用过的离心管、吸头须置于盛有 10% 的 84 消毒液或类似消毒液的废液缸中。

（9）使用本区专用的、带有本区标识的记录本、纸和笔。

（10）标本处理完成后，关闭所有仪器，记录仪器使用时间和运行状态。

（11）其他区的用品不得带入本区。

（12）实验完毕要打开紫外灯消毒 30～60 分钟，记录紫外灯使用情况。

**4. 扩增区工作制度**

（1）实验人员在缓冲区更换本区专用的工作服、手套、鞋套进入本区，从传递窗中将已经准备好待扩增的 96 孔板取出，进行扩增检测，待出结果后打印原始资料报告，取出报告。实验结束后将已经扩增的 96 孔板放入塑料套袋中密封后带出，脱下手套及鞋套置于废污桶（专用黄色塑料袋）中，由工友（经培训）每周一、三、五下午清走。

（2）工作完成后，清洁工作也应严格遵守试剂储存和准备区→样本制备区→扩增反应混合物配制和扩增区→扩增产物分析区的唯一流向制度，立即用 1∶100 稀释的含氯消毒剂（如施康消毒剂）清洁桌面及地面，仪器用 1∶100 稀释的含氯消毒剂清洁后，再用 70% 的乙醇擦洗，并用可移动的波长为 254 nm 的紫外灯在距离工作台面 60～90 cm 处照射 12 小时或一整夜，严防实验室交叉污染。

（3）试剂和反应混合液等必须经传递窗传送至标本制备区，制备好的标本须密封后传送至扩增区。将从传递窗接收来的离心后已加样的反应管上机扩增。

（4）扩增分析完成后，记录结果，打印报告。

（5）关闭扩增仪，记录仪器使用时间和运行状态。

（6）实验完毕要打开紫外灯消毒 30～60 分钟，记录紫外灯使用情况。

## （二）标本的采集、运送、验收和保存的标准操作流程

**1. 采集程序**

（1）标本可由基因扩增检验实验室相关负责人在标本接收区采集，也可由其他各

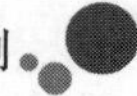

科室医护人员采集并送至基因扩增检验实验室，不过采集标本的医护人员均需要接受基因扩增实验室有关核酸扩增技术及标本采集、保存、运输知识的统一培训。

（2）基因扩增检验实验室人员根据实验室检测需要对采集的标本做如下要求：

A. 胸腔积液、腹腔积液：由临床医生采集后放入灭菌的洁净试管中及时送检，所有用于临床标本采集的容器（如试管或离心管），使用前均应高压灭菌。

B. 石蜡标本：每天下午切好当日采集的病例玻片。切取蜡块时要求切片刀和毛笔干净、无污染，冷水盆、恒温摊片盘所盛水纯净无杂物，切下一例蜡块时务必用无水乙醇擦拭刀片以防不同病例间的污染。

**2. 运送程序**

（1）标本采集后立即密封，注明患者的姓名、年龄、性别、住院号、所在科室，相关科室医护人员应尽可能快地将标本送至基因扩增检验实验室，若运送时间需要 2 小时以上，必须用冰盒送至基因扩增检验实验室。

（2）切好的石蜡玻片应放置于干净无污染的盒子送至基因扩增检验实验室。

**3. 验收程序**

（1）签收。严格对各类样本执行查对和双签制度，对病房各样本及时进行验收、查对，不符合要求的样本一律退回，并做好书面记录。由技术员负责接收门诊患者标本及接待来访，每天收齐标本，验收登记，记录好患者基本资料，尤其要记录患者联系方式。

（2）分类验证。进入基因扩增实验室的样本在进行编号（或贴条码）、离心前，工作人员应再次认真查对患者姓名、年龄、住院号、病区、床号、检验项目等。对不符合要求者应做好记录，并及时通知采样科室，正确、及时地补采样，以免延误发放患者的检测结果报告。对书写不清楚的申请单，当事者要及时与病房联系（可电话联系），明确受检者姓名、住院号、性别、年龄、病区、床号和检验项目等，并做相应记录。

（3）符合拒检的不合格标本的范围。实验室人员对标本进行查验，出现其他不符合要求的情况，如采集的标本将严重影响检验结果者（送检标本信息与患者姓名、年龄、性别及检验号等不相符等），应拒检标本，登记并告知相关科室。

（4）拒检程序。

A. 对拒检的不合格标本应登记在不合格标本处置记录本上。

B. 填写不合格标本处置单，并随同申请单送返送检科室。必要时，电话告之相关科室医生或护士。

**4. 保存程序**

（1）处理前的标本保存。

A. 胸腔积液和腹腔积液样本送至基因扩增检验实验室后应立即离心收集细胞，若不能立即实验可放置 4 ℃冰箱保存。

B. 石蜡切片于鼓风干燥箱烤片 1～2 小时后，室温干燥保存。

（2）报告发出后的标本保存。提取的核酸标本若当天检测可置于 4 ℃冰箱保存，若当天不检测应置于 −20 ℃冰箱保存，在报告发出后，放入 −80 ℃超低温冰箱以长期保存。标本放置超低温冰箱保存时须有记录，按检测项目分类存放，并由基因扩增检验实验室相关负责人管理。

**5. 特殊标本的处理**

对暂不检测的标本和规定时间外收到的零散样本，要随时登记和交班，以免漏检、遗失或延误检验。对特殊样本（即难以采集的样本）或特殊患者的样本，一律实行“首接”负责制，即无论哪位工作人员，一旦收到样本，均须负责任，不得以任何借口推托，应及时、正确保管和转送样本到有关实验室或有关人员，同时做好交班记录和双签名。对于做长期病情动态考察的患者标本，一律置于 -70 ℃下长期保存，使用时再按需取出检测。

（三）标本唯一标识编号操作流程

（1）基本原则：根据检测项目的不同，每种检测项目对应标记一种唯一的代号。例如，用实时荧光定量 PCR 法检测非小细胞肺癌和结直肠癌标记为 P、检测胃肠道间质瘤标记为 C、基因重排标记为 L 等。在同种检测类型的验单中，按验单顺序编号，如第一个检测非小细胞肺癌的验单编号为 P00001、第二个检测非小细胞肺癌的验单编号为 P00002、第三个检测胃肠道间质瘤的验单编号为 C00003 等。

（2）先统计所有当天送来的标本，根据编号的基本原则，给当天的标本编好号，每个样本、每个检测项目对应一个唯一的编号（如 P00001），注意一般送来的标本都有自带的病理号（如 J00001），此时应保证标本的病理号与基因扩增实验室所编的号相统一，保证准确无误。

（3）用标记笔在每张验单和对应的样品管上做好相同的标记，须同时标注病理号和基因扩增实验室所编的号（如 J00001 和 P00001）。

（4）在样本统计簿上做好记录，每个样本的记录都应包括以下信息：送检时间、医院、科室、送检医生、患者姓名、联系方式、主要病史、实验结果（实验后填上）等。

（5）模拟扩增仪反应槽，在分子诊断室临床 PCR 检验流程记录表上按类型、顺序排好各样本的位置，同时排好阴性与阳性对照、阳性质控品的位置。

（6）处理好样品、点样后，按照分子诊断室临床 PCR 检验流程记录表预先设置好的顺序，将反应管放入扩增仪上相应的位置，开始扩增，扩增文件名按照日期和检测类型进行保存［如 2011 年 10 月 10 日行表皮生长因子受体（epidermal growth factor receptor，EGFR）检测，则扩增文件名可命名为 20111010EGFR；2011 年 10 月 11 日行 K-ras 检测，则扩增文件名可命名为 20111011K-ras］。

（7）扩增得到结果后，先在样本统计簿上填入结果，做好记录，再把实验结果填入相应验单。

（8）结果打印出来后，应仔细核对患者姓名与病理号、基因扩增实验室所编的号是否一致，准确无误后发放检测报告。

（四）检测结果报告标准操作流程

（1）检测结果报告应准确、清晰、明确、客观和及时，杜绝虚假报告。

（2）实时荧光 PCR 测定时其数据要经过分析，避免因非特异性荧光而造成假阳性结果。根据质控品判断 PCR 扩增的有效性，只有当质控品的扩增结果符合项目标准操

作程序（standard operation procedure，SOP）有关条件时，才可发出报告，否则应重新测定。

（3）定性测定的检测项目其结果以“阴性”或“阳性”报告。

（4）所有检测报告均需要具有检测和审核资格的实验人员进行检查核对，报告上有检测人员和审核人员签字方可生效。报告的发放、管理须遵守科室的有关规定：每份报告均应使用科内统一的打印报告专用纸打印；PCR 室工作人员将病例资料、样品资料、检测结果录入报告系统，产生检测报告，移交至负责发放报告的工作人员时，应提交报告登记清单。

（5）检测报告内容至少应包括患者姓名、性别、年龄、检测项目、结果、参考范围，以及标题、标本号、标本类型、标本接收日期和检测日期、实验操作者和审核者的签名、报告日期等，否则视为无效或虚假报告。

（6）检测报告应及时发出。报告经检验人员审核签名后打印出来，由工友送到指定位置，即门诊病例直接送至门诊报告发放处，住院病例直接送至患者手术的科室。

（7）打印当日检测报告汇总表，存档，妥善保存 2 年以上。

（8）原则上不采用电话、图文传真、电子邮件等形式传送检测报告。

（9）若临床科室或者患者由于特殊情况且理由充分，要求以上述几种特殊形式发送报告，则必须确认身份（包括核对其所查询的患者姓名、性别、年龄、检测项目、送检医生、送检日期、病区床号等情况，并提供患者 ID 号）后，经实验室负责人同意才能发放报告。当需要邮寄报告时，应由患者告知地址、邮政编码或电子邮箱地址等。

（10）任何形式的报告等患者资料必须遵循医院患者临床病历资料保密原则，未经许可，一般人员不可查询或复印。实验室在接受电话查询时，关于检验结果仅能回答“某日送检的某个项目的检测已经完成（或未完成）。结果请到服务台领取”，不得在无有效证据的情况下以任何方式提供诸如某人做过某项检查和/或检测结果的信息（包括提示性、暗示性语言）。有特殊情况时必须在科主任或本室负责人同意的情况下方可查询。应明确告知查询者，上述特殊情况报告均仅为临床提供参考，实验的最终结果以正式检测报告为准。特殊情况报告的发放须详细登记，签署报告人姓名，实验室负责人签字。

（11）在检测报告发生遗失的特殊情况下，查明发生问题的环节后，决定是否重新补发报告。

### （五）实验室人员记录管理流程

#### 1. 电脑上记录文件的管理

（1）记录文件必须保存在非系统盘中，如 D 盘、E 盘等。保存路径要清晰、便捷、易查找。

（2）文件夹目录结构要求层次分明：一整年的实验结果均保存在一个年度文件夹里，如文件名为“2011 年”的文件夹；每个年度文件夹又包含 12 个月文件夹，如文件名为“9 月”“10 月”的文件夹，每天的实验结果就保存在当月文件夹里。

（3）SDS 文件保存时以当天日期命名，保存“FullReports”的文件标识：文件标识后面的英文字母为实验项目，前面八位数字为实验日期，从而形成了文件的唯一性标识。例如：20110320K-ras，前面的数字20110320表明实验日期是2011年3月20日，后面的英文字母K-ras是检测项目。

若某天进行了多次实验，须保存多个SDS文件，命名时在后面以a、b、c等字母标识，如2011年1月10日做的两次实验，分别保存为20110110a. sds和20110110b. sds。

（4）为了防止保存实验结果的电脑因系统崩溃、硬件故障等问题导致出现实验结果丢失、无法查询等情况，每个月的实验结果记录文件都要用移动存储设备拷贝到另一部PC机上做备份；一年的数据要用刻录机刻制一张CD光盘备份储存，贴上标签标明文件名称，如“2011年实验结果备份”，放入档案柜妥善存放。

**2. 书面记录文件的管理**

（1）填写书面记录，须使用黑色墨水钢笔或圆珠笔，字迹清晰。若有涂改，在涂改处应有涂改人签名。不得在记录本上书写无关内容，保持记录本清洁、完整。

（2）每个记录本要纳入档案管理，写完后及时放入档案柜，并依照要求进行编号。如2011年1月的实验结果记录本、试剂消耗记录本、室内质量控制图分别编号为A－201101、B－201101、C－201101，分别放于档案柜的不同位置以便查询。

（3）对不同记录进行分类管理，实现分类查询。

（4）定期对保存的记录进行分析总结，形成总结报告，以便改进工作。

（5）在没有征得实验室负责人同意的情况下，不得随意将记录借出。在记录借出时须有实验室负责人、经手人、借阅人的签名。

**3. 电子报告的软件备份要求**

（1）每月最后一个工作日进行一次电子报告的软件备份。

（2）每次备份后签注备份人和备份内容，以便查询。

**4. 记录的保存**

（1）将病例资料、样品资料、检测结果录入报告系统，产生检测报告，同时保存记录，记录人签名。检测报告经检验人员审核签名后打印出来，由工友送到指定位置，即门诊病例直接送至门诊报告发放处，住院病例直接送至患者手术的科室。

（2）检验申请单在每次检验后由技术员保存1年，书面记录（病例资料和结果记录）装订保存于扩增区工作台抽屉里，由签发报告医生统一建档封存。

**5. 记录的保密**

（1）“FullReport”由系统设置密码保护。

（2）结果资料由报告系统设置密码保护。

（3）在用的及保存的文字记录须随时在实验室工作人员的监管下，脱离本实验室工作人员视线监管的须存放在上锁的抽屉或文件柜内，钥匙由该工作人员保管。

（4）记录不能涂改，需要修改时可用红笔在修改内容上加双斜杠并在备注栏中说明、签字。

### （六）实验室废弃物处理标准操作流程

（1）无菌物品等均需要在有效期内使用，使用后的废物应及时进行无害化处理，不得随意丢弃。

（2）使用合格的一次性实验用品（如试管、吸头、离心管等），使用后放入污物袋

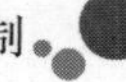

内交医院集中处理。

（3）应用各种有毒化学试剂后，要做相应的无害化处理，防止污染环境。

（4）实验过程中的废液缸应装有足量的1%新洁尔灭溶液，在实验完成后将废液缸中弃置物转入密闭垃圾袋中，并立即更换新的1%新洁尔灭溶液。

（5）扩增后的反应管严禁在实验室内打开，须包于一次性手套中，交医院统一按生物传染性制品处理。

（6）做好实验室内各区的日常清洁工作，实验室所有垃圾，包括用过的一次性手套和工作服均须置于专门污染袋内，送医院垃圾处理站并在垃圾处理程序登记表上签字。污染的非一次性工作衣应先消毒后再洗涤。污染的纸集中收集焚毁，污染的布可进行高压灭菌。

## 四、分子病理学检查质量控制

### （一）PCR试剂的质检标准操作程序

（1）收到试剂后，目测试剂是否处于冻存状态。

（2）核对试剂品种和数量并检查包装：外包装包括厂名厂址、检测项目、批准文号、批号和有效期等；内包装包括试剂瓶完整性、真空包装完整性、试剂品种完整性、使用说明书等。

（3）及时将试剂转入－20 ℃冰箱保存。将上述试剂核对情况在记录本上登记。

（4）最迟在前批次试剂存量尚可维持常规实验1周时按如下要求对新批号试剂进行效验实验。

A. 效验实验要求设置空白对照、阴性对照、阳性对照。

B. 出现如下情况中任何一种的，判断为试剂不合格，不能用于临床检测：①空白对照出现扩增。②阳性对照未检出，表示试剂失效或检测灵敏度大幅下降。

C. 阳性对照未检出，阳性标准品检测正常，提示样品核酸提取试剂可能存在问题。

D. 重复新旧提取液阳性对照实验，确定核酸提取试剂失效问题。更换核酸提取试剂后该批试剂方可使用。

E. 空白对照、阴性对照无扩增，阳性对照正常检出，表明该批试剂良好，可以投入临床使用。

### （二）离心管与吸头质检标准操作程序

**1. 检测离心管**

（1）目测：检查离心管有无畸形、破损、不能闭盖的情况。

（2）实验检测。

A. 每批随机抽样离心管50个用于实验检测。将抽取的50个目测合格的离心管插在浮板上置于沸水浴锅中20分钟后取出，若发现有管盖爆开的情况发生，即认为该批离心管不符合本实验室实验要求，作退货处理。

B. 再将这50个离心管加半量生理盐水后，10 000 r/min离心20分钟，若发现有管盖爆开或漏液情况发生，即认为该批离心管不符合本实验室实验要求，作退货处理。

C. 经上述检测未发现不合格情况后，即可以启用该批耗材。

**2. 检测带滤芯的吸头**

(1) 目测：检查吸头有无畸形、破损。

(2) 实验检测。

A. 每批随机抽样吸头50个用于实验检测。用适配加样器配合吸取适量液体，查看有无吸孔堵塞、漏气现象发生。在排除移液器因素后，若发现有异常，即认为该批吸头不符合本实验室实验要求，作退货处理。

B. 经上述检测未发现不合格情况后，即可以启用该批耗材。

### (三) 测量仪器设备统一管理标准操作程序

(1) 根据具体仪器的要求，在规定时间内上报设备科，要求进行仪器校准。移液器校准时间为半年，温度计、湿度计为1年，天平为1年。

(2) 由医院设备科联系省标准计量局统一校准仪器。

(3) 详细记录校准仪器的名称、型号、校准时间。

(4) 一些测量设备（如温度计、湿度计）可只校准一套，校准过的测量设备可作为实验室其他该种测量设备的参照。

(5) 一些仪器设备，包括冰箱、水浴箱等，每天都要用校准过的温度计进行测定、记录，以确保其精确性，保证实验质量。

### (四) 室内质量控制管理程序

**1. 质控品的设置**

(1) 质控品的来源：国家卫生健康委员会或省级临床检验中心。

(2) 质控品与样本同时处理，排列顺序为：标准品或校准品，阴性质控品，阳性质量控制临床样本。

(3) 质量控制处理及分析判断。

(4) 实验结果的判断：实验结果合格，即发报告；实验结果不合格，报告室主任，会同有关人员查找原因，妥善解决。

(5) 每次检测质量控制结果须有记录。

(6) 失控原因及纠正措施须有记录。

附：室内质控品的制备及操作。

(1) 阳性质控品制备：用商品化试剂盒中已知阳性质粒作为阳性对照。

(2) 弱阳性质控品制备：收集本室检测的已知弱阳性临床样本，并分装于0.5 mL的离心管中，每支装100 μL，编号（如P-Control）后，在 −20 ℃条件下保存。

**2. 操作流程**

(1) 每次检测过程中将分装的室内质控品与样本同时检测。

(2) 按照试剂盒的标准操作流程进行检测。

(3) 分析最终荧光标准曲线的循环阈值（cycle threshold，Ct），内控及外控的Ct值是否在试剂盒要求的范围内。

(4) 分析结果，确认室内质量控制是否成功，若不成功应及时找出原因。

(5) 记录结果。

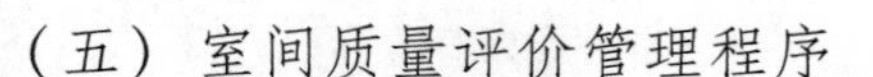

### （五）室间质量评价管理程序

室间质量评价（external quality assessment，EQA）是实验室质量控制体系中的重要组成部分，是保证患者检验结果和其报告的准确性和可靠性，以及各实验室间结果的可比性的重要手段。

（1）EQA 样本的接收和验收：收到 EQA 样本后由相关人员登记、签字，根据 EQA 样本的有关说明对标本的数量、批号、包装进行验收，并将 EQA 样本按要求保存于 -20 ℃ 的标本制备区。

（2）EQA 样本的检测按常规临床标本对待，若需要，检测前先根据说明对质量控制物进行复溶。EQA 样本必须按实验室常规检测方法，由进行常规工作的人员检测。工作人员必须使用实验室的常规检测方法和试剂进行检测，不得特殊对待。

（3）实验室检测 EQA 样本的次数必须与常规检测患者样本的次数（即 1 次）一样。

（4）EQA 样本的检测在国家卫生健康委员会或省级临床检验中心规定的时间内进行，检测结果的上报也必须在截止日期前，通过 E-mail 或挂号信寄出。

（5）EQA 的检测结果和反馈结果均记录于室间质评记录表，根据反馈结果分析 EQA 的状态，若有失控应查找原因，并采取相应的措施。

（6）严禁与其他实验室交流 EQA 的检测结果。

（柯尊富　王连唐）

# 第五节　细胞病理学检查规范、制度及质量控制

## 一、细胞病理学检查制度与流程

（1）首先应规范填写细胞病理学检查申请单，以便单独进行编号。

（2）收集的受检材料需要及时送检，胸腔积液与腹腔积液需要及时离心、涂片、固定。

（3）接收标本时应检查患者姓名、性别、年龄、检查项目、标本采集日期、取材部位、送检科室、送检医生、送检内容物、住院号等，以确保标本准确无误，并进行编号。

（4）拒收标本要写明拒收理由并登记，例如，信息不详、标记与送检单不一致或无标记的标本、不合格的标本等。

（5）采集检查材料与制片的方法要规范，以提高阳性检出率。

（6）涂片在固定、染色过程中避免污染或错号。

（7）申请单与涂片信息应核对并保持一致。

（8）阅片时应全片仔细阅览，避免片面性，避免漏诊。

（9）做出细胞病理学诊断报告时，尽量给予肯定性判断；查见肿瘤细胞时，尽量提示其组织学分类及可能来源。

（10）细胞病理学诊断报告需要在2个工作日内发出，疑难病例与特殊病例报告或需要行细胞免疫化学及分子检测的报告，可适当延后。

（11）妇科细胞学初筛工作可由具有一定资质的筛查人员进行，阴性报告可由筛查人员发出，阳性报告必须由病理医生复核并签字发出，并必须抽查10%的阴性病例复检后发出报告。

（12）签发非妇科细胞病理学诊断报告必须由具有一定资质的病理医生完成。

细胞病理学检查工作详细流程如图2－1所示。

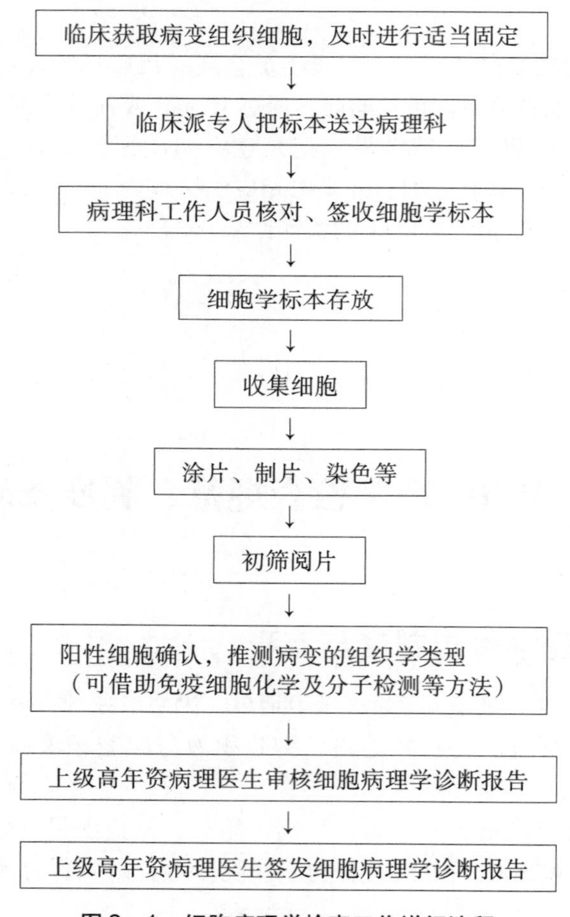


**图2－1　细胞病理学检查工作详细流程**

## 二、细胞病理学标本采集规范

细胞病理学检查主要是指通过观察从人体病变部位脱落或刮取或穿刺抽取获得的细胞

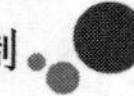

的形态特征并判断其性质，对某些疾病进行诊断。细胞病理学检查主要应用于肿瘤的诊断，也可用于某些疾病的筛查与诊断，如对各种内脏器官的炎性疾病的诊断及激素水平的判断等。

（1）痰液细胞病理学检查：从呼吸道深部咯出，获取的标本必须新鲜，咯痰前应先漱口，痰中不应含食物碎渣和唾液，需要连续送检3天。

（2）纤维支气管镜刷片：由内镜医生刷取细胞成分，可直接涂片或洗脱至特定的标本收集瓶内，制成常规巴氏涂片或液基涂片。

（3）宫颈刮/涂片：去掉宫颈黏液后，用带尾的刷子或压板轻轻抵住宫颈，轻旋2～3圈获取细胞成分，可直接涂片或洗脱至特定的标本收集瓶内，制成常规巴氏涂片或液基涂片。

（4）胸腔积液、腹腔积液等体液细胞病理学检查：需要及时送检新鲜标本，制作成常规巴氏涂片或液基细胞涂片。

（5）细针穿刺涂片：对于体表肿物可直接使用穿刺针吸取细胞成分，而深部器官病变需要在影像学辅助下进针至病灶吸取细胞成分，可直接涂片或洗脱至特定的标本收集瓶内，制成常规巴氏涂片或液基涂片。

## 三、细胞病理学检查申请单的填写与标本的验收

（1）细胞病理学检查申请单的填写参照组织病理检查申请单的填写要求，详细填写患者的基本信息、病史、临床表现及临床诊断等情况，并在“标本来源”一项中注明标本的类别，如“痰”“胸腔积液”“宫颈涂片”等，并详细注明取材时间。细胞病理学所有样本的资料须记录在电脑信息系统内。

（2）用于细胞病理学检查的标本必须新鲜，取材后应尽快送至细胞病理室或涂片后立即固定好再送至细胞病理室。细胞病理室核验标本无误后，则尽快进行涂片和染色。

（3）验收标本人员须仔细核对申请单上的所有信息，不得对申请单中由临床医生填写的各项内容进行改动。

（4）拒收标本时严格按照要求，必须有充分的拒收理由。

## 四、细胞病理学标本制备的基本要求

### （一）脱落细胞病理学标本制备技术

参见第三章第三节“细胞病理学检查技术及质量控制”相关内容。

### （二）肿物细针穿刺物细胞涂片基本要求

（1）由熟练掌握细针穿刺技术的注册医师，按照细针穿刺技术操作规程，对有适应证且无禁忌证的病变进行穿刺。

（2）适应证如下：

A. 浅表肿物：乳腺、甲状腺、涎腺、淋巴结、前列腺、皮下软组织和骨组织等。

B. 胸腔肿物：肺、胸膜和纵隔等。

C. 腹腔肿物：肝、胰、肾、肾上腺、腹腔内、腹膜后和盆腔内等。

D. 颅内肿物。

(3) 禁忌证包括难以控制的咳嗽、肺动脉高压、进行性肺气肿、出血性体质及具有晕针史等。

(4) 对于核验无误的送检标本应立即依次进行：①涂片、印片或压片；②固定；③染色。

## 五、细胞病理学诊断报告规范及其签发

细胞病理学诊断可为临床医生诊断疾病（尤其是肿瘤）提供重要参考依据，阳性的妇科细胞病理学诊断报告与非妇科细胞病理学诊断报告必须由具有主检资格的注册病理医师签署后发出，签名的字迹应清晰。

### （一）细胞病理学诊断表述的基本类型

#### 1. 直接描述性诊断

直接描述性诊断适用于穿刺标本的细胞病理学诊断报告。根据形态学观察的实际情况，对于某种疾病或病变做出肯定性（Ⅰ类）、不同程度意向性（Ⅱ类）细胞学诊断，或是仅提供形态描述性（Ⅲ类）细胞学诊断，或是告知无法做出（Ⅳ类）细胞学诊断。诊断报告术语参照各系统器官相应的细胞病理学诊断报告系统规范报告术语，如《子宫颈细胞学 Bethesda 报告系统：定义、标准和注释》《甲状腺细胞病理学 Bethesda 报告系统：定义、标准和注释》等。

#### 2. 间接分级性诊断

间接分级性诊断是用于查找恶性肿瘤细胞的诊断。

Ⅰ级：未见恶性细胞。

Ⅱ级：可见核异质细胞。

Ⅱa：可见轻度核异质细胞；Ⅱb：可见重度核异质细胞。

Ⅲ级：可见可疑恶性细胞。

Ⅳ级：可见高度可疑恶性细胞。

Ⅴ级：可见恶性细胞。

### （二）细胞病理学诊断的假阴性与假阳性

由于细胞量的限制和不存在组织学结构等因素的影响，细胞学诊断存在一定的局限性。例如，对于分化较好的肿瘤往往诊断较困难，而对分化差的肿瘤往往难以进一步分类，诊断存在一定的假阴性率、假阳性率。

#### 1. 假阴性

假阴性是指在恶性肿瘤患者的相关标本中未查见恶性细胞，假阴性率约 10%。因此，细胞病理学检查的阴性结果并不能完全否定临床恶性肿瘤诊断，宜多次送检避免假阴性诊断。

#### 2. 假阳性

假阳性是指在非恶性肿瘤患者的相关标本中查见恶性细胞，假阳性率通常要求不超过 1%。因此，细胞病理学诊断应密切结合患者的临床资料，对于临床上未考虑为恶性肿瘤的阳性细胞学诊断应持谨慎态度。

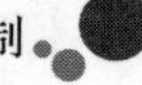

（三）细胞病理学诊断报告的基本内容

（1）患者的基本情况，包括病理号、姓名、性别、年龄、送检医院、送检科室、住院号或门诊号、取材部位、送检日期或标本验收日期等。

（2）细胞病理学诊断的表述，参见本节“五、（一）细胞病理学诊断表述的基本类型”。

（3）必要时或条件允许时，就细胞病理学诊断及其相关问题附加：①建议进行其他相关检查后再做活检、院外病理学会诊、密切随访等；②注释或讨论。

（4）经过多学科讨论的病例，可将各方对细胞病理学诊断的意见附于该病例的细胞病理学诊断报告中。

（四）细胞病理学诊断报告的发送

（1）细胞病理室自接收送检标本至签发细胞病理学诊断报告的时限，一般情况下为2个工作日。

（2）因某些原因，包括特殊染色、免疫组化染色、疑难会诊及需要做分子检测等原因，不能如期签发细胞病理学诊断报告时，应以书面形式告知相关临床医生或患方，说明迟发报告的原因。

（3）应有专人或者专用设备发送细胞病理学诊断报告。住院患者的细胞病理学诊断报告可发送至相应临床科室；门诊患者和外院患者的细胞病理学诊断报告的发送方法可由各医院自行制订，也可由主诊医生、患者及其家属通过自助打印形式获取报告。

（4）细胞病理学诊断报告的经收人员，包括患方人员，必须履行细胞病理室规定的签收手续。

（5）由细胞病理室发出的细胞病理学诊断报告遗失时，一般不予补发，必要时可以抄件形式补发。

（五）细胞病理学会诊诊断报告的发送

细胞病理学会诊诊断报告的发送参见本章第二节“十三、病理科会诊制度”。由于细胞学阳性片常呈现唯一性，故不予外借，必要时可外借数字涂片。

## 六、细胞病理学检查质量控制

细胞病理学诊断准确率往往低于组织病理学与快速冰冻诊断，其一般为80%～95%。由于细胞病理学诊断准确率低和误诊率相对较高，因此，一般情况下细胞病理学诊断不应作为恶性肿瘤手术方案的唯一依据。细胞涂片检出的阳性率，取决于送检标本的内容、标本类型及检材、染色和阅片等多方面的因素。例如，肺门肺癌（中心型肺癌）痰检出的阳性率可达85%，而周围型肺癌痰检出的阳性率只有30%～50%；食管癌拉网阳性检出率为90%；子宫颈癌刮片阳性检出率可达95%以上；等等。另外，细胞病理学诊断有一定的假阴性率（即漏诊率），可达10%～30%，以及一定的假阳性率（即误诊率），为1%～3%，细胞病理学诊断必须要严谨对待。

在进行细胞学诊断的过程中，要提高诊断准确率应注意以下方面：①要获取足够的病变细胞材料；②要制作优良的细胞学涂片；③涂片要及时固定；④染色要合理恰当；

⑤阅片人员要有一定资质，并进行全面仔细的观察；⑥对阳性病例和可疑病例需要与组织学对照反复观察总结以提高诊断水平，必要时请上级医生复诊，也可在科内讨论，以便更准确地做出诊断。

（赵栋梁　何洁华）

# 第六节　尸检工作规范及质量控制

## 一、尸检的受理

（1）遵照国家相关规定，三级医院方可受理尸检。

（2）受理尸检范围包括：①临床诊断不明、死因不明的普通尸检；②涉及医患争议的尸检，应由卫生行政主管部门指定的法医尸检机构实施；③由政府管理部门指定的涉及公共卫生有关问题的烈性传染病的尸检。

（3）受理尸检部门应具备独立尸检能力，包括：①卫生行政主管部门指定的烈性传染病尸检单位与医院病理科；②医学院校的病理学教研室；③经注册的第三方病理学诊断中心。

（4）主持尸检（主检）人员应是接受过尸检训练、具有中级以上专业技术职称的病理医生或病理学教师。

（5）申请或委托尸检方包括：①相关医院；②卫生行政部门；③死者的亲属或代理人；④被受理尸检方认可的其他申请或委托尸检方。

（6）申请或委托尸检方必须向受理尸检方递交以下相关资料：

A. 患者的死亡证明。

B. 有申请或委托尸检方当事人签名、负责人签名与加盖委托单位公章的尸检申请书或委托书。

C. 逐项认真填写的尸检申请书，包括死者的临床资料与其他需要说明的情况。

（7）死者亲属或代理人在受理尸检方制订的“死者亲属或代理人委托尸检知情同意书”上签字，并确认以下事项：

A. 同意有关受理尸检机构对死者进行尸检。

B. 授权主持尸检人员根据死者疾病的实际需要确定实施局部解剖抑或全身解剖，同时决定采取的术式、范围、脏器或组织的取留及其处理方式。

C. 主持尸检人员负责尸检后遗体的体表切口缝合，不参与尸检后遗体的其他安置事项。

D. 明确新生儿与围生期胎儿尸检后的尸体处理方式。

E. 同意对尸检过程进行必要的摄影、录像，并同意用于教学示教。

F. 尸检后1周内检方提供尸检的初步报告，尸检后45天检方提供尸检的最终解剖报告。尸检病理诊断报告提供死者所患的主要疾病和死因。难以做出明确结论时，可在尸检病理诊断报告的总结中进行讨论，引用的参考文献附后。尸检中的照片与病变简图附于尸检记录档案内。

G. 尸检病理诊断报告发送给委托尸检方。

（8）有下列情况的尸检可不予受理：

A. 委托尸检手续不完备者，包括未按规定交纳尸检费用者。

B. 拒签“死者亲属或代理人委托尸检知情同意书”者，包括对于尸检的术式、范围、脏器或组织的取留及其处理方式等持有异议，从而影响尸检实施者。

C. 委托尸检方与受理尸检方就涉及尸检的某些重要问题未能达成协议者。

D. 死亡时间超过48小时，尸体未经冰冻或冰冻超过7天者。

E. 疑因烈性传染病死亡的病例，尸检方不具备相应尸检设施条件者。

F. 因其他情况不能受理尸检者。

## 二、尸检前的准备工作

（1）尸检室环境的准备。

（2）尸检基本器材和工作服的准备。

（3）对尸检病例进行编号并录入计算机系统，实施尸检的专业人员和技术人员查阅、熟悉尸检申请书的主要内容。

（4）将拟行剖验的尸体移送至尸检室。

（5）主持尸检人员确认尸检手续完备，包括死亡证明、尸检申请书或委托书、死者的临床资料等，请死者亲属或委托代理人确认尸体。

（6）主检人员认真查阅死者的临床资料，了解申请或委托尸检方对于尸检的要求与尸检时需要注意的事项。

（7）尸检过程现场文字或语音记录、摄影或录像工作的准备。

## 三、尸检操作规定

（1）尸检主检人员应是受过尸检训练、具有中级以上专业职称的病理医生或病理学教师。

（2）临床科室因为诊治情况不明需要做尸检，由临床医生签署“尸体剖检委托申请单”、死者亲属签署“尸体剖检同意书”及“尸检知情同意书”，医院医务处盖章后送至病理科。传染病尸检，需要进行特殊的防护。涉及医疗纠纷或刑事案件的尸检，应当转交属地司法部门授权的法医部门且在指定的地点进行。

（3）尸检前，负责尸检的病理医生应与临床经治医生联系，了解病情，必要时请临床经治医生、主治医师到场观摩。尸检现场庄重严肃，严禁死者家属和其他无关人员参加。

（4）进入尸检室必须穿隔离衣，解剖前核对尸体姓名、性别，查验有无死者家属签字。

（5）尸检前，专职的尸检技工做好各项准备工作，包括器械、隔离衣、手套、固定器皿及固定液等。

（6）尸检医生按解剖程序进行，尸检技工协助完成部分解剖工作。依照实际需要将死者的脏器全部或部分取出，对重要的病变脏器需要保留不能还纳，注意尸体的外形整洁。

（7）尸检后相关技工认真清洗、消毒解剖器械及解剖台，消毒房屋、器械、台面，换下隔离衣及处理废弃物。

（8）尸检结束后1周内应完成临时的尸体解剖记录，写出初步诊断意见。

（9）标本固定7～14天后取材，技术组在随后的1周内协助完成取材与制片工作。

（10）初检医生于解剖后1个月内完成相关脏器组织学检查及诊断，移交上级医生复检。

（11）尸检结果以尸检病理诊断报告为准，必须经具有副高级及以上职称的病理医生审核并签名，并随病案保存，当事人不得擅自向死者家属提供病理检查结果。确需要了解情况的，须经医务处同意后，由临床科室负责介绍。

（12）尸检结果在45个工作日内发出，疑难病例可酌情延迟发出并向委托尸检方说明迟发原因。

（13）有完整的尸检档案，普通尸检标本于签发病理诊断报告之日起永久保存。

## 四、尸检室的卫生管理

（1）制订定期清理、消毒尸检室卫生管理制度并认真实施。

（2）尸检人员和尸检室内其他工作人员必须认真做好个人和工作环境的卫生防护。

（3）疑为或确诊为烈性传染病死者的尸检，必须遵照传染病尸检的相关规定进行操作。

（4）尸检结束后对尸检室进行卫生处置，包括：①认真清洗、消毒尸检台和尸检室，并进行环境消毒；②清洗、消毒尸检工作服和使用过的器械等；③按照有关规定认真处理尸检污物；④尸检人员在专用卫生间内淋浴；⑤有关人员进行上述各项卫生处置过程中必须严防尸检室内外环境污染。

## 五、尸检档案资料

### （一）文字和影像资料

（1）尸检申请书或委托书。

（2）相关的临床资料。

（3）由死者亲属或代理人签署的“死者亲属或代理人委托尸检知情同意书”。

（4）附有必要的图像与示意图的尸检记录：①对有关尸体及其死亡征象的确认；②体表检查所见；③胸腔、心包腔、腹腔等体腔检查所见；④脏器检查所见，依次逐个描述各脏器的肉眼检查所见和组织学检查所见；⑤特殊检查，如毒物、病原生物学等检查，应附相关检查报告。

（5）尸检病理诊断报告副本，参见本节“六、尸检病理诊断报告内容及其签发”。

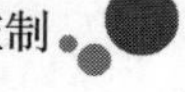

(6) 其他资料，包括照片、幻灯片、图表、临床病理讨论记录、参考文献和电子信息资料等。

(二) 其他

相关的HE染色切片、蜡块等实物资料，必须永久保存。

## 六、尸检病理诊断报告内容及其签发

(一) 尸检病理诊断报告内容

(1) 一般资料：死者的尸检号、姓名、性别、年龄、籍贯、民族、出生地、住址、死亡时间、尸检时间与地点、相关医院临床科室、住院号/门诊号/急诊号、委托或申请尸检单位及主持尸检人员与助手等。

(2) 基本内容：①与死亡直接相关的主要疾病（主要病症）；②继发疾病，与主要疾病密切相关的疾病（次要病症）；③伴随疾病，与主要疾病无密切关系的疾病；④可酌情进行死因分析、小结和讨论。对疾病诊断，力求使用国际医学规范术语，并按疾病的致死重要性和因果关系排序。

(二) 尸检病理诊断报告的签发

(1) 尸检病理诊断报告必须由主检人员签名后发出。主检人员签名的字迹须清晰、易辨认。

(2) 尸检病理诊断报告应一式两份（正本和副本），两份报告具有同等效力。报告的正本随同其他尸检资料一并归档，报告的副本发给委托尸检方。手书的尸检病理诊断报告应二联复写，必须文字规范、字迹清楚，不得涂改。

(3) 最终的尸检病理诊断报告通常在尸检后45个工作日内发出。由于病变复杂或其他原因不能按时发出尸检病理学诊断报告，可酌情延迟发出并向委托尸检方说明迟发原因。

## 七、尸检质量控制

(1) 有下列情况之一者，应争取进行尸检：①主要疾病诊断不明；②直接死因不明；③怀疑有未知的传染病、职业性或集体中毒死亡；④有科学研究价值。

(2) 凡有条件的病理科均可实施尸检，三级医院病理科均应开展普通尸检。涉及医学纠纷与法律问题者或烈性传染病等的尸检，由相关行政机构指定具有相应资质（有委托书或批文资质）的法医部门实施。

(3) 尸检申请单由负责死者生前治疗的主治医师及以上职称医务人员或死者直系亲属填写，其中系统解剖或局部解剖栏必须填写明确，对拟检查脏器及其处理方式亦应填写清楚。对新生儿与围生期胎儿尸检后的尸体处理方式应明确，经所在经治科室负责人同意并分别签字，记录在案。

(4) 死者家属可阅读尸检申请单，表示同意并在尸检知情同意书上签字。

(5) 病理科接到尸检申请单，应核对上述程序是否完备。具有下列情况之一者应拒绝尸检：①尸检申请单资料不完整或程序不完备；②死者家属对尸检范围及脏器取留持保留意见，从而影响尸检的实施；③死亡超过48小时，尸体未经冰冻处理致尸体组织自溶或腐败；④与病理性死亡无关的尸检。

（6）根据尸检目的及内容，参与尸检的人员应提前熟悉申请单内容并做好准备。尸检前，检方应向委托单位与死者家属说明并形成文字协议，必须由三方签字认可或签署尸检知情同意书：①检方只承担尸检任务，尸检结果可能发现主要疾病及直接死因，但也可能无阳性发现，对于有病变但不能解释死因的情况，检方只能客观地做出描述及讨论；②尸检病理诊断报告只能交给委托方；③尸检过程中对每一个脏器必须取材，并留取组织或器官作为诊断及研究应用，尸检取出的器官及组织可不回纳；④检方只负责尸检后遗体切口的缝合整理；⑤尸检后的遗体处理按相关方面协议执行；⑥尸检初步报告（大体解剖报告）在尸检后7天内发出，最终报告于尸检后45天内发出；⑦与尸检有利益冲突的人员须采取回避制度。

（7）尸检的注意事项：①尸体必须由临床医生进行死亡鉴定，签署死亡证明后方可实施尸检。②尸检应在尸检室进行。解剖时死者家属及无关人员进行回避。若确有教学价值，应征得死者家属同意后，方可同时进行教学展示。③尸检应在认真严肃气氛中进行，应有详细的文字记录，必要时进行现场拍照或摄像。有关图像资料仅用作存档，凡涉及死者整体形象或面容的资料不得随意散布。④尸检病理诊断报告不得涂改，由初验者与复验者双签字后，加盖部门公章发出。⑤尸检病理诊断报告发出后，全部资料进行登记归档。普通尸检剩余组织或器官，在报告发出3个月后可统一废弃处理；若涉及纠纷者，应保留至纠纷处理完2个月后清理；若事先有协议者，按协议处理。

## 第七节　病理档案资料管理制度及质量控制

### 一、概述

病理档案是反映患者的病理诊断的客观记录，是病理医生为临床治疗或手术提供意见和建议的客观依据，同时也是医院医疗活动信息的原始记录。病理档案逐渐成为协调医患关系、解决医疗纠纷不可忽视的重要内容之一。因此，做好病理档案管理工作已成为病理科管理工作中的一项重要内容。

病理档案本是医院病案的一部分，但由于病理档案的特殊性，其并没有纳入医院病案管理的范畴，大部分均由病理科自行管理。由于目前没有统一的档案管理标准，病理档案管理的随意性比较大，大多数病理科没有档案管理专职人员，几乎所有的病理档案管理人员均未接受过档案管理专业的培训，由此给病理档案管理工作带来诸多的问题。

制订病理科档案室的建设标准，是病理档案管理的关键。应逐步完善病理科切片贮存室、蜡块贮存室、资料室、标本贮存室及病理标本陈列室的建设及其档案存储设备，将病理科档案室的建设列入病理科的准入机制或评定三甲医院的标准，从体制上保证病

理科档案室的建设。

常规活检、手术中快速冰冻、细胞病理学检查和尸检等文字与电子信息资料、非文字资料，含石蜡组织包埋块、切片等，以及其他相关资料均为有价值的医学资料，均应按照规定的期限妥为保存。病理科必须设立病理档案资料室，制订病理档案资料管理制度，其包括病理检查资料的归档、借用与归还手续等，并由专人管理。应积极推动病理学检查资料实行计算机管理。

（一）档案的范围

（1）在医疗活动中所有与患者的医疗行为有关的文字资料与实物资料。

（2）在临床活动中所购置的医疗设备及其使用、维修方面的资料。

（3）科研、教学活动中的资料。

（4）学科建设方面的资料。

（二）档案的利用

（1）档案使用的目的：充分发挥档案资料的临床、科研、教学作用。

（2）档案的使用原则：保持所有档案真实，并处于归档的状态。若在使用档案资料时，对该档案资料有新的补充，应作为补充资料归档，不得擅自对原始档案资料进行涂改、变动。

（3）实物性档案资料的使用，应保持档案资料的完整，避免损坏和丢失；对于蜡块类档案进行再使用时，应避免过度使用而使其失去档案的作用。

（4）医院病理电子管理系统，在查阅或调取文字病理档案时，应保证计算机网络系统的安全。在调取档案资料时不得直接从计算机内拷贝或复制档案资料，若需要电子档案，须经科室主任审批，获得同意后登记在案，并采取复制刻录的方式获取。

（5）建立档案借阅、查阅和使用制度，以保证档案使用的安全。

（三）档案的销毁

（1）档案的销毁是指经鉴定具有档案属性的资料，无论何种原因其失去档案价值时作毁灭性处理的过程。

（2）对于已过有效保存期的档案进行例行销毁，销毁清册的内容应由当事人签名备查。

（3）临床类档案：患者查询病理学检查资料的期限，门诊患者为送检后15年，住院患者为送检后30年。活检大体标本自签发病理诊断报告之日起保存2～4周。尸检标本自签发病理诊断报告之日起保存3个月；涉及医患争议的尸检标本，按照尸检前有关各方签署的协议办理。细胞病理学检查，查见肿瘤细胞或可疑肿瘤细胞的玻片保存30年；未查见恶性肿瘤细胞的玻片，自病理诊断报告发出后保存2周。所有病理学检查的文字资料保存30年。

（4）医疗设备及办公类档案：对超过使用期限或有故障、不能正常使用的医疗设备，经医院设备部门确认，填写医疗设备报废登记表，由设备部门处理。报废设备的说明书、使用及维修记录存档保存。

## 二、病理科档案室工作制度

(1）档案室库房（含资料室）实行专人负责管理，管理人员应责任心强，必要时其可作为大数据进行开发。非档案室管理人员不得进入档案室库房。确因工作需要进入档案室库房者，必须经档案室管理人员同意，方可进入档案室查阅档案。

(2）档案室库房要备有防火、防盗、防潮、防虫、防尘、防霉、防鼠等各项安全设备。

(3）档案室库房内严禁吸烟或使用明火，走廊严禁堆放易燃、易爆物品及其他杂物，确保走廊畅通。

(4）档案室库房与档案室设备要做到清洁卫生，定期清理灰尘与污秽物。下班关好门窗，关闭电源。

(5）每年年末要对库房档案进行一次盘点、核对、检查，做到账物相符。对破损的档案，要及时修补和复制。

(6）档案存放要合理有序，按顺序从下至上、从左至右排列上架。对归还的档案资料要及时归档，以免丢失和损坏。

(7）不定期对库房“八防”设备进行检查，发现问题及时解决，确保档案的存放安全。

(8）档案室配备的各种设备，档案室管理人员要按规程进行操作与维护，使其随时保持良好状态。

(9）档案室设备是档案室管理的专用品，任何人不得移作他用。

(10）认真做好档案统计工作，建立健全各种统计台账。

(11）统计数据要以原始记录为依据，做到准确、可靠。

(12）档案室管理人员对收集的各种材料，要及时整理登记、编号入册。

(13）档案室管理人员对每年需要装订的档案，要及时清理分类，及时装订。

(14）本制度执行情况，要定期检查与考核，考核档案室管理人员职责和管理内容。

(15）定期检查库房安全措施执行情况。

## 三、病理档案的借阅与查阅制度

(1）病理档案资料为永久性保存资料，是医疗行为的重要医学证据。

(2）病理档案包括：病理活检申请单、病理尸检申请单、细胞病理学检查申请单、报告单存根、宫颈液基细胞学检查（liquid cytology test，LCT）/液基薄层细胞学检查(thinprep cytology test，TCT）申请单、病理活检登记本、病理尸检记录登记本、冰冻切片登记本、细胞学检查登记本、免疫组化医嘱登记本、特染/重切医嘱登记本等文字资料档案（含电子信息资料)；病理尸检蜡块、切片，病理活检组织蜡块、切片，细胞涂片、细胞蜡块等可作为教学、科研用的病理大体标本及尚在保存期限内的尸检、活检和移植的病理大体标本等实物资料档案。

病理科专用的图书、各种学术会议的资料、各种设备仪器的说明书、病理科各种工

作制度及常规操作等相关资料均为有价值的医学资料，应依照规定的期限妥为保存。

（3）临时档案室：存放日常工作1个月内的档案资料，调阅、借阅复查活跃。病理科档案室：存放日常工作1个月以上的档案资料，调阅、借阅复查不太活跃。病理科工作人员因工作与科研需要查阅、借阅档案时可按照相应的程序进行查阅和借阅。

（4）查阅：因工作需要，本单位工作人员使用上述档案资料（不含蜡块资料）在1个工作日以内，可直接到档案室自行办理查阅手续，用后及时归还原处。借阅：本单位工作人员使用上述档案资料2个工作日以上者，须经科室主任同意后，由档案室管理人员办理借阅手续，方可借出。但涉及研究课题，需要动用蜡块档案时，尤其是做组织芯片，需要破坏蜡块时，使用者须提交书面申请并提供课题说明，经科室主任同意方可办理借阅手续。

（5）借阅病理档案的时间最长不得超过1个月，逾期者应到档案室重新办理续借手续。

（6）院外工作人员，因工作需要使用病理档案资料者，仅限于查阅，即办即还，查阅者不得将档案资料携带到病理科以外的地方进行查阅。对于不可复制的病理档案，一律不外借。

（7）院内外人员需要复印档案资料，须经科室主任同意，并对复印的档案进行登记。

（8）借阅或查阅档案资料时，注意保持档案资料的整洁，防止损坏和丢失。

（9）未经许可，不得将病理档案转借给其他人员查阅、复制。违者将移交医院相关部门处理。

（10）医院相关人员因工作需要，利用病理档案资料进行临床总结、科学研究时，应提出书面申请，经科室主任签字同意后，相关人员方可使用病理档案资料。

（11）发生医疗纠纷或事故时，患者的病理切片、病理蜡块、病理诊断报告底单应立即封存。涉及医疗差错与医疗纠纷的病理档案，未经领导同意不得借阅和查阅。

（12）病理档案资料应专人管理，切实负责病理档案资料的归档、管理、借用、归还和登记，并定期整理。

## 四、病理档案资料借阅手续及注意事项

（1）病理科的日常文字资料，在工作中使用后，要立即归回档案室存档处，并按顺序回位。因工作需要使用档案资料要经科室主任批准。其他情况下使用档案资料，要经档案管理人员办理借阅签字手续，并限期归还。

（2）病理科工作人员借阅日常HE染色切片后，要及时按顺序放回原处。复习、使用档案中部分切片要经科室主任审批，经档案管理者借出，在借出资料原位插上写明借走者与借走时间的借条，用后及时按顺序全部归还，归还时把原位上的借条取下。

（3）病理科工作中使用后的蜡块要及时处理、按顺序归档保存。使用蜡块做研究，要经科室主任批准。挑选蜡块时要有标记，并且登记在案，使用后如数归位并撤出其中标记，要爱护蜡块并保持其次序。除经批准的科内人员因研究需要可免费使用蜡块外，其他人员要有偿使用病理蜡块。须避免蜡块中病灶组织用完，要留有再利用

余地。

（4）病理资料一般不外借，若患方因诊疗需要借用日常或档案病理切片时，需要注意如下几点：

A. 申请借用有关患者的切片时，应按照医院制订的有关规定办理手续。

B. 申请借用切片人员必须：①出示本人身份证等有效证件并由档案室保留其复印件；②填写借片申请单并签名；③支付规定的借片押金，统一由医院财务部门收取，待归还切片时退还；④归还切片时，应同时出示原借片单据。

C. 对于做出诊断的唯一原始切片一般不予外借，通常借出相关病例的白片。白片借出前，应确认该切片的病变与原切片相同或基本相同。必要时也可制备数字切片以满足外借需求。

D. 患方借用的切片应妥善保存，必须在规定的期限内归还，一般在 1 个月内。患方借用的切片若有破损、丢失等，应按规定支付赔偿金，并承担相应责任。

E. 若因故不能向患方借出有关切片时，由双方协商解决病理学会诊问题。可允许患方邀请外院的病理医生前来病理科阅片；有条件的单位可进行数字化远程病理会诊。

（5）关于借用细胞病理学玻片须知。

A. 一个病例的同一次检查有多张查见恶性肿瘤细胞的“阳性片”或“可疑阳性片”时，可允许患方借用其中的一张。借用手续参见上述相关条款。

B. 一个病例仅有一张为查见恶性肿瘤细胞的“阳性片”或“可疑阳性片”时，这些资料是无法复制的病理学检查资料，属于诊断病理学的重要基础档案，该阳性片或可疑阳性片一律不外借。其会诊问题由双方协商解决，如制作数字化切片协助诊断。

（6）关于借用病理组织的石蜡包埋块须知。

A. 活检与尸检检材组织的石蜡包埋块是无法复制的病理学检查资料，属于诊断病理学的重要基础档案，原则上不外借。必要时，可由病理科向患方提供未经染色的白片并按物价部门的规定收取相关费用。

B. 患方外借病理切片会诊时，受理会诊的病理科若确实需要有关病例病理检材的蜡块，可由相关病理科双方协商解决。

## 五、病理档案功能定位

病理档案是病理科综合能力的体现，能全面反映病理科临床、科研、教学、人才管理等方面的工作。档案的作用在于：一方面保存档案可以积累医学财富；另一方面维护档案的完整与安全，能为医学的发展提供服务。档案资料完整有利于人们对疾病的认识、治疗、研究及进行流行病学调查，探讨医院病理科建设和发展的规模，了解科室布局，探讨病理科工作流程，合理配备病理设备和其他医疗资源。合理配备病理科各级人员，了解基层科室存在的问题，为医院病理科的建设和发展提供依据。

随着《医疗事故处理条例》的出台，医院许多医疗行为都上升到法律的高度。病理科许多医疗行为，如病理诊断报告发送、病理切片借出或调取蜡块进行免疫组化和/或分子病理检测，对疾病的诊断和鉴定都有着极为重要的作用。病理档案如果没有严格

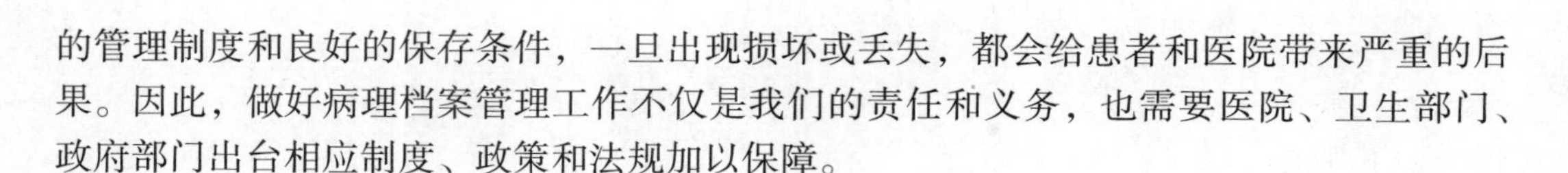

的管理制度和良好的保存条件，一旦出现损坏或丢失，都会给患者和医院带来严重的后果。因此，做好病理档案管理工作不仅是我们的责任和义务，也需要医院、卫生部门、政府部门出台相应制度、政策和法规加以保障。

## 六、病理档案资料管理质量控制

### （一）档案的收集

（1）档案收集的原则：真实、完整、时效。

（2）档案收集的程序：按档案产生的时间分类收集。

（3）档案收集的要求：一般为原始件。

（4）建立各类档案收集的登记本及各种登记表格。

### （二）档案的鉴定

档案归档时应对档案的保存价值进行鉴定，对那些有保留价值的档案（如蜡块、切片、大体标本、文字资料）进行鉴定，保证其真实性、正确性。

### （三）档案的整理

（1）档案归档时应对档案进行整理。

（2）各类申请单、报告单按一定的份额或年度装订成册。

（3）对各类档案编号后方可归档，各类档案的编号应清晰、整洁、明晰，容易辨认。归档蜡块按次序排列，编号标签朝上，以利于查找。

（4）医疗设备及办公设备应填写开箱检查单与验收单、建立设备固定资产登记表、统一档案编号后方可归档。

（5）各种档案柜外面应写明年份与编号，以利于查找取阅。

### （四）档案的归档

（1）医生在诊断工作结束后，资料归档时，必须当面清点，并做好记录及签名。

（2）所有送检申请单及细胞学检查、冰冻切片、常规切片、会诊切片等玻片资料，均进行登记，及时清点、分类、归档。

（3）蜡块须封蜡，登记每例数量后归档。HE 染色切片晾干，登记每例的数量、染色种类后归档。

（4）文字资料按年份和顺序装订成册，上架或入柜。若使用电子化管理的，必须有资料备份，以光盘刻录或硬盘储存为佳。归档后在登记簿上进行登记，并备注归档时间及档案管理人员签名。

（5）档案一旦归档成功即成为永久性档案，任何人不得随意更改。

（6）归档档案确需要更改时，应由档案管理人员负责更改，并签名备注。

### （五）档案的保管

（1）各种病理学检查的文字资料应定期装订成册保存。

（2）档案归档后应保证档案的安全，档案室要保持通风、干燥，防火、防水、防霉、防虫蛀、防污染。

（3）定期对档案进行检查，发现问题和安全隐患应及时上报并处理。

# 第八节　多学科综合诊疗管理制度

## 一、概述

多学科综合诊疗（multi-disciplinary team，MDT）可有效提高医疗质量，保障医疗安全，规范诊疗行为，有效利用医疗资源，使疑难、危重疾病诊治更加科学化和规范化，提高疑难、危重疾病的确诊率、治愈率，保证患者得到专家团队的最佳决策。MDT通常是指由至少3名各相关临床、医技科室的专家组成一个相对固定的团队，针对某种疾病或系统疾病，通过定时、定地点的会议，提出适合患者病情的最佳治疗方案，继而由相应的主管学科单独或多学科联合执行该诊疗方案的诊疗模式。

MDT适用于诊断不明确、诊断明确但疗效欠佳、治疗涉及多个专科等各种临床情况。通过实施医院多学科综合诊疗工作，以患者为中心，以多学科共同诊治为基础，医务人员有依据地做出系统、科学的临床诊治计划，从而保证患者得到科学有效的治疗，达到提高医疗质量、保障患者生命安全的目的。

## 二、MDT 工作模式及实施规范

（1）病区MDT小组：通常指由来自3个及以上相关学科、相对固定的专家按病种组成工作小组，针对某种疾病或系统疾病，通过定时、定地点的会议，提出科学、合理意见的临床治疗模式，并由相应学科MDT成员执行。

（2）多学科联合门诊：是指由3个及以上专科的专家现场讨论患者病情，从而明确诊断或提供最佳治疗方案的门诊。

（3）MDT采取固定时间制，一般每周1次，原则上每月至少1次。

## 三、MDT 的科室管理

（1）规范病区MDT小组或多学科联合门诊的命名。所讨论的系统或器官疾病按系统分为上消化道疾病、呼吸系统疾病等；按疾病类型分为胃癌、乳腺癌等；按疾病分期分为结直肠癌肝转移等。在MDT小组或多学科联合门诊前加上所讨论的系统或器官疾病即可成为完整的MDT小组或多学科联合门诊名称，如上消化道疾病MDT小组、乳腺癌多学科联合门诊。

（2）病区MDT小组或多学科联合门诊须由组长1人、副组长1～2人、专家成员数名和协调员/秘书1人构成，每个岗位的职责必须明确，人员相对固定。组长、副组长及专家成员由相关学科副主任医师资格以上的医务人员担任，部分学科可以由高年资主治医师担任。

（3）为了促进病区MDT小组或多学科联合门诊的顺利开展，各个小组须制定本团

队的管理文件，包括 MDT 小组的简介、MDT 小组的架构、MDT 小组成员入选标准、MDT 小组工作开展形式及简要的工作流程等。

（4）规范病区 MDT 小组或多学科联合门诊的工作流程。

A. 会议前的准备，包括但不限于以下内容：①明确病例提请，即设立患者入选标准。②临床资料准备，如病程记录及相关辅助检查，做好会诊资料准备工作。③及时与患者及其家属做好沟通工作，会议前要取得患者及（或）其家属的同意，并签订知情同意书，会议后应及时将讨论结论告知患者及（或）其家属，做好知情同意。

B. 会议中的安排，包括但不限于以下内容：①MDT 小组成员参会，设立签到制度，专人负责监督成员考勤，以免成员经常缺席从而对 MDT 小组工作和决策制订造成影响。②建立诊疗流程。③确立临床决策。④MDT 会议讨论记录。

C. 会议后的工作和协调，包括但不限于以下内容：①资料整理。②会议后及时与患者和其医疗组传达和沟通 MDT 小组或多学科联合门诊诊疗建议。③进行阶段性病情评估、治疗效果确认及治疗方案的调整或重新制订。

（5）MDT 小组或多学科联合门诊秘书定期对患者执行结果进行评估并获得反馈信息，整理、保存相关资料，并定期向医务管理部报备。若患者因个人原因取消会议，须至少提前 1 天电话告知。

（6）医务管理部负责对科室申报开展的病区 MDT 病种及小组进行审批、协调和指导，加强监督和检查，持续改进医疗质量。医务部医院质量管理科将 MDT 管理情况纳入科室质量考核体系，定期分析、评价和考核。

（7）收费处依据国家物价管理政策进行收费管理。

## 四、病理医生在 MDT 中的作用

（1）明确诊断结果。

（2）提供分子检测结果，为靶向治疗提供依据。

（3）提供新辅助化疗后病理化疗疗效的评估，为临床后续治疗提供参考等。

（康继辉　章任兵）

# 第三章　病理技术实验室常规制备技术及质量控制

## 第一节　病理技术实验室总体工作制度

病理技术室技术人员应严格执行技术操作规范，提供合格的病理常规染色、免疫组化染色、特殊染色的切片和分子诊断等其他检测结果，确保经过技术流程处理的检材客观、真实、无误，有助于病理诊断。

（1）技术人员应熟练掌握实验室内各种仪器设备的使用与维护，要经常检查脱水机、包埋机、切片机、染色机等设备是否存在故障，使其处于工作的最佳状态。机器的运行和故障应有明确标示，使用时应严格按照操作程序进行。应设专人负责定期更换脱水机、染色机、包埋机等设备的相关试剂，并例行检查脱水机、包埋机的运行，做好记录，发现问题及时报告及处理。

（2）在制片的包埋、切片、染色等环节中应依照操作常规进行，严格执行查对制度，发现问题及时与取材医生取得联系。

（3）负责细胞学检查的技术人员应做好胸腔积液、腹腔积液、脑脊液等液体的离心、沉淀、涂片、固定和染色工作，以及痰液、气管镜刷片、宫颈刮片的固定及染色工作。

（4）常规/快速冰冻组织学制片及细胞学制片是临床病理诊断的前提，是病理科工作的中心任务，每天应按时高质量完成。

（5）按操作常规做好标本的接收、登记、编号及病理诊断报告的登记与发送；做好病理切片、蜡块及文字资料的归档工作。

（6）严格执行各地政府物价局的收费标准。

（7）常用的特殊染色项目在医嘱开立后1～2个工作日完成，免疫组化染色项目在医嘱开立后2个工作日内完成。

（8）每月由实验室技术主管或专职人员制订各类试剂、耗材等的采购计划。各种化学试剂按照防潮、防变质、易燃、剧毒等分类，由专人负责，严格管理。免疫组化试剂按冷藏（4 ℃）、冷冻（－20 ℃）要求存放。实验室废水、废液有专人管理及专人回收。

（9）科室定期组织病理技师的继续教育与专业技术培训和学术交流等，配合技术主管对技术人员进行定期考核。

# 第二节　活体组织病理学检查常规制备技术及质量控制

## 一、组织的固定及质量控制

临床送检的病理活体组织首先要制作成组织蜡块或冰冻组织块，再根据需要进行切片和各种不同的染色。经冰冻切片后余下的组织（冰余组织）要制成组织蜡块，并将组织蜡块作为档案的一部分归档保存。组织蜡块的制作，需要经过组织固定、脱水、透明、浸蜡、包埋等多个步骤，其中的任何一个步骤处理不当，都将会影响组织蜡块的制作质量。将病理活体组织、尸体解剖组织或实验动物组织浸泡在适宜的化学试剂内，使组织或细胞内的蛋白质凝固、沉淀成不溶性物质，并尽可能保持组织原有的形态结构和所含的各种物质成分的过程，称为组织固定。用这些化学试剂配成的溶液称为固定液。组织固定是组织制片技术的重要环节，充分固定能保证制片各个环节的质量。若固定不好，就无法制出一张理想的组织切片标本。因此，在制片过程中，将组织及时充分固定是一个关键步骤。

### （一）组织固定的目的

（1）组织离体后，失去氧的供应，细胞就会死亡并释放溶酶体酶将细胞溶解，导致组织自溶。因此，组织固定的目的是立即使细胞内蛋白质凝固，将溶酶体酶及膜结构固定，防止细胞自溶。

（2）组织离体后失去活力，若不及时固定，将成为一个良好的细菌培养基，在室温下细菌极易生长繁殖，导致组织腐败。因此，有效固定而及时杀死外来细菌显得尤为重要。

（3）保持细胞活体时的微细结构。有丝分裂时细胞核分裂象，需要通过及时固定显示细胞内原有产物，如蛋白质、糖、脂类、各种无机盐和色素等，尽可能保持各种物质的不溶性或不被丢失，以利于在染色后显示出来。

（4）使组织保持一定的硬度与弹性，在以后的脱水、透明、浸蜡等过程中不发生较大的扭曲和变形。

（5）区别各种细胞的折光率，使不同细胞或细胞内各种物质产生不同的折光率，在染色后有利于识别与观察各种细胞的细微结构。

（6）保存组织细胞的抗原性，有利于免疫组化染色时抗原抗体反应能更好地显示出来。

### （二）组织固定的注意事项

（1）新鲜组织尽量在离体后 60 分钟内投入固定液。

（2）固定的容器要足够大，并采用广口、平底及有盖的容器，以利于取出与保持组织原形。

（3）大标本，如肝、脾、肾、胰腺、心脏、脑、淋巴结、子宫和肿瘤等，在不影响病理检查情况下切开固定，必要时选取小块组织另瓶固定。

（4）固定时应先将固定液倾入容器内，然后放入标本，并轻摇两下容器，使标本充分固定。

（5）有管腔的组织（如胃、膀胱、胆囊等）切开固定；易漂浮的组织标本（如肺脏）宜在其上端应用含固定液的纱布或药棉覆盖；对于小块胃肠黏膜和穿刺组织（如胃肠道镜和支气管镜取材黏膜组织，肝、肾、乳腺、淋巴结和前列腺穿刺组织等）取材后先放在滤纸上，然后再放入固定液，以防组织收缩卷曲或弯曲断裂，必要时可用大头针固定在泡沫板上，倒置放入固定液中。

（6）盛装固定标本的标本瓶或胶袋必须贴有明确的标记，显示患者姓名、性别和年龄等资料。

（7）固定时间视组织标本的大小、厚度、当时室温与选用固定液种类而定。常规HE染色制片的病理组织固定时间为6～48小时，最长不超过72小时。

（8）凡需要进行病理组织学检查的器官或组织标本，离体（活体或尸体）后，应尽快浸泡于装有足够量固定液的容器中固定。固定液量应至少为被固定标本体积的5～10倍。置放标本的容器大小视标本和固定液的体积而定，可适当大一些。临床科室切取的标本置放于容器中固定后，应尽快送交病理科进行规范化的补充固定。未能及时、充分固定的干涸或腐败标本不能再进行固定和用于制作切片。

（9）常规固定液为4%中性甲醛液，即10%中性缓冲福尔马林，现多为商品化的试剂。如果是自行配置的固定液，应预先多量配制贮存，以备随时使用，并定期检测其pH，pH应在7.2～7.4。小标本的固定时间是数小时至过夜，大标本固定时间是24～48小时，最长不超过72小时。

（10）根据病理学特殊检查（如特殊染色、组织化学染色、免疫组化染色、原位核酸分子杂交染色与电镜检查等）的需要，选用合适的固定液进行固定。

### （三）组织固定的机制

组织固定是利用某些化学试剂（如甲醛）的化学特性，使组织细胞内的蛋白质发生分子间的交联，蛋白质转变成不溶性凝胶，使细胞内细胞器等得到较好的保存。蛋白质由肽链和肽键（—CONH—）组成，甲醛作用于蛋白质，与蛋白质分子间进行交联，形成的亚甲基桥（—$CH_2$—）使蛋白质变性，改变蛋白质的生物活性，从而达到固定的目的。

### （四）病理组织块的切取和固定要求

（1）取材时选取较大病理标本切取用于制作组织切片的组织块，组织块规格应与标本的断面平行，组织块厚度一般为0.3 cm，面积一般为1 cm×1.5 cm。

（2）切取组织块的形状，多为方形、矩形、三角形等。一个标本切取的多块组织的形状可有所不同，便于蜡块与其相应切片的肉眼核对。

（3）固定液的量，一般应为被固定标本总体积的10倍以上。

（4）室温为25 ℃左右时的固定时间为6～48小时；低温为4 ℃时的固定时间应适

当延长。

（五）部分器官、组织固定的基本方法

凡进入固定程序的标本必须附上其正确无误的病理号或者二维码。多数固定液对人体有害，工作人员须做好防护措施，建议在封闭的通风条件下进行操作。

（1）肝、脾组织：于器官背面，沿其长轴每间隔 1.5～2.0 cm 纵向平行剖开，切成数片。将每片标本分别轻轻地平放于装有 10% 中性缓冲福尔马林的容器中，容器底面衬以脱脂棉，应避免标本弯曲与相互间的叠压。标本也可以不切断，可以恢复原形状，便于观察。

（2）肺组织：将肺组织放入固定液中，必要时可在肺表面覆盖浸含固定液的薄层脱脂棉；亦可从支气管注入适量 10% 中性缓冲福尔马林以充分固定。

（3）肾组织：沿肾脏外缘中线即肾门对侧朝肾门方向做一深达于肾盏的水平切面，再行固定。

（4）淋巴结组织：可先用 10% 中性缓冲福尔马林固定 1 小时后，再沿其最大径切开，淋巴结可切成数片，厚 2～3 mm，继续固定。

（5）骨组织：长骨组织应做纵向锯开充分暴露病灶，先在病灶处锯成小片，在 10% 中性缓冲福尔马林中固定 24 小时后，再进行脱钙。

（6）微小组织或液体沉淀物：先用滤纸包裹，再用大头针扎牢，后放入专用小盒内用 10% 中性缓冲福尔马林进行固定，以防检材遗失。

（六）常用的固定液

固定液一般分为单纯固定液和混合固定液两类。单纯固定液是由单一种化学试剂组成，如甲醛液；混合固定液是采用两种或两种以上化学试剂混合配成，混合的各种试剂对组织的固定起互补作用。例如，固定糖原的 Gendre 固定液，其内有乙醇与冰醋酸，其中乙醇可沉淀糖原，使组织收缩，而配以冰醋酸后，因醋酸可使组织膨胀，从而抵消乙醇对组织的收缩。

**1. 单纯固定液**

（1）甲醛液：又称福尔马林，为甲醛蒸气溶于水的饱和液，最大饱和度为 36%～40%。现多为商品化的固定液，即 10% 中性缓冲福尔马林。甲醛有刺激性气味，腐蚀性强，其蒸气对呼吸道黏膜和眼睛有刺激性。标本组织厚度为 0.5 cm，固定时间约需 12 小时，较厚的组织标本固定时间可适当延长。若甲醛液固定组织时间过长，则易氧化为甲酸，组织呈酸性，使细胞核的染色不良，故特殊组织标本应采用中性缓冲福尔马林固定。若组织含血量较多，固定时易产生甲醛色素（福尔马林色素），使组织出现深棕色无定形颗粒。这种甲醛色素，在切片脱蜡至水后置入 95% 的乙醇苦味酸饱和液内 5～30 分钟即可除去。甲醛液容易发生聚合，若放置过久，甲醛液会产生白色的多聚甲醛沉淀，甲醛浓度就会降低。甲醛液中常加入约 12% 的甲醇作为稳定剂，有助于防止多聚甲醛的形成。甲醛液对组织的渗透力较强，固定均匀，能够保存脂肪和类脂质。

（2）乙醇：俗称酒精，为无色透明液体，有无水乙醇和 95% 乙醇两种，后者又分为试剂级和工业用乙醇两类。乙醇可沉淀白蛋白、球蛋白和核蛋白，前两者所产生的沉淀不溶于水，后者所产生的沉淀仍能溶于水，所以单纯用乙醇固定的组织其胞核染色不良。乙醇对组织具有固定、硬化兼脱水作用，能保存糖原，但又能溶解脂肪，常用于糖原染色的固定。因其对组织有硬化作用，甚少单独使用，多与其他试剂配成混合固定液。常在细胞学涂片固定中应用95%的乙醇和乙醚等份配成100 mL，再加5滴冰醋酸混合，或在95%乙醇100 mL中加入5滴冰醋酸混合后作为固定液，固定时间约15分钟。前者为低温冰冻切片做HE染色的较佳快速固定液，仅需要固定数秒钟即可。

（3）甲醇：又称木醇，为无色透明液体。甲醇有毒，误服可致盲。其多用于血涂片的固定等。

**2．混合固定液**

（1）乙醇－甲醛固定液（AF固定液）：由无水乙醇90 mL＋40%甲醛液10 mL组成。此液不但有甲醛的固定作用，而且兼有脱水作用，用于组织中肥大细胞和糖原染色，效果佳。

（2）醋酸－乙醇－甲醛固定液（AAF固定液）：由95%乙醇或无水乙醇85 mL＋醋酸5 mL＋甲醛液10 mL组成。此液对染色质固定效果较好，由于醋酸能使组织膨胀，因此可抵消因乙醇、甲醛等固定液引起的组织收缩和硬化，故常作为混合固定液使用。AAF固定液的缺点是组织固定后对细胞膜上的蛋白质和细胞内的某些结构有一定的破坏作用，因而对免疫组化染色有一定的影响。

（3）Bouin固定液：由苦味酸饱和溶液75 mL、甲醛液25 mL和冰醋酸5 mL混合而成。苦味酸可沉淀蛋白，引起组织收缩，但不会使组织硬化。苦味酸与甲醛和冰醋酸混合而成的Bouin固定液穿透速度快，固定均匀，组织收缩轻微，对细胞的微细结构显示清晰，为一种良好的固定液。特别对Masson三色染色法的结缔组织和肌纤维染色有媒染作用，经其固定后的组织着色鲜艳。用此固定液也能软化皮肤与肌腱，便于切片。小块组织固定数小时至过夜，不宜超过24小时。用Bouin液固定后组织可稍微用流水冲洗或不冲洗直接转入70%的乙醇脱水，经乙醇脱水后可除去大部分苦味酸，组织尚留有一点黄色，对染色无影响。苦味酸饱和液按其在水中饱和度为1.2%来配制，由于苦味酸纯品在储存时容易爆炸，故厂商通常在苦味酸纯品中加入35%的水分，这样在配制苦味酸饱和液时，苦味酸的量就要适当多加些。

（4）Zenker固定液：先用氯化汞5 g、重铬酸钾2.5 g、硫酸钠1 g、蒸馏水100 mL配成Zenker储备液，临用前取储备液95 mL加冰醋酸5 mL配成Zenker固定液。Zenker储备液可在室温保存6个月以上，Zenker固定液则需要现用现配。Zenker固定液对细胞核有良好的固定作用，对酸性染料染色有媒染作用，因此，组织经Zenker固定液固定后，细胞质与胶原纤维染色效果较好，其常用作Masson三色染色法染色的组织固定液。固定时间为3～18小时，穿刺等小块组织为1小时。组织固定后须经流水冲洗以除去重铬酸钾。切片中常有汞盐沉淀，可用碘乙醇液除去。除去汞盐色素的方法是：①切片脱蜡至70%乙醇；②用0.5%的碘乙醇（碘片0.5 g加入70%的乙醇100 mL，使其完全溶解）浸洗除汞，5～15分钟；③稍水洗；④3%的硫代硫酸钠液漂白至切片无色，约1分钟；⑤流水冲洗5分钟；⑥按常规染色。

（5）Helly固定液：用Zenker储备液95 mL，加甲醛液5 mL配制而成，需要即配即用。尽管Helly固定液是由重铬酸钾氧化剂与甲醛液还原剂混合组成的，但其仍然是一

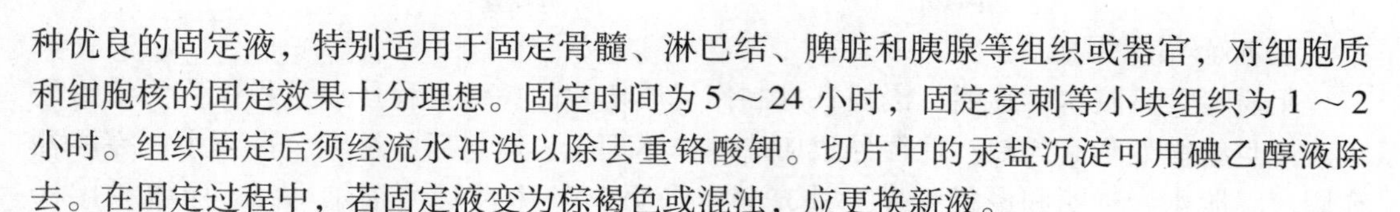

种优良的固定液，特别适用于固定骨髓、淋巴结、脾脏和胰腺等组织或器官，对细胞质和细胞核的固定效果十分理想。固定时间为 5 ～24 小时，固定穿刺等小块组织为 1 ～2 小时。组织固定后须经流水冲洗以除去重铬酸钾。切片中的汞盐沉淀可用碘乙醇液除去。在固定过程中，若固定液变为棕褐色或混浊，应更换新液。

（6）Orth 固定液：先用重铬酸钾 2. 5 g、硫酸钠 1 g、蒸馏水 100 mL 配成储备液，临用前加入甲醛液 10 mL，配成 Orth 固定液。经 Orth 固定液固定的组织，线粒体、高尔基体与核分裂的染色效果好。Orth 固定液不能保存，应现用现配制。

（7）Gendre 固定液：由饱和苦味酸 95% 乙醇溶液 80 mL、甲醛液 15 mL、冰醋酸 5 mL 混合而成。此固定液多用作保存糖原，优点是保存的糖原呈粗大颗粒状，缺点是把糖原推向细胞的一端，造成人为的“极化现象”。小块组织固定数小时至过夜，即可直接转入 95% 乙醇脱水。

（8）Carnoy 固定液：由无水乙醇 6 份、三氯甲烷 3 份和冰醋酸 1 份混合组成。此固定液常推荐用于 RNA 和 DNA 染色的组织固定，也是糖原的良好固定液，保存的糖原呈微细颗粒状。此固定液穿透力强，又适宜于固定外膜致密不易穿透的组织。小块组织固定 0. 5 小时，稍大的固定 2 ～4 小时即可。此固定液可溶解脂类，不能用于脂类染色的组织固定。

（9）B-5 固定液：先用氯化汞 24 g、无水醋酸钠 5 g、蒸馏水 400 mL 混合溶解而配成储备液，临用时取储备液 9 份，加甲醛液 1 份混合即配成 B-5 固定液。此固定液是淋巴细胞的优良固定剂，可保存淋巴细胞内的抗原，用于免疫组织化学技术与特殊染色。小块组织固定 3 ～5 小时，时间过长组织易变硬。固定后要用流水冲洗。切片染色前须用碘乙醇除去汞盐色素。

### （七）组织固定质量控制

用甲醛液固定组织，根据组织的大小、厚薄、致密或疏松，固定时间可由数小时至 72 小时。例如：肾穿刺或肝穿刺组织，由于标本较小，固定至少 6 小时；若是阑尾等稍大的组织，需要至少固定约 24 小时；全子宫摘除等手术大标本则需要固定 24 ～48 小时；更大的组织，应切取小块组织固定。任何组织必须经过有效且充分的固定，这是制片的关键。判断组织是否固定充分，可取已固定完毕的组织标本用刀从正中切开，若固定良好，其切面呈灰白色，质感较硬而具有弹性；若固定不好，切面可见暗红色（血色），含液体较多，组织仍保留柔软状态。组织固定不充分，会影响以后的脱水、透明等环节，导致脱水、透明等效果不好，最终影响切片的质量。

## 二、常规石蜡包埋组织切片制备技术及质量控制

### （一）制备程序

（1）组织固定。

（2）组织脱水。

（3）组织透明。

（4）组织浸蜡。

（5）石蜡组织包埋。

（6）石蜡组织切片。

组织固定、脱水、透明、浸蜡，是制作优质切片的关键过程。该过程也称为组织处理。一旦组织处理有欠缺，往往导致切片制作不理想。取材后的组织放进脱水机完成补充固定、脱水、透明和浸蜡程序。补充固定采用10%中性缓冲福尔马林。脱水采用梯度乙醇（一般浓度为80%→95%→100%）。透明试剂采用二甲苯。浸蜡一般要通过3～4个蜡缸，石蜡的熔点一般为56～58 ℃，浸蜡的温度通常比石蜡的熔点高2 ℃左右。上述组织处理过程一般由脱水机自动完成，也可手工操作。组织在脱水机中从一个缸内移到另一个缸内，从一种试剂移到另一种试剂中，完全按照预先设置的时间和温度程序自动完成。高档的脱水机由电脑控制，对试剂的密闭效果好，具有真空和加热功能，使组织的处理更加完善。

### （二）注意事项

组织切片制备及其HE染色过程中使用的乙醇、丙酮、二甲苯、石蜡等试剂均为易燃、有毒物，须专人管理，2 m以内不得有明火，局部环境应有良好的通风与消防设施。

### （三）常规石蜡包埋组织切片全流程质量控制

#### 1. 组织固定及质量控制要点

组织取材后，需要转入脱水机进行补充固定，补充固定的时间一般为1小时，现在大部分脱水机都有加温加压的功能，这样固定的效果更好。常规组织处理的补充固定液是10%中性缓冲福尔马林，需要每2～3天更换一次。

外检组织在转运至脱水机之前，需要用流水进行简单冲洗，其目的是洗去过多的固定液并尽可能清除组织与固定液作用所生成的分解产物，避免污染组织。若需要做银染的组织，通过流水冲洗可以除掉游离的离子及分解产物，使其在银染时底色比较清晰。若为尸体解剖或教学制片材料，固定后应流水冲洗数小时至过夜；若用含重铬酸钾的Zenker固定液，须经流水冲洗12～24小时，不能直接投入乙醇内脱水，因为铬盐与乙醇会在组织内形成一种不溶性的低氧化铬沉淀；用Bouin固定液固定的组织，可用流水作短时冲洗，也可直接转入低浓度乙醇，经乙醇脱水时可洗去大部分苦味酸，组织留有少量苦味酸的黄色，对染色一般无影响；用Gendre固定液固定肝糖原，不用流水冲洗而直接转入95%乙醇2次，然后转入无水乙醇脱水。

#### 2. 组织脱水及质量控制要点

（1）未经充分固定的组织不得进入脱水程序。

（2）用于脱水的试剂容积应为组织块总体积的5～10倍以上。

（3）自低浓度乙醇向高浓度乙醇逐级移进脱水。开始时乙醇浓度最好是70%左右，乙醇浓度过低虽可减缓组织的过度收缩，却要增加脱水时间；但也不能在开始时骤然把组织投入高浓度乙醇脱水，因这样可引起组织快速收缩变硬，既影响切片，又使组织周边形成一个硬膜，染色后周边的细胞模糊不清。

（4）较大组织块的脱水时间须长于较小者，应将两者分开进行脱水。

（5）组织块置于无水乙醇内的时间不宜过长，以免组织硬化。

（6）丙酮脱水性能强，会使组织块过度收缩、质硬脆，不宜代替无水乙醇进行常

规外检组织脱水。

（7）如果是手工进行组织脱水，组织在由低一级浓度乙醇转入高一级浓度乙醇时，可先把装组织的包埋盒放在纱布上吸干水分，再转入高一级浓度乙醇，这样可避免把过多水分带入下一缸试剂，从而延长乙醇的使用时间。若使用自动脱水机进行脱水，此步骤可省略，但换液的时间宜缩短。

（8）脱水时的温度对脱水时间有一定影响。以乙醇脱水为例，当温度高于40 ℃时，组织内的水分子与乙醇分子之间的运动加快，可缩短组织脱水时间；若室温低于 15 ℃时，其分子运动减缓，组织脱水时间就要延长。若温度过高，虽可缩短脱水时间，但又导致组织强力收缩变硬，造成切片困难，从而对诊断产生影响。因此，若脱水时需要增加温度，则不宜高于 45 ℃。

（9）更换脱水剂时，凡是相同浓度的试剂，可采用试剂前移的方法。例如，更换无水乙醇（Ⅰ）和无水乙醇（Ⅱ）试剂，可把无水乙醇（Ⅰ）倒去，用吸水纸将试剂缸擦干净，然后把无水乙醇（Ⅱ）倒入无水乙醇（Ⅰ）的试剂缸，无水乙醇（Ⅱ）试剂缸擦干净后加入新液，虽然这样麻烦一些，但可在不影响制片质量的前提下节约试剂。

（10）如果组织脱水不充分，在投入透明剂后就难以彻底透明，则导致组织浸蜡不良，很难切出理想的切片。

（11）脱水剂乙醇经回收仪处理后可循环使用。

**3. 病理组织全自动脱水机程序及质量控制要点**

（1）组织处理方法。常规石蜡切片的组织自动处理及操作：分开设置全自动封闭式脱水机处理大、小标本独立的脱水程序，有些机器也可以进行大、小标本混合的脱水程序设置。

（2）组织处理质量控制。

A. 组织的处理时间，视组织的性质与组织块的大小不同有所不同。致密的组织、富含脂肪或纤维的组织，处理所需的时间要比结构细腻、细胞成分多的组织长。最好能根据组织的性质与组织块大小分类，分批进行处理，以便于掌握处理时间，保证质量。

B. 较细小的组织，如内窥镜钳取标本、穿刺标本，也可与较大的组织块一起或分别进行处理，小组织用纸包裹放入脱水盒内，以免遗失。

C. 组织处理所用的各种试剂，可根据工作量的大小与试剂消耗情况定时更换，建议1周更换2次。

D. 使用脱水机的参数参考程序如表3－1所示。

**表3－1　脱水机的参数参考程序**

| 步骤 | 试剂名称 | 步骤时间 | 温度 | 压力 | 搅拌速度 |
| --- | --- | --- | --- | --- | --- |
| 1 | 10%中性缓冲福尔马林 | 60分钟 | 45 ℃ | 常压 | 中速 |
| 2 | 80%乙醇 | 60分钟 | 45 ℃ | 常压 | 中速 |

续表 3－1

| 步骤 | 试剂名称 | 步骤时间 | 温度 | 压力 | 搅拌速度 |
| --- | --- | --- | --- | --- | --- |
| 3 | 95% 乙醇 | 60 分钟 | 45 ℃ | 常压 | 中速 |
| 4 | 95% 乙醇 | 60 分钟 | 45 ℃ | 常压 | 中速 |
| 5 | 95% 乙醇 | 60 分钟 | 45 ℃ | 常压 | 中速 |
| 6 | 无水乙醇 | 60 分钟 | 45 ℃ | 常压 | 中速 |
| 7 | 无水乙醇 | 80 分钟 | 45 ℃ | 常压 | 中速 |
| 8 | 二甲苯 | 40 分钟 | 45 ℃ | 常压 | 中速 |
| 9 | 二甲苯 | 45 分钟 | 45 ℃ | 常压 | 中速 |
| 10 | 二甲苯 | 45 分钟 | 45 ℃ | 常压 | 中速 |
| 11 | 石蜡 | 60 分钟 | 63 ～ 65 ℃ | 常压 | 中速 |
| 12 | 石蜡 | 60 分钟 | 63 ～ 65 ℃ | 常压 | 中速 |
| 13 | 石蜡 | 85 分钟 | 63 ～ 65 ℃ | 常压 | 中速 |

不同厂家、不同型号的脱水机，脱水程序可能有所不同。上述脱水、浸蜡时间控制的程序是经过长期的实际工作总结，适合免疫组化、特殊染色、分子病理检测的质量要求和一年四季的温度与湿度变化等编制而成的，其中考虑到了每种化学试剂的具体作用与特性、取材类型，应用效果满意，可以保证常规切片的质量。若需要对上述脱水、浸蜡时间的常用程序进行改动，须考虑到上述因素，并提交申请，阐明改动的理由，经科室主任同意后，方可开始批量试验。在新程序成熟以前，改动的程序不准应用于日常工作，待科室相关人员对批量试验结果进行评估后，决定应用才可以使用。

E. 工作中自动脱水机使用时的注意事项：①按脱水、透明、浸蜡顺序设置试剂缸，缸的位置要准确；②保持各试剂缸内的试剂液面有足够的高度，以使组织全部浸入试剂液内；③按设计好的组织处理程序进行；④调定浸蜡缸温度，一般要高出所用石蜡熔点温度 2 ～ 3 ℃；⑤开机时设定完成组织脱水的时间；⑥当完成最后一道程序后，应及时取出标本进行包埋，并按规定清洗组织缸与组织篮；⑦定期或按照机器提示更换试剂。

（3）组织处理注意事项。

A. 按有关说明书的规定，使用与维护自动组织处理机。

B. 要严防因停电、机械故障等造成的组织块损坏，一旦发生此类事故，应及时向病理科主任报告，尽快采取应急预案妥善处置。

C. 使用自动组织处理机时的注意事项：①设定合理的运行时间，充分利用夜间剩余时间；②实验室的环境温度不得高于 30 ℃；③乙醇、二甲苯和熔蜡的容积，宜大于组织块总体积的 5 ～ 10 倍，并应经常过滤，保持清洁，经常检查试剂的浓度，及时更新；④对于多量组织块，可按其大小分批进行处理，小块组织可适当缩短处理时间。

**4. 组织透明及质量控制要点**

（1）组织透明的目的。一方面，组织脱水后，由于脱水剂无水乙醇不能与熔化的

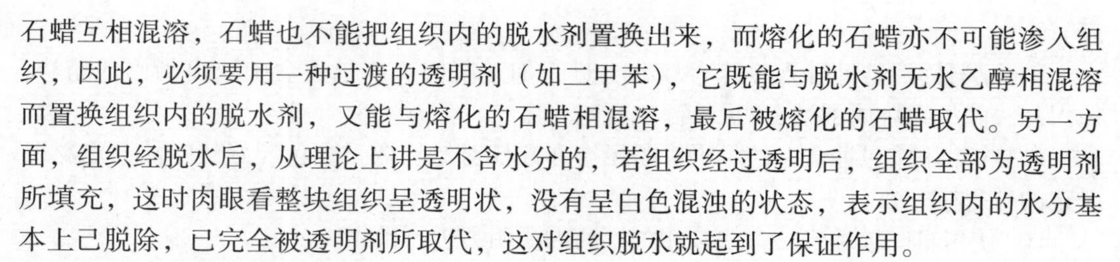

石蜡互相混溶，石蜡也不能把组织内的脱水剂置换出来，而熔化的石蜡亦不可能渗入组织，因此，必须要用一种过渡的透明剂（如二甲苯），它既能与脱水剂无水乙醇相混溶而置换组织内的脱水剂，又能与熔化的石蜡相混溶，最后被熔化的石蜡取代。另一方面，组织经脱水后，从理论上讲是不含水分的，若组织经过透明后，组织全部为透明剂所填充，这时肉眼看整块组织呈透明状，没有呈白色混浊的状态，表示组织内的水分基本上已脱除，已完全被透明剂所取代，这对组织脱水就起到了保证作用。

（2）透明剂的选择与要求。

A. 透明剂既能与脱水剂相混溶，又能与熔化的石蜡相混溶，其在脱水剂无水乙醇和熔化的石蜡之间能起到一种“桥梁”作用。

B. 对组织的透明力强，作用快，肉眼看组织的透明效果明显。

C. 不易使组织收缩硬化、变脆，无毒或低毒。

D. 价钱便宜，容易购买，操作方便。

（3）组织透明的机制。透明剂是一类具有挥发性的脂溶剂，其折光率多在1.4～1.5。组织在无水乙醇中完全脱水后，在转入透明剂时，组织内的无水乙醇即被抽提出来，完全为透明剂所置换和填充。因透明剂的折光率与玻璃相近，均在1.5左右，被其填充的组织在光线透射下就呈透明状。

（4）组织透明的注意事项。

A. 二甲苯的容积为组织块总体积的5～10倍以上。

B. 组织块在二甲苯中透明的时间不宜过长，以防组织硬化、变脆，透明时间按照组织的不同种类及其大小而异，组织块呈现棕黄或暗红色透明即可。一个完整的脱水流程的组织透明一般为3次，每次45分钟。

C. 二甲苯及时更换。

D. 组织块经二甲苯适度处理后不显透明时，常提示该组织的固定或脱水不充分，应查找原因并妥善处理。

**5. 组织浸蜡及质量控制要点**

（1）熔蜡的容积应为组织块总体积的5～10倍以上。

（2）组织块经二甲苯适度透明后方可转入浸蜡过程，尽可能减少将透明后组织块表面的二甲苯带入熔蜡中。

（3）浸蜡时间适宜，过短则浸蜡不充分，导致组织过软，过长则组织硬脆。一个完整的脱水流程的浸蜡分3次，每次1小时左右，活检小组织在45分钟左右。

（4）熔蜡须及时更换。

**6. 石蜡组织包埋及质量控制**

（1）组织石蜡包埋方法。

A. 组织从脱水机内取出放入已将石蜡熔化的自动包埋机槽内，将标有号码的装有组织块的包埋盒按号码顺序依次开始包埋。首先核对包埋取材记录登记表，然后注入熔化的石蜡，再用眼科镊将组织夹入包埋用铁模具内，应尽量使组织平整地放置在包埋模具的中央，使组织块最大面或被特别指定的组织面向下埋入熔蜡中。若同一蜡块内的多块组织包埋时应彼此靠近并位于同一平面上，腔壁、皮肤和黏膜组织垂直包埋（立埋）。

B. 稍凝固后，即移入冷冻台或冰上进行加速凝固。从包埋盒中取出凝固的蜡块，用刀片去除组织块周围过多的石蜡。

C. 将蜡块按包埋盒上的号码依顺序排列并核对蜡块数目，包埋好的蜡块与取材时登记的数目应一致。

D. 使用组织包埋机的方法按相关厂商的说明书进行操作。

（2）组织石蜡包埋质量控制。组织经脱水、透明后进行石蜡包埋，制成组织蜡块。

A. 包埋面的选择：①一般情况下以组织最大面为包埋面；②管状结构的组织以横切面为包埋面；③皮肤组织或有表层上皮的组织，包埋面应垂直于上皮表面；④带有病变特点的组织，或者对包埋面有特别要求的组织应按预先标记的包埋。

B. 包埋程序的质量控制：①组织包埋完成后必须进行蜡块数量清点，以防组织块在脱水、包埋过程中遗失；②包埋时应防止顺序打乱与污染。

C. 注意事项。

a. 包埋时要认真核对组织块的病理号，包括次级号、块数和取材医生对包埋面的要求，每例包埋后的组织蜡块数量与病理检查申请单记录的组织取材数量应一致。发生包埋差错时，应立即与取材医生与病理科当班主管取得联系，及时处置。若无法查找到原因与纠正，应及时向技术主管报告，并做好登记工作，由病理医生重新取材；若无法重新取材（如为全取标本）则应及时与临床医生沟通，采取相应补救措施。

b. 必须严防各种异物污染（如缝线、纸屑、异物和硬质异物埋入蜡块内）。

c. 包埋过程要操作迅速，以免组织块尚未埋妥熔蜡已凝固。

d. 包埋用的熔蜡应纯净，熔点适宜，浸蜡Ⅰ用软蜡，熔点为 50 ～ 54 ℃；浸蜡Ⅱ、Ⅲ与包埋用蜡均用硬蜡，熔点为 56 ～ 60 ℃。

e. 包埋用熔蜡使用前应先静置沉淀、过滤。

f. 熔蜡时不得使用明火，以防燃烧。包埋用熔蜡的温度应小于 65 ℃；包埋用的镊子不可加温过高，以免烫伤组织。

g. 去除包埋盒外多余的石蜡时，防止损伤蜡块号的字迹。

包埋工作完成后，应按规定对包埋机进行维护保养，补充石蜡，将包埋模放入烤箱烤干水分备用。

**7. 石蜡组织切片程序及质量控制**

（1）石蜡组织切片程序。组织蜡块需要切成合适厚度的组织石蜡切片，最后根据病理诊断需要将组织切片进行 HE 染色、特殊染色或免疫组化染色等制作成玻片标本，完成整个组织制片过程。把已包埋好的组织蜡块按病理号码顺序排列，需要先切的蜡块排在前面，再将蜡块组织面朝下放在一盘平整的冰块或冰冻台上冰冻，冰冻温度为 −4 ～ 0 ℃，数分钟后即可开始切片。

A. 将组织蜡块放在切片机的样品夹头内夹紧。

B. 调节蜡块的平面，使蜡块的组织切面水平放置（滑动式切片机切片），或使蜡块的组织切面垂直并与切片刀平行（轮转式切片机切片）。

C. 调节切片厚度指示器至切片所需的厚度，为 3 ～ 4 μm。另外需要根据不同类型

的组织调节切片的厚度，如淋巴结、鼻咽等组织可切 2 ～ 3 μm 厚，脂肪等组织可切 5 ～ 6 μm 厚。

D. 调节刀座的位置，尽可能使切片刀锋靠近蜡块切面，这样可以避免样品夹头过度伸缩；样品夹头伸出距离越长，越容易引起震刀现象，尤其是在切较硬组织的时候。刀座的位置调节好后，一般不需要在每次切片前调节。滑动式切片机刀座的位置是固定的，不需要调节。

E. 调节切片刀的切片角度。切片机的刀座上都有标示切片刀切片角度的刻度，切片前需要调节切片刀至合适的切片角度，才能切好片。通常切片机刀座上切片角度的刻度范围为 0°～ 10°，设定切片刀的角度在 8°左右为合适。

F. 打开切片手轮的固定锁。轮转式切片机的切片手轮都装有固定锁，锁上后切片手轮不能转动，样品夹头也就不能上下移动。

G. 修切组织蜡块与切片。用不同类型的切片机切片，操作上稍有不同。①用轮转式切片机切片时，左手先转动快进手轮，使组织蜡块前进或后缩快速接近刀锋，同时右手转动切片手轮使组织蜡块上下移动来修切蜡块，直到修切出完整、最大的组织面，再连续多次转动切片手轮切片，使组织面平滑而不会出现切面有筛洞现象，然后才开始正式切片。②用拉式滑动切片机切片时，左手转动快进手轮，使组织蜡块上升或下降快速接近刀锋，同时右手在组织蜡块前后拉推切片刀将向上移动的组织蜡块进行修切，直到修切出完整的组织面，再连续多次拉推切片刀切片，使组织面平滑而不会出现切片有筛洞现象，然后开始正式切片。③用推式滑动切片机切片时，左手转动快进手轮，使组织蜡块上升或下降快速接近刀锋，同时右手在切片刀前后推拉夹有组织蜡块的样品夹头机座，使切片刀不断将向上移动的组织蜡块进行修切，直到修切出完整的组织面，再连续多次推拉夹有组织蜡块的样品夹头机座切片，使组织面平滑而不会出现切片有筛洞现象，然后开始正式切片。

（2）石蜡组织切片质量控制。组织切片质量的好坏直接影响病理医生诊断的准确性，因此技术员应做好组织切片的质量控制。病理医生也应该根据切片质量控制要求对送检组织切片进行质量控制，若发现切片质量不符合诊断要求，应说明原因并及时退回技术室重新切片，以免影响诊断工作。对需要重新制作的切片，技术室最迟在第二个工作日内完成，若无法重新切片应说明原因，并做好登记工作。

A. 石蜡组织切片核对制度。

a. 取材后，取材医生应与技术员再次核对取材的蜡块编号及蜡块总数，核实无误后由技术员放入全自动脱水机中，有脱钙、再固定等要求的应在申请单上注明，标本及申请单由取材医生负责。

b. 技术员包埋组织蜡块后，再次核对蜡块编号及蜡块数目。

c. 切片染色后，当事技术员镜下判断 HE 染色切片是否合格，并与申请单核对无误后进行病理切片的质量控制检查。经过质量控制检查合格的病理切片提交给指定的病理医生并签名登记。若有脱片等质量控制不合格情况，病理医生应及时通知相应的技术员及时修正，必要时由技术主管负责重新制片。

B. 石蜡组织切片质量控制要点。

a. 组织切片过程中，应确保切片号与蜡块号一致。

b. 切片过程发生意外情况时，当事技术员应向技术主管说明情况，由技术主管及时向病理科主任报告，并予积极补救。

c. 切片完成后，技术员应检查切片质量，并加贴标有本单位病理号的标签。常规石蜡包埋 HE 染色切片的优良切片（HE 染色切片评分 90 分以上）所占的比例应大于等于 90%，不合格切片应立即重做。HE 染色切片优良率计算公式详见第四章第十节“四、（四）HE 染色切片优良率”。

d. 制片完成后，当事的技术员应将所制切片与其相应的病理检查申请单、取材工作单等进行认真核对，确认无误后，将切片连同相关的病理检查申请单、取材工作单等一并移交给指定的病理医生，双方经核对无误后，办理移交签字手续，具体交接方法由各医院自行制订。

e. 病理医生在接到当日切片并验收后，检查、核实所制作的组织学切片的数量及质量，在技术室送片记录本或工作流程单上签字，如发现切片数与取材数不符，应及时与当值技术人员联系，进行核查，对当天质量不好的切片做记录，指明技术上存在的缺陷，并于当天交给技术室。

f. 技术室收到切片质量记录，要求在 24 小时内答复，并立即纠正原不足之处。另外，质量管理小组按分工，每月按时间顺序复查切片一次，查出问题采取适当措施予以纠正，并注意落实情况。切片是技术含量高的步骤，同一蜡块，用同一台切片机、同一把刀片，不同的操作者会切出不同质量的片子，因此切片刀必须锋利。切片厚度以 3 ～4 μm为宜，切片完整、无污染、无皱褶、无刀痕，组织片应贴附在标签外剩余玻片的中间。

g. 胃镜、纤维支气管镜、穿刺等小活检组织切片需作连续性切片，数量至少为 6 张。

h. 切片、捞片时应严格分块完成，切忌在水面上残留上一块的碎片，杜绝污染。

i. 贴片时，必须注意蜡块编号与载玻片上的编号完全一致，杜绝错误。

j. 切好的白片要进行烤片化蜡，烤片温度应在 65 ～70 ℃，时间为 10 ～20 分钟。

k. 染色必须按程序操作，染色试剂必须及时过滤或更换。HE 染色适中，核、浆分化对比清晰，避免过红或过蓝，防止苏木精渣子和伊红碎片出现。

l. 切片封固前必须经乙醇充分脱水，二甲苯透明，湿封，不得用温箱烤干或电吹风吹得过分干燥，再封片。除真空包装之外，盖玻片使用前必须清洗，封片时不得有气泡，不得有树胶外溢。

m. 标签贴于玻片一侧，编号字迹必须清楚、整齐，且不易褪色，尽量采用玻片打号机或者不干胶标签打印，染好切片后贴标签时，编号要与玻片编号一致，杜绝错误。

n. 镜下观察切片质量控制：①切片内有明显污染组织，应与当事技术人员联系，共同检查、处理；②切片内容与送检组织不符，应分别与技术人员和取材医生联系，必要时与送检科室联系；③切片或染色质量差，应与当事技术人员联系，提醒其改进工作，必要时重新制片；④为充分观察病变需做深切、连续切、重切等，应在申请单备注栏或病理信息系统中写出原因，交付技术室相关人员；⑤实行初、中、高三级医生阅片

把关责任制，逐级复查，避免差错及误诊、漏诊。

C. 石蜡组织切片注意事项。

a. 多使用一次性切片刀，其刀锋必须锋利，如果变钝应及时更新。一次性刀片以10°～15°安装在切片机持刀座上，刀片应牢牢固定，否则，切片中就会发生许多人为现象，如切片出现波纹、厚薄不均等现象。

b. 蜡块装到切片机的蜡块夹上，夹持要平稳牢固，调整好蜡块的方位，不能偏斜，刀刃与蜡块的上、下缘平行，切片刀与蜡块的平面之间应保持一定的角度，多为3°～8°，以免刀刃面将组织刮坏。

c. 修剪蜡块时要循序渐进，力争修出最大面，又要防止小组织被修坏、修光。对于医嘱再次深切片或者根据需要“上刀切”，则尽量少修块，尽量保持相关病变的连续性，不要把蜡块中的组织切净。

d. 切片时连续转动手轮，用力要平稳、均匀，常规切片厚3～4 μm。

e. 切下的蜡片相连成带状，完整无缺，厚度适宜、均匀，无刀痕、颤痕、皱褶、开裂、缺损、松解等，待蜡带切至一定长度时，右手用镊子夹住蜡片末端，左手持毛笔轻轻将蜡带的另一端与切片刀剥离。

f. 先将蜡片较光滑的一面朝下置于室温水中（通常摊片水温为53～55 ℃），去除皱褶后，选择完整、无划痕、厚薄均匀的蜡片，用镊子将其展开，附贴到载玻片上（载玻片应洁净、光亮）。

g. 附贴时，务必使蜡片与玻片之间无气泡，玻片一端应留有1/3的位置贴号码标签用，将蜡片附贴在另外2/3位置的中心，待贴标签的一端，用铅笔清楚地标记其相应的病理号，包括次级号，注意必须确保载玻片上的病理号与相关组织石蜡包埋块的病理号完全一致，不能错写或漏写病理号。

h. 将切片放入65 ℃烤箱中或烤片机上烤片10～20分钟，以免发生脱片，为了防止脱片可以选用防脱片，免疫组化染色以使用防脱片为宜。

**8. 摊片、贴片与烤片方法及注意事项**

摊片、贴片与烤片这几道工序分别需要摊片机、载玻片或盖玻片与电热烤箱。

（1）摊片。摊片是把切出的组织蜡片在摊片机的恒温水内展平，使其平整、无皱褶、无气泡，以利于进行贴片。

A. 摊片的操作方法。

a. 用小弯镊或松软的毛笔把光滑面向下的组织蜡片轻轻移入室温水或5%～10%的乙醇内。

b. 如果组织蜡片有皱褶，用小弯镊的弯部把皱褶在水中撑开；如果组织蜡片有气泡，将小弯镊伸入水中，用镊尖把组织蜡片下的气泡赶走。

c. 用载玻片把无皱褶和无气泡的组织蜡片移到摊片机的恒温水中，直至组织蜡片展平。

B. 摊片注意事项。

a. 摊片机要求控温恒定，温度波动幅度小，有数字显示温度；水槽内壁和底部应为黑色，便于观察组织蜡片的展开情况。

b. 根据所用包埋石蜡的熔点，调节摊片机内水温恒定在53～55 ℃，以能展平组织蜡片而不造成组织蜡片熔化为宜。若组织蜡片在恒温水中不能展平，说明摊片机所调的水温过低；若组织蜡片的石蜡迅速散开甚至熔化，组织也跟着散开，说明摊片机所调的水温过高，这样需要重新调校水温至合适温度。

c. 保持摊片盘中水的清洁，水温过高时，组织蜡片的石蜡与组织散开，残留在水中，易污染下一例切片，这样会导致误诊的严重后果，因此应经常用吸水纸将水面上的污染物吸走，或经常换水。

d. 组织蜡片经常先放入室温水内，打开皱褶和赶走气泡后再移到恒温水中。组织蜡片也可先放入5%～10%的乙醇内再移到恒温水中，这是因为乙醇的张力小，水的张力大，组织蜡片由乙醇转入水中时就立即自然张开，组织蜡片上的皱褶也就随之平整，尤其是能展开肉眼看不清的小皱褶。但乙醇的浓度不能太高，否则组织蜡片由过高浓度的乙醇转入水中时，因张力太大，组织蜡片在水中漂游打转会使组织蜡片崩裂。

e. 如果切片刀锋利，蜡块状况好，切出的组织蜡片平整、无皱褶，组织蜡片即可直接放入摊片机的恒温水中展平。

（2）贴片。将在摊片机恒温水中展平的组织蜡片贴在载玻片上称为贴片。

A. 贴片的操作方法。

a. 用铅笔在载玻片的磨砂边写上蜡块号码，或者用玻片打号机在载玻片上打上蜡块号码。

b. 将玻片倾斜放入摊片机恒温水中慢慢靠近蜡片的一端，然后用玻片慢慢捞起组织蜡片，使组织蜡片贴在玻片上，必要时用镊子将组织蜡片固定在水中，以便于将组织蜡片贴在玻片合适的位置上。

c. 将贴好组织蜡片的玻片倾斜拿着，并将玻片流下水滴的一角接触水面一下，以带走水分，以免组织蜡片浮在水面上发生移位，且玻片上的水分少，可以缩短烤片时间。

d. 将贴好组织蜡片的玻片按顺序插在玻片抽架上进行烤片。

B. 贴片注意事项。

a. 贴片时要把组织蜡片贴在载玻片适当的位置或贴在盖玻片中央。

b. 用载玻片贴片时要注意“定点”和“定向”：“定点”是指用载玻片贴片时，应把组织蜡片贴在载玻片除粘贴标签外剩余位置的中央，用盖玻片贴片时组织蜡片应贴在盖玻片的中央；而“定向”是指对皮肤组织、胃肠道或囊壁等层次清楚的组织，贴片时其长轴应与载玻片的长轴平行，并使表皮层或黏膜面在玻片的下部，以利于在镜下观察时所看到的是表皮向上或黏膜在视野上部的图像，这样符合观察的习惯，其他非正方形或非圆形的组织，贴片时应使其长轴与载玻片的长轴平行。

c. 如果一个病理号有两个或以上蜡块，每张载玻片可贴两个蜡块的组织蜡片。

d. 细小组织如穿刺、内镜等小标本，应多贴几张组织蜡片，方便医生观察诊断。

e. 用于贴片的玻片要洁净，否则在染色过程中容易出现脱片现象。一些组织如血块、脑组织和需要切厚片的脂肪组织，以及由于浸蜡时温度过高而变脆的组织、长期固定于甲醛液内的组织与大切片等组织切片在染色时容易脱片，可以切成2 μm的厚度，

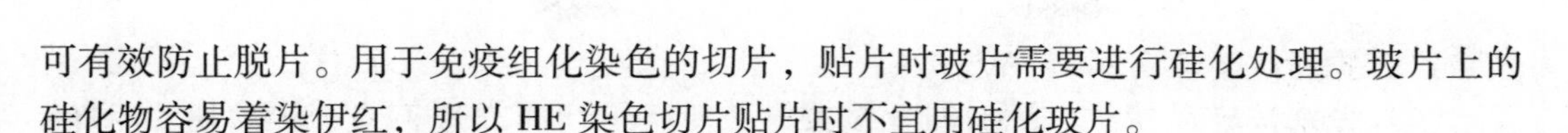


可有效防止脱片。用于免疫组化染色的切片，贴片时玻片需要进行硅化处理。玻片上的硅化物容易着染伊红，所以 HE 染色切片贴片时不宜用硅化玻片。

（3）烤片。组织蜡片贴在玻片上后，放入恒定温度的烤箱内或烤片机上烘烤，将组织蜡片上的水分烤干，石蜡熔化，使组织蜡片牢固贴附在载玻片或盖玻片上，称为烤片。烤片是防止切片在染色过程中脱片的关键。

A. 烤片的操作方法。

a. 贴片后切片放满一抽，马上放入 65 ℃烤箱中烤片 15 分钟，将组织蜡片水分蒸发，石蜡熔化，使组织切片牢固贴在玻片上，取出即可进行染色。

b. 如果用烤片机烤片，则每贴一张片即放在烤片机上烘烤，约 15 分钟后插入玻片抽架即可进行染色。

B. 烤片注意事项。

a. 烤片时间要控制好，烤片时间不足，在染色过程中容易脱片；烤片时间过长或温度过高，组织切片过于干燥，还没进行染色就会出现脱片现象。

b. 如果不需要立即进行染色，组织蜡片贴在玻片上后可以在 45 ℃恒温箱内烤片数小时以上，直至将组织蜡片水分烤干。由于烤片时温度不高，组织蜡片石蜡不会熔化，因此组织蜡片可以长时间保存，放在 37 ℃恒温箱内或 4 ℃冰箱内可保存 1 年以上。若置于室温下保存，要注意防潮、防霉。

c. 用电热烤片机（电热的平板）烤片，一般要用载玻片贴片，每贴一张片即放入烤片机烤片，烤片数量满一抽即可插入玻片抽架内染色。这样边贴片边烤片，可以节省时间。

d. 玻片应稍微倾斜放在烤片机上，让组织蜡片上的水流下，否则组织蜡片浮在水滴上，待水滴烘干后，蜡片落下贴在玻片上易造成皱褶痕迹。

## 三、快速冰冻组织切片制备技术及质量控制

手术时送检的新鲜组织不经任何处理，直接用冰冻切片机冰冻后马上进行切片，称为快速冰冻切片（冰冻切片）。某些组织成分（如脂肪、酶类等）的染色及免疫荧光染色的组织均需要用冰冻切片机进行冰冻切片。某些研究中有时将组织进行固定后再做冰冻切片，经固定的组织，冰冻切片不容易薄切，在染色中也容易脱片。冰冻切片需要配备冰冻切片机等设备。

### （一）冰冻切片制备程序

（1）设定冰冻切片机的温度，一般冰冻室的温度设定为 −22 ～ −20 ℃。

（2）临床送检新鲜组织标本，取材组织厚度不超过 2 mm。

（3）在组织样品头加入冰冻包埋剂 OCT 少许，待 OCT 稍微凝固后，再放上组织标本，组织所需切面朝上，再在组织四周和上面加入适量的 OCT。

（4）将组织样品头放在冰冻切片机内的快速冰冻台，按急冻按键，手拿冰冻锤轻轻贴在用 OCT 包埋的组织块上面数十秒钟后放开手，让冰冻锤压着组织，组织即可急速冰冻包埋。

（5）完成组织急速冰冻包埋后，取出组织样品头放入冰冻切片机，用样品夹头

夹紧。

（6）分别按样品快进/缩和慢进/缩按键，使组织切面靠近刀锋，转动切片手轮，同时按慢进键，两者配合修切组织，直至切出组织的最大切面，再连续多次转动切片手轮进行切片，使组织面平滑而不会出现切面有筛洞现象，才开始正式切片。

（7）放下防卷板，开始切片，切出的组织片顺着防卷板与切片刀之间平摊在切片刀面上。切片时转动切片手轮动作要轻，用力均匀。

（8）掀开防卷板，用玻片轻轻贴紧组织片，由于玻片温度较组织片高，组织片即变软贴附在玻片上。

（9）理想的切片应做到切片完整、较薄和均匀，无皱褶、无刀痕，贴片位置恰当。

（10）组织切片用乙醚和95%乙醇（1：1）固定液固定数秒，即可进行快速HE染色或其他染色。

（11）染好的片子贴好标签，核对无误后送诊断室阅片。

### （二）应用冰冻切片机制备冰冻（冷冻）切片

该方法是目前使用新鲜组织切片的最常用方法。冰冻切片机种类较多，应依照有关厂商的说明书进行操作。

### （三）冰冻切片质量控制

（1）制作冰冻切片所需的试剂和设备等应处于随时可用状态。

（2）切取的组织块大小适宜，厚度小于2 mm，并尽快置于冰冻切片机内制备切片。

（3）调节冰冻温度，试切合适时便迅速切片。冰冻温度不足，无法切片；冰冻温度过高，切片易碎。

（4）冰冻切片机应预先设定温度（－22～－20 ℃），使其在使用前30～60分钟达到切片所需温度。每天使用的冰冻切片机可一直将温度保持在－22～－20 ℃。若下班后不用，可将冰冻切片机温度调至－5 ℃以减轻制冰压缩机的负担，尤其是下班后室温较高，温度应调至－5 ℃，但不宜高于－5 ℃，否则会因温度波动过大引起解冻或结霜。

（5）急速冰冻包埋组织的适宜温度与时间依组织类型的不同而异。细胞多的组织（如肝、肾等）及肿瘤组织在－20 ℃冰冻1～2分钟即可；含脂肪较多的组织须在－35 ℃或更低温度冰冻2～3分钟。某些组织（如脑、肌肉等）极易形成结晶水，使组织结构受到破坏，必要时须用液氮急速冰冻组织。如果冰冻切片机制冰效果不佳，可以使用专用的喷雾冰冻剂辅助冰冻组织。防止冰晶形成的最有效的方法是使组织在尽可能短的时间内完全冷却，即快速冷却。

（6）如果冰冻切片机没有样品慢进按键用于电动控制样品前进修切组织面，可以先把切片厚度调至20～30 μm，连续多次转动切片手轮进行切片，直至修切出组织的最大切面，然后再把切片厚度调回4～6 μm开始切片。

（7）用于贴片的玻片应在室温处放置，这样贴片时组织切片很容易吸附贴紧在玻片上。如果玻片放在冰冻切片机里，组织切片很难贴紧在玻片上。

（8）切片时，若切片未能顺着防卷板与切片刀之间平摊在切片刀面上，应重新调整防卷板的位置，调节防卷板慢慢向前或向后移动，使防卷板的末端与切片刀锋几乎相

接和平行一致即可。若不使用防卷板，切出的切片经常会卷起，可用松软毛笔轻轻扫平并轻压在切片刀面上，再取玻片贴片。毛笔平时应放在冰冻切片机内，如果毛笔温度比冰冻切片高则易粘上切片。

（9）冰冻切片机的冰冻锤并不能制冰，只能起快速吸热和平整冰冻包埋组织切面的作用。在将冰冻锤放在用 OCT 包埋的组织块上面时，不可用力压组织，用手拿着冰冻锤轻轻贴在用 OCT 包埋的组织块上面数十秒钟，使 OCT 包埋剂凝固后可放手让冰冻锤压着组织。如果 OCT 包埋剂还没凝固，冰冻锤容易压扁组织，使组织受挤压变形，造成细胞人为变形，尤其是在冰冻包埋细小组织时。

（10）冰冻包埋细小组织时，应先在组织样品头上加上一薄层 OCT，待 OCT 冰冻凝固后再平稳放入细小组织，细小组织被凝固的 OCT 贴紧而不会移位，从而避免在再加入 OCT 包埋时浮起使细小组织不在同一平面。

（11）组织样品头平时放在冰冻切片机外面（室温）备用，这样在冰冻包埋组织后，出现组织与样品头分离的现象比样品头平时放在冰冻切片机内（低温）的机会少。组织与样品头分离的原因还与样品头表面不洁净有关。

（12）组织急速冰冻后，稍稍用力即可使冰冻锤与组织分开。如果组织急速冰冻不够，OCT 包埋剂还没完全凝固，或者冰冻锤底面不干净，则冰冻锤与组织粘贴过紧，需要用力才能分开，这样很容易拉烂组织，使组织切面凹凸不平。因此，要注意观察组织急速冰冻的程度，并经常保持冰冻锤底面干净。

（13）使用冰冻切片机时会常打开机门，易使空气进入机内成霜，影响制冰效果。因此，冰冻切片机应定时启动自动除霜功能，设定每个工作日凌晨 5 时左右自动除霜，这样可以在上班时使冰冻切片机保持最佳的制冰效果。如果冰冻切片机没有自动除霜功能，则应在每天下班前手动除霜。

（14）经过冰冻切片的组织在做出病理学诊断后，应马上用 10% 中性缓冲福尔马林固定，随后制作石蜡切片。

（15）制作冰冻切片的组织都是未经过任何固定处理的新鲜组织，因此，每天下班前应做好冰冻切片机内的清洁、消毒工作，把组织残屑清扫干净，并启动冰冻切片机的消毒功能或用紫外光进行消毒；样品头和镊子等要经常用苯扎溴铵（新洁尔灭）等消毒水浸泡消毒。

（16）定期（约 1 个月）对冰冻切片机进行停机清洗，方法是关停机器待其解冻后用水及苯扎溴铵消毒水冲洗切片机、冰冻室内壁与冰冻台等地方；随后用干布抹干并用风扇吹干，必要时在加油孔内滴加冷冻机油起润滑作用。在用风扇吹干时应不时转动切片手轮，确保冰冻切片机每个部位都干燥才能开机，否则冰冻切片机内的残留水分在机器制冰时形成冰晶，易损坏冰冻切片机。

（17）根据实际情况选择开机时间，从开机至温度降到 －22 ～ －20 ℃需要较长时间，应该摸索相对准确的开机时间，确保在收到送检标本时能马上开始切片工作。

（18）若用于科研制作的冰冻切片不需要马上进行染色，切片可以保存在 －20 ℃或 －80 ℃冰箱内。不同的组织内含物可以保存的时间不同，如肌肉组织的乙酰胆碱酯酶在 －20 ℃冰箱内可保存 1 年，温度越低保存的时间越长。

## 四、苏木精－伊红染色（HE 染色）技术及质量控制

HE 染色是应用最广泛的组织病理学常规染色技术。

### （一）HE 染色试剂的配制

**1. 苏木精染液**

（1）Harris 苏木精染液：苏木精 1 g，无水乙醇 10 mL，硫酸铝钾 20 g，蒸馏水 200 mL，氧化汞 0.5 g，冰醋酸 8 mL。先用无水乙醇溶解苏木精，用蒸馏水加热溶解硫酸铝钾，然后将两液合并煮沸，加入氧化汞，继续加热和搅拌至溶液呈深紫色，随即用冰水冷却，恢复至室温后过滤备用。使用前加入冰醋酸并混匀、过滤。

（2）改良 Gill 苏木精液：苏木精 2 g，无水乙醇 250 mL，硫酸铝钾 17 g，蒸馏水 750 mL，碘酸钠 0.2 g，冰醋酸 20 mL。先用无水乙醇溶解苏木精，用蒸馏水溶解硫酸铝钾，然后将两液混合，再依次加入碘酸钠与冰醋酸。使用前过滤。

（3）改良 Mayer 苏木精液：A 液为苏木精 2 g，无水乙醇 40 mL；B 液为硫酸铝钾 100 g，蒸馏水 600 mL。将 A 液中苏木精溶于无水乙醇中；稍加热使硫酸铝钾溶于蒸馏水中成为 B 液；将 A 液与 B 液混合后煮沸 2 分钟，再用蒸馏水补足至 600 mL，加入 400 mg 碘化钠充分混匀。染液呈紫红色。

**2. 盐酸乙醇分化液**

盐酸乙醇分化液包括浓盐酸 1 mL，70% 乙醇 99 mL。

**3. 伊红液**

（1）0.25%～0.5% 伊红 Y 水溶液：伊红 Y 0.25～0.5 g，蒸馏水 100 mL，冰醋酸 1 滴。

（2）0.5% 伊红 Y－氯化钙水溶液：伊红 Y 0.5 g，蒸馏水 100 mL，无水氯化钙 0.5 g。

（3）0.25%～0.5% 伊红 Y－乙醇溶液：伊红 Y 0.25～0.5 g，80% 乙醇 100 mL。

**4. 石炭酸－二甲苯混合液**

石炭酸－二甲苯混合液包括石炭酸 1 份、二甲苯 3 份。

### （二）HE 染色程序

**1. 石蜡切片 HE 染色（常规 HE 染色）**

（1）二甲苯Ⅰ：5 分钟。

（2）二甲苯Ⅱ：5 分钟。

（3）二甲苯Ⅲ：5 分钟。

（4）无水乙醇Ⅰ：1～3 分钟。

（5）无水乙醇Ⅱ：1～3 分钟。

（6）95% 乙醇Ⅰ：1～3 分钟。

（7）95% 乙醇Ⅱ：1～3 分钟。

（8）80% 乙醇：1 分钟。

（9）流水冲洗：1 分钟。

（10）苏木精液染色：5～10 分钟。

（11）流水洗去苏木精液：1 分钟。

（12）1% 盐酸乙醇：5～10 秒。

（13）稍水洗：1～2 秒。

（14）返蓝（用温水或1% 氨水等）：1 分钟。

（15）流水冲洗：1 分钟。

（16）0.5% 伊红液染色：1～3 分钟。

（17）蒸馏水或者流水稍洗：2～5 秒。

（18）80% 乙醇：2～5 秒。

（19）95% 乙醇Ⅰ：1 分钟。

（20）95% 乙醇Ⅱ：1 分钟。

（21）无水乙醇Ⅰ：2 分钟。

（22）无水乙醇Ⅱ：2 分钟。

（23）石炭酸－二甲苯：2 分钟。

（24）二甲苯Ⅰ：2 分钟。

（25）二甲苯Ⅱ：2 分钟。

（26）二甲苯Ⅲ：2 分钟。

（27）中性树胶封固。

上述（12）和（13）项可省去，但（15）项的冲洗时间可以延长至 10～15 分钟，这样细胞核显示更清晰。

**2．冰冻切片 HE 染色**

（1）冰冻切片固定：5～10 秒。

（2）稍水洗：1～2 秒。

（3）苏木精液染色（60 ℃）：2～3 分钟。

（4）流水洗去苏木精液：5～10 秒。

（5）1% 盐酸乙醇：1～3 秒。

（6）稍水洗：2～3 秒。

（7）返蓝（用温水或1% 氨水等）：10 秒。

（8）流水冲洗：15～30 秒。

（9）0.5% 伊红液染色：1～2 分钟。

（10）流水稍洗：3～5 秒。

（11）80% 乙醇：5 秒。

（12）95% 乙醇：5 秒。

（13）无水乙醇Ⅰ：10 秒。

（14）无水乙醇Ⅱ：10 秒。

（15）石炭酸－二甲苯：10 秒。

（16）二甲苯Ⅰ：10 秒。

（17）二甲苯Ⅱ：10 秒。

（18）中性树胶封固。

上述（5）和（6）项可省去，但（8）项的冲洗时间可以延长至5～10分钟，这样细胞核显示更清晰，（15）项可用无水乙醇代替，北方地区可省略。

（三）HE染色结果判读

细胞核呈蓝色，细胞质、肌纤维、胶原纤维和红细胞呈不同程度的红色；钙盐和细菌可呈蓝色或紫蓝色。

（四）HE染色质量控制

（1）切片染色前，应彻底脱蜡。

（2）用含有升汞液体固定的组织，其切片染色前应先按下列步骤脱去汞盐。

A. 石蜡切片脱蜡至水洗。

B. Lugol碘液：20分钟。

C. 流水冲洗：5分钟。

D. 95%乙醇：10分钟。

E. 水洗：1分钟。

F. 5%硫代硫酸钠水溶液：5分钟。

G. 流水冲洗：5分钟。

H. 显微镜观察除汞满意后，转入HE染色。

（3）在福尔马林中固定时间较久的组织，易产生黑褐色结晶状色素，影响切片染色结果，故含此色素的切片，在脱蜡水化后，可用下列方法去除该色素：①氨水-过氧化氢浸泡法：将切片浸入氨水-过氧化氢溶液（3%过氧化氢25 mL，加浓氨水1～2滴），1～2小时后充分水洗。②氨水乙醇浸泡法：将切片浸入氨水乙醇溶液（75%乙醇100 mL加浓氨水0.5 mL）中，半小时后充分水洗。③碱乙醇浸泡法：将切片浸入碱乙醇液（75%乙醇100 mL加1%氢氧化钠1 mL）中，10分钟后充分水洗。

（4）严格执行HE染色流程，用显微镜控制细胞核的苏木精染色质量；HE染色切片应红蓝分明，对比清晰，着色鲜艳。

（5）载玻片自二甲苯液中取出后，应立即用洁净、光亮的盖玻片和稠度适宜的中性树胶湿封载玻片，封盖处内无气泡，外无溢胶，封片时必须进行操作人员和局部环境的二甲苯污染防护。不能将组织切片烤干或风干后再行封片。

（6）在载玻片的一端贴牢标签，标签上清楚显示有关的医院病理号及其次级号，标签上的病理号应准确无误，无涂改。

（7）制片完成后，技术人员应将切片与其相应的病理学检查记录单或取材工作记录单认真进行核对，确认无误后，将制备好的切片连同相关的活检申请单、活检记录单以及取材工作单等一并移交给相关的病理医生，双方经核对无误后，办理移交签字手续。

（8）石蜡切片HE染色的优良率应不低于90%。

（9）制片工作应在取材后2个工作日内完成，不含进行脱钙、脱脂等特殊处理的标本。制片过程出现意外情况时，技术室人员应及时向病理医生和病理科主任报告，设法予以补救。

（10）染色注意事项：①配制染液和其他溶液时，要根据需要和染液的保存期限决

定配制数量。②需要保存能够继续使用的染液与试剂，必须贴上标签，注明名称、浓度、配制日期和用处等，妥善存放。经常使用的染液与试剂要经常过滤或更换新液。③染色器皿须洗涤干净，必要时用酸洗液处理。将玻璃器皿浸泡于酸洗液中半天至1天，自来水冲洗数小时，接着用洗涤剂刷洗，再用自来水冲洗数小时，最后用蒸馏水冲洗后备用（酸洗液配制：重铬酸钾300 g，硫酸300 mL，蒸馏水或者自来水3 000 mL，先将重铬酸钾溶解在蒸馏水中，接着徐徐加入硫酸，注意加酸时必须缓慢，并用玻璃棒不停地搅拌）。④盖玻片使用前清洁处理，方法为：先用自来水冲洗1遍，接着逐片放入酸洗液内浸泡数小时，再用自来水流水冲洗数小时，最后用95%乙醇浸泡1小时以上，擦净备用。

（五）HE染色评分标准

HE染色是病理学常规制片中最基本的染色方法，是病理诊断中最基础、使用最广泛的技术方法。HE染色切片的优劣直接影响组织病理诊断的结果。

HE染色切片优良率是指常规HE染色切片中，优良切片（评估结果为优秀或良好）占HE染色切片总数量的比例，是反映病理科常规HE染色制片质量的指标，在病理科的医疗质量安全中发挥重要作用。在《三级综合医院评审标准实施细则》（2011年版）中，明确了三级综合医院常规HE染色切片的优良率应在90%以上；在国家卫生和计划生育委员会颁布的《国家卫生计生委办公厅关于印发麻醉等6个专业质控指标（2015年版）的通知》中，HE染色切片优良率被列为病理专业医疗质量控制指标中重要的指标之一。

HE染色切片评分标准详见第四章第十节相关内容。

## 五、免疫组化染色流程、质量控制及相关制度

（一）免疫组化室管理规范

（1）工作人员应遵守医院各项规章制度，掌握岗位的基本知识与操作方法，互相学习，团结进步，努力提高和不断完善技术水平，记好工作日志，统计好工作量，做好室内及室间质量控制。

（2）免疫组化室不对外开放，未经许可，其他人员谢绝入内。免疫组化室仪器、试剂等未经科室主任批准一律不准外借，若确需借用须经科室主任批准，办理手续，定期归还，归还时由科室负责人清点检查；科室仪器、试剂一律只用于临床工作，不得私自用于科研、教学等工作。

（3）每6个月定期征集病理医生使用抗体意见，定期更新免疫组化抗体项目，经科室主任批准后，向医院主管科室申报购买新抗体，以满足临床病理诊断与临床治疗需要。

（4）每批新抗体均须经过最佳稀释度检测，严格的阳性、阴性对照验证合格后方可使用。

（5）原则上每张免疫组化片均有合适的阳性对照片作为比照，以确保抗体合格及操作流程准确、规范。若遇到染色定位不准确、非特异性着色等问题，应及时查找原因和重做，确保免疫组化片染色的客观性与可信度。

（6）定期参加国家级与省级免疫组化染色的室间质量控制和病理技术学术交流，不断提高免疫组化染色质量。

（7）建立、健全免疫组化染色各个抗体的SOP文件和全自动免疫组化设备的操作流程。

（8）使用各种仪器时，应遵守操作流程和规章制度，对实验室内的仪器设备做到正确使用，由专人保管，未经保管人允许或科室主任批准禁止他人使用。精密贵重仪器由专人负责，操作按程序，不得违章操作，做到精心维护、充分利用、安全运行，发现故障及时申报并督促维修。

（9）各种免疫试剂应由专人负责保管，应有购买批号、品名、类别、数量、耗用、库存的数量账目及过期日期。

（10）认真做好免疫组化室文字资料的记录、登记工作，加强各种资料的保管，防止资料丢失。及时统计报表。

（11）二氨基联苯胺（diaminobenzidine，DAB）为强致癌物，其废液应存放于指定容器中，由专人管理，由指定单位回收，不得随意倾弃。

（12）保持科室干净、整洁，操作完毕后及时清理实验室台面。

（13）节约水电及消耗品，加强防火、防盗、防破坏。每天下班离开前锁好冰箱，关好水、电、门窗及各种仪器电源，做好值班登记。

### （二）免疫组化染色工作流程

免疫组化染色工作流程如图3－1所示。

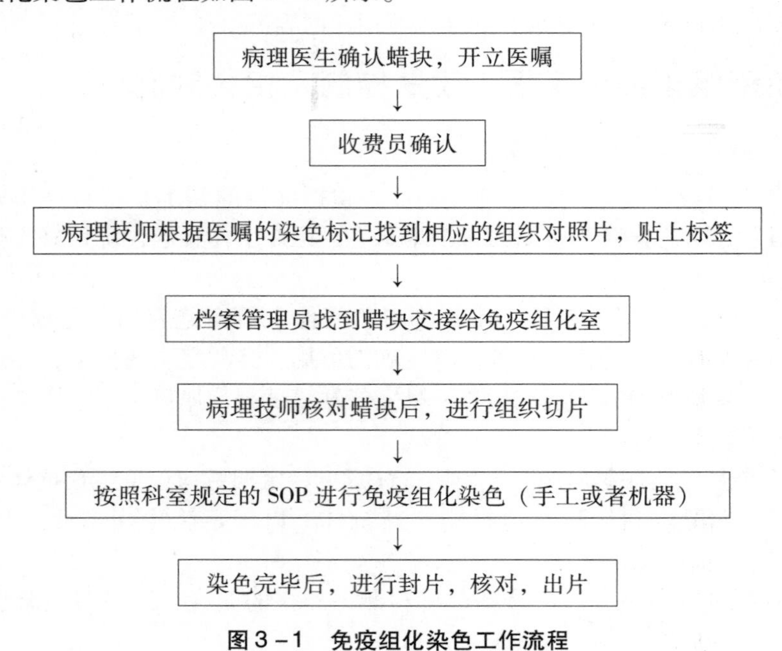


**图3－1　免疫组化染色工作流程**

### （三）免疫组化室室内质量控制

免疫组化能为临床病理诊断、肿瘤性质、肿瘤组织学分型的判定、鉴别诊断、治疗

指标和预后评估等提供重要依据，同时又是一种由多步骤、多因素决定的实验方法。科学地规范免疫组化技术的操作，做到免疫组化技术的标准化，对保证免疫组化制片质量、提高临床病理诊断水平有着非常重要的意义。免疫组化是病理科必不可少的实验检测手段。为提高免疫组化检测的质量，现制定如下免疫组化室室内质量控制制度。

（1）人员的培训：从事免疫组化的技术人员，必须有很强的责任心、严谨的工作态度和精益求精的素质。相关人员进入免疫组化技术员岗位前必须接受科室的相关培训，考核合格后方可上岗。要求技术人员与时俱进，熟悉免疫组化相关新技术、新仪器等，不断提高技术水平，以满足病理技术发展的需要。科室工作人员应定期交流工作心得、经验和体会，介绍新技术、新方法。

（2）组织固定：良好的组织固定是免疫组化染色成功的关键因素。组织放入10%中性缓冲福尔马林之前的离体时间应在60分钟内。大体组织固定应每隔10 mm切开固定，固定24～48小时。手术活检标本固定时间为6～24小时。固定液的量应该是组织体积的5～10倍。

（3）切片质量要求：切片厚度应在3～4 μm，要求切片完整，不能出现切片过厚、裂隙和人为组织空洞等，尽量避免出现刀痕。漂片时不能有气泡和皱褶，应充分展平。裱片要求平整，水面保持清洁，避免污染。裱片位置正确，切勿遮盖阳性对照片。

（4）抗体及其他试剂的保存及配置管理：抗体及其他试剂的配置必须严格按照标准操作步骤进行。抗体的订购不随便更改厂家，要考虑现有的抗体实验条件和克隆号。一般来说，抗体应放在4 ℃冰箱中保存，浓缩抗体可分成小包装于－20 ℃冰箱中保存，使用时存放在4 ℃冰箱中，不宜反复交替存放于4 ℃冰箱和－20 ℃冰箱，反复冻融会使抗体效价下降。其他试剂超过保质期弃用，抗体超过有效期不用。购入新抗体使用前必须先进行阳性、阴性检测和抗体稀释度的摸索。定期检查抗体的使用情况，备足抗体，以确保日常工作需要。

（5）全自动免疫组化机的维护：应严格按照仪器说明书的介绍，按规定进行日维护、周维护、月维护、季度维护。每日运行前要检查仪器是否正常工作，仪器内的试剂是否齐全，保证仪器的正常运转，确保试剂满足当日工作所需。

（6）免疫组化片结果判读：技术人员应熟悉每种抗体在细胞中的定位，确认阳性对照片的结果清晰、准确。若未达到预期结果，应系统检查实验的每一步骤，及时找出问题和解决问题。

（7）阳性对照组织的设置和选择：阳性对照组织的选择非常重要，首先要确保阳性对照组织经过良好的固定。为证实抗体和检测试剂盒效价是否可靠，染色操作是否正确，一般需要进行实验对照，以避免试剂失效或操作失当而出现假阴性和假阳性，确保染色结果的可靠性。在验证新试剂时，应选择不同表达程度的多组织蜡块或者组织芯片进行测试，直到表达谱完全符合后，优化到最佳染色条件，然后再选择中到强表达程度的组织作为阳性对照组织。此外，组织中的内对照也是很好的阳性对照。阳性对照对免疫组化的质量控制起着很大作用，我们应不断在日常工作中收集阳性蜡块，为每种抗体寻找合适的阳性对照。每天检查阳性对照片是否满足需求，及时填补阳性对照片的空缺，确保阳性对照片的使用。

（8）防脱玻片的选择：如果防脱片上正电荷分布不均或者比较少，就会对抗体的均匀吸附产生一定影响，进而出现假阴性的结果。因此，优质的防脱片上正电荷分布均匀，可以避免出现假阴性的结果。

（9）定期的统计分析：应定期对免疫组化室室内质量控制合格率、室间质量控制合格率进行统计分析，分析总结不合格免疫组化片的原因，持续改进免疫组化染色的质量。

（四）免疫组化室技术人员培训制度

为使免疫组化技术工作科学化、规范化，制度标准化，以保证免疫组化制片质量，提高临床病理诊断水平，须对上岗人员进行为期1个月的培训，以培养出责任心强、工作态度认真负责的高素质技术人员。

（1）熟悉免疫组化室的日常工作运转的概况：早上8:00准时上班，做好各种前处理工作，及时将前一天切好、烤好的免疫组化片上机，确保医生能够在当日下午4:00前拿到做好的免疫组化片。当天工作量及时统计。密切注意实验室各种仪器的运转情况。及时补充阳性对照片的空缺，确保阳性对照片的使用。对照免疫组化申请单及时收费。下午对做好的免疫组化片进行封片。核对免疫组化片，对每一张免疫组化片进行质量控制，不合格片应及时重做。切好次日的免疫组化片，确保次日工作正常运转。

（2）熟悉每种抗体的免疫组化手工操作方法，以备急需：多数实验室采用EnVision二步法，用高压方法，通过pH 6.0及pH 8.0的修复液进行抗原修复；对个别抗体如表皮生长因子受体（EGFR）采用酶修复。被培训人员应独立完成每个步骤，要求熟练操作，不反复、无差错。

（3）提高切片质量与速度：切片厚度应为3～4 μm，要求切片完整，不能出现切片过厚、裂隙和人为组织空洞等，尽量避免出现刀痕。应提高切片速度，尽量在短时间内完成切片任务，确保免疫组化室工作的顺利完成。

（4）熟练免疫组化室各种仪器设备的操作及相关试剂的配制：被培训人员应独立上机，学会配制当天试剂、打标签等日常操作，学会处理简单的仪器设备问题，遇到不能解决的问题，应及时联系工程师前来维修调试。

（5）熟知在显微镜下每种抗体阳性对照片的着色强度与阳性部位，学会正确判读免疫组化片，学会处理免疫组化片出现的非特异性染色问题，对无染色、无着色片及时重新检测。核对好免疫组化片数，以确保病理医生拿到的免疫组化片完整、无缺失。

（五）免疫组化室试剂管理规范

（1）所有试剂医院统一采购、统一管理，科室不得自行采购试剂。

（2）根据抗体使用频率与使用量，相关负责人先填写试剂申购表，包含用量、有效期、保存条件、试剂公司、货号等。

（3）严格把好试剂质量关。每种抗体到货后，先核对货号、生产商、有效期等，并及时将抗体预实验的信息反馈给试剂管理小组，3天内完成预实验，包括摸索抗体的最佳稀释度、最佳预处理方法、最佳孵育时间。预实验成功的抗体次日分装，大部分储存于-80 ℃超低温冰箱，少部分储存在4 ℃冰箱供日常检测使用。严禁抗体反复冻融，以防抗体效价降低。

（4）预实验成功的抗体方可用于日常外检，严禁将未做质量控制的抗体用于检测工作，以保证结果的真实可靠。

（5）做好抗体的进库使用登记。每月检查抗体的使用情况，及时补充抗体，以防抗体在使用过程中出现脱节现象。

（6）及时检查和清理过期抗体，严禁使用过期试剂。

（六）免疫组化室仪器设备管理规范

为充分利用现有仪器设备，降低固定资产成本，营造良好的工作环境并培养高素质的员工，提高实验室的工作效率，现制定免疫组化室仪器设备使用管理规定。

（1）规定适用于所有工作人员，包括研究生、实习生、进修人员。

（2）所有大型仪器设备均责任到人，其使用要严格遵守验收、登记制度。常用设备仪器不外借。

（3）对于新购仪器设备须开办有关质量管理基本知识和基本技能培训，各种仪器设备必须按操作程序、注意事项等进行操作。凡未参加培训者不得上机操作，如果强行上机或不按操作规程操作，将视为违章作业，一切后果自负。

（4）严格执行仪器设备运行记录制度，记录其运行状况、开关机时间。

（5）发现仪器设备故障者，应第一时间向管理人员报告，严禁擅自处理。仪器设备使用后切断电源、水源，关闭各种不必要的按钮，做好清洁工作。

（6）仪器设备下次使用者，在开机前，首先检查仪器清洁卫生，仪器有无损坏，接通电源后，运转是否正常，发现问题及时报告管理员，并联系上一次使用者问明情况，知情不报者追查当次使用者责任。管理人员不定期进行仪器设备使用检查，发现任何问题，追究当前使用人责任。

（7）冰箱、冰柜等设备须专人负责，科学使用，并定期清理。进入低温设备及样品库的物品必须严格登记建档，迅速取放，凡是未登记的物品全部清除。

（8）为保证临床病理工作的正常运转，各项仪器设备仅用于临床病理诊断工作，未经批准，不得用于教学与科研等用途。

## 六、特殊染色技术及质量控制

（一）特殊染色室工作管理规范

（1）各种特殊染色的操作方法均按《临床技术操作规范：病理学分册》（人民军医出版社 2004 年版）的要求执行。

（2）各种特殊染色的试剂均按《临床技术操作规范：病理学分册》（人民军医出版社 2004 年版）推荐的方法进行配制。配制时计量准确，并在特殊染色试剂配制登记本上登记配制的时间，贴好瓶签。

（3）特殊染色使用的试剂瓶、量杯等玻璃器皿均按病理科各类容器的清洁标准进行处理。

（4）操作技术员根据病理医生所开出的特殊染色申请单，收费后找出相应编号的蜡块，进行特殊染色操作。

（5）在规定的时间将所登记的特殊染色项目进行切片，并根据特殊染色的种类和数量在蜡片切出后1～2日完成染色，并由操作者记录完成的时间并签字。

（6）染色严格按照病理科特殊染色操作常规执行，严禁将染色后的试剂倒回试剂瓶中。

（7）每种特殊染色均设阳性对照片，染色完成后的切片，应在显微镜下观察染色情况，经确认合格后，放入特殊染色/组织化学切片盒中，由经手医生签字领片。若病理医生反馈染色效果不理想，应寻找原因，重新染色。

（8）染色中遇试剂缺乏或不足时，应及时配制补充，并在特殊染色试剂配制登记本上登记配制的时间。

（9）遇脱片等特殊情况需要重新染色的，应及时联系特殊染色的技术员。

（10）染色完毕，操作者应将所用的容器按病理科各类容器的清洁标准进行处理，并放回原处，以便下次使用。

（11）操作时注意安全，将有毒、有害的试剂存放妥当，废液由专人负责管理回收。

### （二）胶原纤维染色

胶原纤维（collagen fiber）在HE染色中显示浅红色，粗细不等，难以与其他纤维相区别，只有通过特殊的染色方法才能够区别。胶原纤维分子中含有碱性氨基酸，能够与酸性染料进行反应，由于酸性染料具有不同程度的扩散性，其中小分子染料扩散性高，易于进入结构致密的狭孔组织（如肌纤维）的间隙中，而扩散性低的大分子染料则只能进入结缔疏松的宽孔组织（胶原纤维）的间隙中。

胶原纤维染色常用来证实梭形细胞增生肿瘤的组织中的梭形细胞来源于纤维细胞、心肌瘢痕灶、早期肝硬化和其他肌源性组织增加性病变。

#### 1. Van Gieson（VG）苦味酸－酸性品红染色法

（1）试剂配制。

A. Weigert铁苏木精染液：

甲液：苏木精1 g，无水乙醇100 mL。

乙液：30%三氯化铁液4 mL，蒸馏水95 mL，纯盐酸1 mL。

甲、乙两液须分瓶存放。甲液配制后数天仍可用，不宜配制过多，保存时间过长时染色不良，平时应密封保存；乙液应即配即用，临用前将甲、乙两液等量混合。

B. Van Gieson染液：

甲液：1%酸性品红水溶液。

乙液：苦味酸饱和水溶液（约1.2%）。

甲、乙两液分瓶存放，临用前取甲、乙两液按1∶9的体积比例混合即可使用。

（2）染色步骤。

A. 10%中性缓冲福尔马林固定组织，常规脱水、透明处理、石蜡包埋和切片。

B. 切片脱蜡至水。

C. 用Weigert铁苏木精染液染色5分钟。

D. 流水冲洗。

E. 1%盐酸乙醇分化。

F. 流水冲洗。

G. Van Gieson 染液染色 1～2 分钟。

H. 倾去染液，直接用95%乙醇分化和脱水。

I. 用无水乙醇脱水，二甲苯使之透明，中性树胶封固。

（3）染色结果判读：胶原纤维呈鲜红色，肌纤维和红细胞呈黄色，细胞核呈蓝褐色。

**2. 天狼星红（Sirius Red）苦味酸染色法**

（1）试剂配制。

A. 天狼星红饱和苦味酸液：0.5%天狼星红 10 mL，苦味酸饱和液 90 mL。

B. 天青石蓝液：天青石蓝 B 1.25 g，铁明矾 1.25 g，蒸馏水 250 mL，溶解煮沸，待冷却过滤后，加入甘油 30 mL，再加入浓盐酸 0.5 mL。

（2）染色步骤。

A. 10%中性缓冲福尔马林固定组织，石蜡切片，常规脱蜡至水。

B. 天青石蓝液染色 5～10 分钟。

C. 蒸馏水洗 3 次。

D. 天狼星红饱和苦味酸液染色 15～30 分钟。

E. 无水乙醇直接分化和脱水。

F. 用二甲苯使之透明，中性树胶封固。

（3）结果判读：胶原纤维呈红色，细胞核呈绿色，其他呈黄色。

**3. 质量控制**

（1）细胞核复染如果用 Harris 苏木精染色液，其容易在 VG 染色后变红，因此需要用 Weigert 铁苏木精染色液。

（2）染色封固后的切片，及时用偏光显微镜进行观察与照相，保持鲜艳色彩。

（3）胶原纤维染色主要用于与肌纤维的鉴别诊断：①软组织的梭形细胞肿瘤，既可以是纤维性的，也可以是肌源性的，在 HE 染色切片中，用改良天狼星红染色，纤维性肿瘤呈红色，肌源性肿瘤呈黄色。②通过观察组织中胶原纤维的变化，判断各种组织炎症时的修复情况与纤维化的程度。

### （三）网状纤维染色

网状纤维（reticular fiber）是由交错排列的纤细的纤维组成，大量堆积集中时形成致密的网状，因而有网状纤维之称，银氨溶液浸染能使网状纤维变成黑色，故其又称为嗜银纤维（argentaffin fiber）。其染色的基本原理是由于组织蛋白与银化合物结合，再经甲醛还原为金属银沉淀，附于组织内及其表面。

网状纤维染色的应用广泛，常用于区别上皮性还是非上皮性来源的血管肉瘤、恶性肿瘤、外皮细胞瘤、恶性淋巴瘤或组织细胞肉瘤、脑膜瘤或星形胶质细胞瘤，并可用于判断肝脏组织的网状支架破坏、塌陷或增生的情况。

网状纤维由含有糖蛋白的胶原蛋白组成，易与氨性银结合。胶原纤维结构疏松，宽孔纤维能够与酸性染料结合。在通常情况下，由于鉴别诊断需要，常同时进行胶原纤维对比染色，如选用丽春红染色（Ponceau 染色）或天狼星红染色（Sirius Red 染色），能够得到适用于鉴别诊断的结构。

**Gordon-Sweets 银氨染色法**

（1）试剂配制。

Gordon-Sweets 银氨液：用小量杯盛 10% 硝酸银水溶液 2 mL，逐滴加入氢氧化铵，边滴边摇动容器，出现沉淀物时，继续滴入氢氧化铵至所形成的沉淀物恰好溶解；加入 3% 氢氧化铵水溶液 2 mL，再次形成沉淀，继续滴入氢氧化铵，直至沉淀物再次溶解；最后加蒸馏水至 40 mL 即可。配好后用棕色砂塞瓶盛装，置于 4 ℃冰箱内保存，使用前取出恢复至室温；碳酸钙加至饱和，用时取其上清液。

（2）染色步骤。

A. 10% 中性缓冲福尔马林固定组织，常规脱水、石蜡包埋和切片。

B. 脱蜡至水。

C. 0.5% 酸化高锰酸钾水溶液氧化 5 分钟。

D. 少量水洗。

E. 2% 草酸水溶液漂白 1 ～2 分钟。

F. 少量水洗。

G. 2% 硫酸铁铵水溶液媒染 5 分钟。

H. 蒸馏水冲洗 3 次。

I. 滴加 Gordon-Sweets 银氨液，作用 1 分钟。

J. 蒸馏水冲洗。

K. 10% 中性缓冲福尔马林还原 1 分钟。

L. 蒸馏水冲洗 3 次。

M. 0.2% 氯化金调色 1 ～2 分钟。

N. 蒸馏水冲洗。

O. 5% 硫代硫酸钠溶液固定 2 分钟。

P. 用核固红染色液或伊红复染。

Q. 流水冲洗。

R. 用无水乙醇脱水，二甲苯使之透明，中性树胶封固。

（3）染色结果判读：网状纤维呈黑色，细胞核呈红色（用核固红染色液复染）或蓝色（用苏木精复染），胶原纤维呈黄棕色，细胞质呈淡红色（用伊红复染）。

（4）质量控制。

A. 10% 硝酸银液放入冰箱内保存备用，使用时不可滴染，应置于立式染色缸内进行，防止银污染组织，注意用蒸馏水浸洗。

B. 二氨银带正电荷的离子状态，能够被具有嗜银性质的网状纤维所吸收，经过甲醛还原成金属银，因此福尔马林要现配现用。

（5）临床应用。

A. 鉴别癌和肉瘤。

B. 鉴别原位癌与原位癌早期浸润。

C. 鉴别血管性肿瘤。

### （四）弹力纤维染色

弹力纤维（fibroelastics）通常被认为是一种凝胶，由随机交联盘绕的肽链组成，又称为弹力蛋白，具有强嗜酸性，易于与碱基结合，平行排列且紧密，在镜下具有折光性，经过特殊染色，易于辨认。而双重染色法能够更好地显示弹力纤维和胶原纤维成分，对比清晰，色彩鲜艳，可保存较长时间不褪色。

弹力纤维染色常用于：皮肤组织增生病变；呼吸道的支气管扩张，老年性肺气肿的纤维断裂、变性或萎缩；心内膜弹力纤维异常增生症和高血压小动脉管壁的异常增生，动脉粥样硬化弹力纤维的崩解、断裂和消失；肾脏组织和肿瘤组织中的纤维性病变。

**Gomori 醛品红染色法**

醛品红染色液是在碱性品红中加入三聚乙醛和盐酸配制而成，乙醛有较高的活性，与碱性品红染料外露的氨基反应而产生偶氮甲碱，颜色转变为深紫色，成为醛品红染色液。醛品红染液对特殊的蛋白质及硫酸根的黏多糖具有较强的亲和力，可与弹力纤维紧密结合，使肥大细胞颗粒、脂褐素、乙型肝炎表面抗原、胃壁主细胞、胰岛 β 细胞和脑垂体的嗜碱性细胞等能很好着色。

（1）固定：各种固定液均可，以甲醛－生理盐水固定液的效果最佳。

（2）试剂配制。

A. 醛品红染液：碱性品红 0.5 g，浓盐酸 1 mL，70% 乙醇 100 mL，三聚乙醛 1 mL。将碱性品红溶于 70% 乙醇，再加入浓盐酸和三聚乙醛，轻轻摇动使其混合均匀，于室温下静置 1～2 天，待溶液变为紫色即配制完成，经过过滤，保存于小口径砂塞瓶，置于冰箱保存备用。

B. 橘黄 G 染液：橘黄 G 2 g，蒸馏水 100 mL，磷钨酸 5 g。

（3）染色步骤。

A. 切片脱蜡至水。

B. 用 Lugol 碘液处理 5 分钟。

C. 蒸馏水冲洗。

D. 5% 硫代硫酸钠处理 5 分钟。

E. 流水冲洗 5 分钟。

F. 70% 乙醇稍洗。

G. 醛品红染液作用 10 分钟。

H. 70% 乙醇浸洗 2 次，每次约 20 秒，至切片不再脱色为止。

I. 蒸馏水稍洗。

J. 橘黄 G 染液滴染 1 秒。

K. 蒸馏水洗 1～2 分钟。

L. 用无水乙醇脱水，二甲苯使之透明，中性树胶封固。

（4）结果判读：弹力纤维呈紫红色，背景呈橘黄色。

（5）临床应用。

A. 老年肺气肿、主动脉粥样硬化等，通过弹力纤维染色可见弹力纤维断裂、崩解。

B. 皮肤的弹力纤维瘤、老年性弹力纤维增生、心内膜弹力纤维增生、患乳腺癌时导管及血管壁周围弹力纤维的增生、原发性或继发性高血压肾小动脉管壁弹力纤维显著增生等通过弹力纤维染色可观察到其增生。

（五）横纹肌组织的染色

肌组织分为骨骼肌、心肌和平滑肌。骨骼肌和心肌中含有横纹，故称为横纹肌。横纹肌的基本病变主要是指肌纤维的变性、坏死及修复等。常见的横纹肌肿瘤有横纹肌瘤、横纹肌肉瘤和混合性中胚层肿瘤等，共同的病理变化是肿瘤细胞出现横纹肌样纤维，可用磷钨酸苏木精来显示肌纤维成分。

**Mallory 磷钨酸苏木精染色法**

（1）试剂配制。

A. 磷钨酸苏木精液：苏木精 0.1 g，磷钨酸 2 g，蒸馏水 100 mL。将苏木精置于 20 mL蒸馏水中加热溶解，再将磷钨酸溶于 80 mL 蒸馏水中；苏木精溶液冷却后加入磷钨酸溶液，混合后放置，经自然光处理数周或数月后才可使用。

B. 高锰酸钾氧化液：5% 高锰酸钾水溶液 50 mL，0.5% 硫酸水溶液 50 mL。

（2）染色步骤。

A. 10% 中性缓冲福尔马林固定组织，石蜡切片，常规脱蜡至水。

B. 高锰酸钾氧化液处理 5 ～ 10 分钟。

C. 自来水洗 2 次。

D. 1% 草酸漂白 2 分钟。

E. 自来水冲洗，蒸馏水浸洗 2 次。

F. 浸入磷钨酸苏木精液中 12 ～ 48 小时。

G. 95% 乙醇分化。

H. 用无水乙醇脱水，二甲苯使之透明，中性树胶封固。

（3）结果判读：细胞核、纤维、肌肉、神经胶质、纤维蛋白、横纹肌等均呈蓝色；胶原纤维、网状纤维、软骨基质及骨组织呈黄色或玫瑰红色；粗弹性纤维有时被染成微紫色；有缺血、缺氧早期病变的心肌呈紫蓝色或棕黄色。

（六）革兰氏（Gram）染色法

细菌是常见的一种病原微生物，细菌常用的特殊染色法是革兰氏染色法。

**Gram 碱性品红结晶紫染色法**

（1）试剂配制。

A. 苯胺油苯酚品红液：碱性品红（盐基品红）0.5 g，苯胺油 1 mL，苯酚 1 g，30% 乙醇 70 mL。碱性品红溶于 70 mL 乙醇中，加热至 90 ℃，冷却后再加入苯酚和苯胺油。

B. 碘液：碘 1 g，碘化钾 2 g，蒸馏水 300 mL。

C. 结晶紫液：草酸铵 1 g，95% 乙醇 20 mL，结晶紫 2 g，蒸馏水 80 mL。结晶紫溶于乙醇，草酸铵溶于蒸馏水，两液混合即可，置于 4 ℃冰箱中保存。

（2）染色步骤。

A. 10% 中性缓冲福尔马林固定组织，石蜡切片，常规脱蜡至水。

B. 苯胺油苯酚品红液染色 5 分钟。

C. 自来水冲洗，蒸馏水浸洗。

D. 4% 福尔马林作用 1 分钟，蒸馏水洗 2 次。

E. 苦味酸饱和液作用 2 分钟（当时看不见红色）。

F. 95% 乙醇漂洗后，放入自来水中立即变成红色。

G. 蒸馏水洗 2 次。

H. 结晶紫染色 2 分钟。

I. 自来水冲洗，蒸馏水浸洗。

J. 碘液作用 2 分钟，水洗后，吸干水分。

K. 二甲苯、苯胺油等比例混合，进行分化。

L. 用二甲苯使之透明，中性树胶封固。

（3）结果判读：革兰氏阳性菌呈蓝色，革兰氏阴性菌呈红色；细胞核呈红色。

（4）临床应用：在病理诊断中，若怀疑细菌感染，则可通过革兰氏染色法进行证实。根据是革兰氏阳性菌或者是革兰氏阴性菌，临床选用不同抗菌药物进行治疗。

### （七）抗酸杆菌染色

抗酸杆菌菌体内含有脂质、蛋白质和多糖类，并由糖脂形成一个蜡质的外壳，能与苯酚、碱性品红结合成复合物，这种复合物能够抵抗酸的脱色，因此该菌称为抗酸杆菌。常用的抗酸杆菌染色方法首选 Ziehl-Neelsen 染色法。

**Ziehl-Neelsen 抗酸杆菌染色法**

（1）试剂配制。

苯酚品红液：碱性品红 1 g，无水乙醇 10 mL，5% 苯酚水溶液 10 mL。碱性品红溶于无水乙醇内，然后与苯酚水溶液混合，使用前过滤。

（2）染色步骤。

A. 10% 中性缓冲福尔马林固定组织，石蜡切片，常规脱蜡至水。

B. 苯酚品红液染色 1 小时。

C. 自来水冲洗。

D. 0.5% 盐酸乙醇分化数秒钟。

E. 蒸馏水浸洗，0.1% 亚甲蓝水溶液复染 2 分钟。

F. 95% 乙醇分化。

G. 用无水乙醇脱水，二甲苯使之透明，中性树胶封固。

（3）结果判读：抗酸杆菌呈红色，背景呈灰蓝色。

（4）临床应用：在待检组织中显示出抗酸杆菌（如结核杆菌或麻风杆菌），有助于确诊结核病或麻风病。

### （八）胃幽门螺杆菌染色

胃幽门螺杆菌是存在于胃幽门部位的一种细菌，可能与慢性胃炎、消化性溃疡和胃癌的发生有关。胃幽门螺杆菌含有蛋白质和多糖物质，在一定温度硝酸银溶液作用下能够吸附银离子，经过还原显色剂，胃幽门螺杆菌被还原为金属银。

**Warthin-Starry 胃幽门螺杆菌染色法**

（1）试剂配制。

A. 0.2 mol/L 醋酸缓冲液（pH 3.6）。A 液 92.5 mL：醋酸 1.2 mL，加蒸馏水至 100 mL。B 液 7.5 mL：无水醋酸钠 2.72 g，加蒸馏水至 100 mL。

B. 1% 硝酸银液：硝酸银 1 g，0.2 mol/L 醋酸缓冲液（pH 3.6）100 mL。

C. 2% 硝酸银液：硝酸银 0.2 g，0.2 mol/L 醋酸缓冲液（pH 3.6）10 mL。

D. 5% 明胶液：明胶 5 g，0.2 mol/L 醋酸缓冲液（pH 3.6）100 mL。

E. 3% 对苯二酚液：对苯二酚 3 g，0.2 mol/L 醋酸缓冲液（pH 3.6）100 mL。

F. 明胶对苯二酚液：3% 对苯二酚液 2 mL，5% 明胶液 30 mL。

G. 显影液：明胶对苯二酚液 16 mL，2% 硝酸银液 3 mL。

（2）染色步骤。

A. 10% 中性缓冲福尔马林固定组织，石蜡切片，常规脱蜡至水。

B. 0.2 mol/L 醋酸缓冲液（pH 3.6）浸洗 2 次。

C. 将切片置于 1% 硝酸银液内作用 1 小时左右。

D. 将切片直接取出，立即浸入显影液内 2～3 分钟。

E. 将切片浸入 56 ℃蒸馏水内浸洗 1～2 分钟。

F. 蒸馏水浸洗 1 次。

G. 用无水乙醇脱水，二甲苯使之透明，中性树胶封固。

（3）结果判读：胃幽门螺杆菌呈棕黑色或黑色，背景呈淡黄色。

（4）临床应用：胃幽门螺杆菌与消化性溃疡有着密切关系，检查出胃幽门螺杆菌对慢性胃炎和消化性溃疡的诊断与治疗有重要意义。

（九）螺旋体染色

螺旋体是介于细菌和原虫之间的微生物，是一群细长、柔韧弯曲呈螺旋状，并能自由运动的原核细胞微生物。螺旋体须经特殊的染色方法，在高倍显微镜下才能见到。

**硝酸银染色法**

（1）试剂配制。

A. 2% 硝酸银液。

B. 还原液：焦性没食子酸 4 g，浓甲醛 5 mL，蒸馏水 95 mL。

（2）染色步骤。

A. 组织取材厚度以 1～2 mm 为宜，10% 中性缓冲福尔马林固定 2～4 天，流水缓慢冲洗过夜。

B. 95% 乙醇浸泡脱水，蒸馏水洗，轻轻摇动至组织下沉为止，蒸馏水洗 10 分钟。

C. 2% 硝酸银液作用，置于 37 ℃恒温箱内 3 天，中间需要更换 2% 硝酸银液 1 次，蒸馏水浸洗 3 次，每次 10 分钟。

D. 加还原液于室温暗处反应 2 天。

E. 蒸馏水浸洗 3 次，每次约 2 分钟。

F. 组织常规脱水、透明处理、浸蜡包埋、切片。

G. 二甲苯脱蜡。

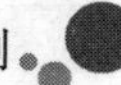

H. 中性树胶封固。

(3) 结果判读：梅毒螺旋体和钩端螺旋体呈黑色或棕黑色，背景呈淡黄至淡棕色。

(4) 临床应用：送检梅毒螺旋体和钩端螺旋体疑似感染者的标本，可以使用此特殊染色法进行证实，有助于病理确诊。

### (十) 病毒包涵体染色

在常规的 HE 染色中，对于典型的病毒包涵体可以在镜下辨认，其形态大小与红细胞相似，细胞核一般呈嗜酸性，周围有透明空晕，细胞质呈嗜酸性，少部分呈嗜碱性。但是，对于疱疹病毒感染时的核内包涵体和麻疹病毒包涵体，则必须通过相应的特殊染色方法才能得到证实。

**荧光桃红-酒石黄染色法**

(1) 试剂配制。

A. 天青石蓝染色液：天青石蓝 B 0.5 g，硫酸铁铵 5 g，蒸馏水 100 mL，甘油 100 mL，麝香草酚 50 mg。

B. 荧光桃红染色液：荧光桃红 0.5 g，蒸馏水 100 mL，氯化钙 0.5 g。

C. 酒石黄染色液：酒石黄 2.5 g，乙二醇单乙醚 100 mL。

(2) 染色步骤。

A. 10% 中性缓冲福尔马林固定组织，石蜡切片，厚度为 3 ～ 4 μm，常规脱蜡至水。

B. 天青石蓝染色液染色 3 分钟，稍水洗。

C. Mayer 苏木精染色液染色 3 分钟，稍水洗。

D. 分化数秒钟，流水冲洗。

E. 荧光桃红染色液作用 30 分钟。

F. 稍水洗约 1 分钟，用滤纸吸去多余水分。

G. 酒石黄染色液分化和复染。

H. 用 95% 乙醇和无水乙醇迅速脱水，二甲苯使之透明，中性树胶封固。

(3) 结果判读：病毒包涵体呈亮红色，细胞核呈蓝褐色，背景呈黄色。

(4) 临床应用：对于病毒引起的感染性疾病，在 HE 染色镜下观察到送检标本疑似病毒包涵体时，可使用此特殊染色法进行证实。

### (十一) 淀粉样蛋白染色

**1. 甲基紫法**

(1) 试剂配制。

A. 1% 甲基紫水溶液：甲基紫 1 g，蒸馏水 100 mL。

B. 1% 醋酸水溶液：冰醋酸 1 g，蒸馏水 99 mL。

(2) 染色步骤。

A. 10% 中性缓冲福尔马林固定组织，常规脱水、石蜡包埋和切片。

B. 常规脱蜡至水。

C. 1% 甲基紫水溶液染色 3 ～ 5 分钟。

D. 少量水洗。

E. 1%醋酸水溶液分化，在镜下观察至淀粉样蛋白呈紫红色或红色，细胞核呈蓝紫色。

F. 流水稍冲洗。

G. 阿拉伯糖胶封固，或将切片自然晾干，然后用中性树胶封固。

（3）染色结果判读：淀粉样蛋白呈紫红色至红色，细胞核与细胞质和结缔组织呈蓝色至深浅不等的紫色。

**2. 刚果红染色法**

（1）试剂配制。

A. 刚果红液：刚果红 0.5 g，蒸馏水 50 mL。

B. Harris 苏木精染色液。

（2）染色步骤。

A. 10%中性缓冲福尔马林固定组织，切片，脱蜡至水。

B. 苏木精染色液浸染 2～3 分钟。

C. 盐酸乙醇分化数秒钟。

D. 自来水冲洗，蒸馏水浸洗。

E. 刚果红染色 25 分钟。

F. 用无水乙醇迅速脱水，二甲苯使之透明，中性树胶封固。

（3）染色结果判读：淀粉样蛋白呈红色，细胞核呈蓝色；在偏光显微镜下，淀粉样蛋白呈绿色双折光。

（十二）纤维素（纤维蛋白）染色

纤维素（纤维蛋白）能够与嗜酸性染料结合，HE 染色呈红色，但是显示不理想，因此可用甲紫染色法等特殊染色方法显示纤维蛋白成分。

**Gram 甲紫染色法**

（1）试剂配制。

A. 伊红染色液：伊红 2.5 g，蒸馏水 100 mL。

B. 甲紫染色液：甲紫 1 g，蒸馏水 100 mL。

（2）染色步骤。

A. 10%中性缓冲福尔马林固定组织，石蜡切片，常规脱蜡至水。

B. 伊红染色液作用 10 分钟，蒸馏水稍洗。

C. 甲紫染色液作用 3～5 分钟，蒸馏水稍洗。

D. 革兰氏碘液处理 3 分钟。

E. 用苯胺和二甲苯等比例混合的混合液，分化至纤维蛋白显紫蓝色为止。

F. 二甲苯浸泡，中性树胶封固。

（3）结果判读：纤维蛋白呈蓝黑色，背景呈红色。

（4）临床应用：炎症渗出性改变时，高血压的小血管壁和一些结缔组织病的疏松纤维可见纤维素，肾小球的毛细血管腔内和基底膜等均有纤维素的存在，使用特殊染色法可清晰显示这些纤维素。

（郑晓克）

# 第三节　细胞病理学检查技术及质量控制

## 一、概述

细胞病理学检查主要是通过对所获取的病变细胞进行观察、分析、归纳，以判断病变的性质，必要时也可以进行肿瘤分类及分型。细胞病理学检查主要包括制片技术和诊断技术。

细胞病理学检查制片技术包括标本的收集、涂片、固定、染色、脱水、透明、封固等。良好的制片是细胞病理学诊断的重要条件，高度的责任感、严格的操作流程及新技术的应用是提高制片质量的重要保证。

### （一）细胞病理学检查范围

细胞病理学检查可分为两大部分：脱落细胞学检查与针吸细胞学检查。

（1）脱落细胞学检查是采集人体空腔脏器表面脱落的细胞或刷取其表面的细胞成分进行检查。其标本既可来自与外界相通的脏器（如胃肠道、呼吸道、泌尿道、女性生殖道等)，也可来自与外界不相通的腔隙、脏器表面（如胸腹腔、颅脑腔、关节腔等积液)。

（2）针吸细胞学检查是通过细针吸取的方法吸取病变组织（如乳腺、甲状腺、淋巴结、前列腺等）的活细胞进行检查。其除了可以进行细胞形态学诊断外，还可以进行细胞培养和细胞 DNA 检测。

### （二）细胞病理学检查的特点和意义

（1）准确性：通常以诊断率、符合率、准确率、阳性率来表示，目前国际通用敏感性及特异性来表示，前者显示除去假阴性后的阳性率，后者显示除去假阳性后的诊断准确性。

（2）敏感性与特异性：细胞病理学诊断以子宫颈癌检查效果最佳，敏感性达 90% 以上；痰及尿液脱落细胞检查的阳性率较低，为 50%～60%。细胞病理学诊断的特异性较高，为 98%～99%，即假阳性仅占 1%～2%，可疑细胞约占 5%。一个可靠的诊断技术应是敏感性和特异性越高越好，尽量减少假阳性和假阴性。

（3）实用性：操作简便、创伤性小、安全性高，且费用少，有利于疾病的早期发现、早期诊断与早期治疗。细胞病理学检查技术已不再是一种单纯的诊断方法，对观察癌前期病变的演变、指导临床用药及随访观察等均能发挥重要的作用。

（4）局限性：细胞病理学诊断有许多优点，但仍存在阳性率较低，易漏诊和误诊等局限性，这主要与取材局限，以及选择的制片方法不当有关。此外，缺乏组织结构也是其影响诊断准确性的因素之一。

（三）细胞病理学检查制片技术的质量控制

细胞病理学检查制片是涂片技术重要的基本技能，细胞学制片的质量直接关系到诊断的准确率和阳性率。

（1）涂片前应准备好各种用具，如干净的载玻片、固定液、吸管、玻璃棒、小镊子。

（2）各类标本要新鲜制作。

（3）制作涂片要轻巧，以免损伤细胞；涂片要均匀，厚薄要适度，掌握好细胞量与溶液比例的稀释度，细胞量多的标本制片宜薄，细胞量少的标本制片宜集中。

（4）细胞应有效固定在载玻片上，各类涂片制作后应以湿固定为宜，特殊情况下涂片亦可半湿干固定或干固定。

（5）染色流程要规范，染液要定期更换（根据染片量而定）及每天过滤染液。涂片中细胞着色要恰当，以中性粒细胞作为参照，细胞核结构清晰为佳。

（6）封片要求湿封，以保证涂片透明度好。

## 二、细胞病理学检查标本采集原则和方法

细胞学送检标本可分为以下三大类：一是临床医生取材后马上制成涂片，固定后送细胞病理学检查，如妇科的常规宫颈涂片、纤维支气管镜刷检涂片；二是临床医生抽取标本后未经固定直接送到细胞室行细胞制片检查，如浆膜腔积液、痰液、尿液等标本；三是液基细胞学标本，临床医生用特殊的刷子取材后或针吸细胞取材后，将细胞洗脱或注入细胞保存液中送到细胞室行细胞制片检查。

（一）细胞病理学检查标本采集原则

（1）采集的标本须保持新鲜，以免细胞自溶，影响细胞着色和诊断正确性。

（2）采集方法应简便，患者痛苦少、并发症少。

（3）正确选择取材部位，尽可能由病灶区直接采取细胞并获取丰富有效的细胞成分。

（4）保证器具和玻片干净，固定液及染液过滤，每份标本一瓶，避免错号和污染。

（5）针吸穿刺操作时宜二人相互配合完成标本采集，操作者应熟悉患者病情与影像学资料，选择恰当的体位及穿刺点。

（二）细胞病理学检查标本采集前准备

（1）细胞学送检标本容器应清洁并干燥，要求即采集即送检。

（2）须认真填写细胞病理学检查申请单，每份标本一瓶并写明患者姓名、性别和年龄。标本标记要与申请单一致。

（3）临床送检胸腔积液、腹腔积液、心包积液时，装载标本的容器瓶必须干燥。对血性液体为了防止标本凝固，事先可在容器中加入抗凝剂，可用商品化的肝素抗凝试管或用浓度为 100 g/L 的乙二胺四乙酸钠，也可使用 3.8% 的柠檬酸钠，与标本量之比为 1：10。

（三）细胞病理学检查标本采集方法

**1．标本采集方式**

（1）直观采集法：外阴、阴道、宫颈、穹隆、鼻腔、鼻咽、眼结膜、皮肤、口腔、肛管等部位，可用刮片、吸管吸取、擦拭或刷洗的方法采集。

（2）扫帚状刷取样法：宫颈细胞采集从早期棉棒阴道后穹隆分泌物法、木制宫颈刮片法到现代的专用扫帚状刷取样法。

（3）纤维内镜法：用纤维内镜带有的微型网刷直接在食管、胃、十二指肠、气管、肺内支气管等部位的病灶处刷取细胞并涂片。

（4）针刺抽吸法：体表可触及的病变和体内脏器标本收集可采用针刺抽吸方式，用穿刺针准确刺穿皮肤进入病变区域后，通过提插针方式，使针尖斜面部对病变组织进行多次切割，同时借助针管内的持续负压将切割获得的标本吸入针芯及针管内。

**2．分泌液收集法**

细胞病理学检查收集的分泌液包括尿液、痰液、前列腺液、乳头分泌液等自然分泌液。

（1）尿液：采用自然排尿的方法收集，留取中后段尿，尿量不少于 50 mL。标本要新鲜，尿液排出后 1 ～ 2 小时须制成涂片，若不能立即制片，可在标本内加 1/10 尿量的浓甲醛液或等量的 95% 的乙醇，但尿内加入上述固定液可使细胞变形或影响制片，因此，尽可能使用新鲜尿液进行离心沉淀制成涂片。

（2）痰液：指导患者漱口，咳深部痰液，约 3 口量的痰液。挑选来自肺、支气管内的带铁锈色的血丝痰或透明黏液痰及灰白色颗粒状痰等有效成分进行薄层均匀的涂片，每例患者制片 2 ～ 3 张。

（3）前列腺液：采用前列腺按摩的方法取分泌物直接涂片。

**3．灌洗收集法**

灌洗收集法常用于采集支气管、胃黏膜等部位脱落细胞。例如，胃肠、腹腔、卵巢肿瘤术后向空腔器官冲洗一定数量的生理盐水，使肿瘤细胞脱落，然后抽取冲洗液，进行离心沉淀后，取细胞层直接涂片。

**4．浆膜腔积液收集法**

浆膜腔积液收集法常用于胸腔、腹腔、心包腔等器官内积液的抽取，通常由临床医生或 B 超医生操作完成。抽取的积液可直接送检或对易凝固的标本提前加入抗凝剂，送检浆膜腔积液的量为 20 ～ 200 mL。因特殊原因不能马上制片的标本，应放入 4 ℃的冰箱内保存，保存时间不应超过 16 小时。

## 三、细胞病理学检查涂片的固定及质量控制

（一）固定目的

细胞离体后若不及时固定，就会释放溶酶体酶将细胞溶解，导致组织自溶，丧失原有细胞结构。因此，细胞采集后应立即选用合适的固定液进行固定，使细胞内的蛋白质凝固，并使细胞尽可能保持原有的形态结构与所含的各种物质成分。细胞涂片的固定在细胞学制片中极为关键，固定的好坏会直接影响后续的涂片与染色，进而影响细胞病理

学诊断的准确性。

乙醇能迅速凝固细胞内的蛋白质、脂肪和糖类，使其保持与活细胞状态相仿的成分与结构，使细胞核染色后能清楚地显示细胞内部结构。在进行经典的巴氏（Papanicolaou）染色时，用乙醇和乙醚或甲醇固定细胞涂片是其极为重要的一环，如果乙醇浓度不够，导致细胞核固定不佳，易造成人为的假阴性报告。

（二）固定液的种类

乙醇是细胞涂片常用的固定液，可使细胞内的蛋白质、核蛋白和糖类等迅速凝固，产生不溶于水的沉淀。乙醇很少单独使用，通常与冰醋酸、乙醚等混合使用。在巴氏染色中，乙醇类固定液更是首选的固定液。

细胞病理学检查常用的固定液如下：

（1）95%的乙醇－冰醋酸固定液：95%的乙醇100 mL，冰醋酸1 mL。冰醋酸渗透力强，可加快细胞的固定。

（2）乙醇－乙醚固定液：无水乙醇49.5 mL，乙醚49.5 mL，冰醋酸1 mL。固定快速，为巴氏染色的首选固定液。乙醚容易挥发，气味较大，应密封保存。

（3）Carnoy固定液：无水乙醇60 mL，三氯甲烷30 mL，冰醋酸10 mL。适用于核酸染色、糖原染色、黏蛋白染色等特殊染色，也适合固定含血量较多的细胞学标本。冰醋酸能够加强胞核染色，也能溶解细胞，可减少由乙醇引起的细胞收缩。一般固定3～5分钟，再用95%的乙醇继续固定15分钟。

（4）甲醇固定液：用于干燥固定的涂片（血片）和某些免疫细胞化学染色。

（5）丙酮固定液：常用于酶的细胞化学染色与免疫荧光染色。

（6）10%的中性缓冲福尔马林固定液：主要用于固定细胞沉渣制作细胞蜡块。如果用于固定细胞涂片，固定时间较长，也容易引起细胞脱落，因此不适宜用于直接固定细胞涂片。

（三）细胞病理学检查涂片固定方法

**1. 浸泡湿固定法**

（1）固定操作：将细胞涂在玻片上后，应稍晾干，但不能完全干燥，在涂片湿润时，立即浸泡在固定液中固定15～20分钟，这种固定方法称为湿固定。

（2）注意事项：玻片标本固定时应将玻片垂直置入固定液中，避免涂片相互摩擦；每例标本最好分开固定；各种细胞涂片均应及时用湿固定法进行固定，否则涂片干燥后会影响染色效果。

**2. 喷雾固定法**

喷雾固定法是指将采集的细胞涂片后，平放在架子上，将乙醇等固定液喷洒在涂片上进行固定，干燥后保存或染色。染色前需要在蒸馏水中浸泡约10分钟。此方法的优点是简单快速，缺点是固定不均匀。

（四）细胞病理学检查涂片质量控制

（1）制作标本要新鲜：送检标本要新鲜制作，在室温下不宜停留超过2小时，脑脊液在室温下不能超过1小时，胸腔积液、腹腔积液、心包积液、痰液可在冰箱内放置

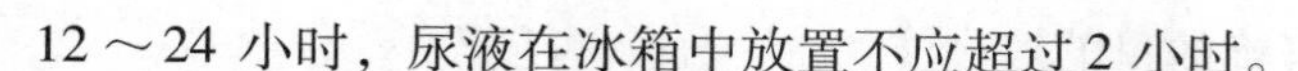

12～24 小时，尿液在冰箱中放置不应超过 2 小时。

（2）湿固定的原则：涂片未干即固定。由于玻片尾部最易干燥，干燥后的玻片会引起细胞核膨胀与着色不清，胞质干燥后，巴氏染色时伊红、亮绿着色不鲜艳，影响诊断，因此应尽量避免涂片干燥。

（3）固定液要过滤：每天每次使用后的固定液要用滤纸或棉花过滤后才可重复使用，但乙醇浓度不能低于 90% 含量，否则要及时更换新固定液，避免交叉细胞污染。

## 四、细胞病理学检查常规染色技术及质量控制

### （一）细胞病理学检查染色的作用

通过使用不同的染料进行染色，将细胞形态结构及不同的成分显示出来，以便在显微镜下进行观察。

### （二）细胞病理学检查染色机制

细胞病理学检查染色主要是通过物理吸附作用与化学结合作用使细胞核和细胞质染上不同的颜色，并产生不同的光折射率，从而能在显微镜下被观察到。

（1）物理吸附作用：染料的色素成分被吸附进入组织和细胞间隙内而显色。

（2）化学结合作用：染料的助色基团对组织细胞有很强的亲和力，能够与细胞及细胞内相应物质结合生成不溶性的有色化合物沉淀而显色。

### （三）细胞病理学检查染料分类

（1）染料根据其来源可分为天然染料（如苏木精）和人工合成染料（如结晶紫）等。

（2）染料根据其所含有的发色基团分为硝基染料、偶氮染料、醌亚胺染料、苯甲烷染料、蒽醌染料、重氮盐和四重氮盐类及四唑盐类染料等。

（3）染料根据其所含有的助色基团性质分为酸性染料、碱性染料和中性染料等。

### （四）细胞病理学检查常规染色方法

染色方法主要有常规染色、特殊染色（或称细胞化学染色）和免疫细胞化学染色，可根据不同的检测要求和研究目的加以选择应用。

常规染色法有巴氏染色法、HE 染色法和迈格林华（May-Grunwald）－吉姆萨（Giemsa）染色法（MGG 染色法）等。

#### 1. 巴氏染色法

巴氏染色法起初仅用于阴道上皮雌激素水平的测定及检测生殖道念珠菌、滴虫等病原体。该染色方法经过不断改良后，胞质染色液分别有 EA36、EA50 和 EA65 染色液。目前该染色方法主要用于妇科细胞学涂片染色，多采用 EA36 和 EA50 染色液，是用来筛查宫颈癌及癌前病变的常用细胞学染色方法。巴氏染色法也适合胸腔积液、腹腔积液、痰液等非妇科标本的染色，常采用 EA65 染色液。

巴氏染色法染液中含有阳离子、阴离子和两性离子，具有多色性染色效能，因此，染色具有细胞质色彩多样、鲜艳、透明性好及细胞核的核膜、核仁、染色质结构清晰等特点。巴氏染色法主要有胞核染液（如苏木精染液）和胞质染液（如 EA36 染色液）两

组染液，从而达到核质对比清晰、鲜艳的目的。

（1）试剂配制。

A. 改良 Lillie-Mayer 苏木精染液：苏木精 5 g，无水乙醇 50 mL，硫酸铝钾 50 g，蒸馏水 650 mL，碘酸钠 500 mL，甘油 300 mL，冰醋酸 20 mL。

分别将苏木精溶于无水乙醇、硫酸铝钾溶于蒸馏水，加热至 40 ～ 50 ℃使硫酸铝钾溶解，用玻璃棒轻轻搅动使溶解彻底，恢复至室温后，将硫酸铝钾溶液与苏木精无水乙醇液充分混合，再加入碘酸钠，最后加入甘油和冰醋酸。

B. 碳酸锂水溶液：碳酸锂 1 g，蒸馏水 100 mL。

C. 橘黄 G 染液：橘黄 G 0.5 g，蒸馏水 5 mL。

取橘黄 G 0.5 g 溶于 5 mL 蒸馏水中，加入无水乙醇 95 mL，然后再加 0.015 g 磷钨酸，使用前过滤，储存于深棕色瓶中。

D. 0.5% 的淡绿乙醇储备液：淡绿 0.5 g，95% 的乙醇 100 mL。

E. 0.5% 的伊红 Y 乙醇储备液：伊红 Y 0.5 g，95% 的乙醇 100 mL。

F. 1% 的伊红 Y 乙醇储备液：伊红 Y 1 g，95% 的乙醇 100 mL。

G. 0.5% 的俾斯麦棕乙醇储备液：俾斯麦棕 0.5 g，95% 的乙醇 100 mL。

H. EA36 染液配方：0.5% 的淡绿乙醇储备液 45 mL，0.5% 的伊红 Y 乙醇储备液 45 mL，0.5% 的俾斯麦棕乙醇储备液 10 mL，磷钨酸 0.2 g。

I. EA50 染液配方：0.5% 的淡绿乙醇储备液 6 mL，1% 的伊红 Y 乙醇储备液 40 mL，纯甲醇 25 mL，冰醋酸 2 mL，95% 的乙醇 21 mL，磷钨酸 2 g。

（2）染色操作流程。

A. 涂片用 95% 的乙醇 - 冰醋酸固定液固定 10 ～ 15 分钟。

B. 用 95% 的乙醇、80% 的乙醇、70% 的乙醇、蒸馏水分别浸泡 1 分钟。

C. 改良 Lillie-Mayer 苏木精染液染色 5 ～ 10 分钟。

D. 置于自来水中冲洗多余染液。

E. 1% 的盐酸乙醇液分化约 4 秒。

F. 1% 的碳酸锂水溶液返蓝 1 分钟，自来水洗 5 分钟。

G. 依次置入 70% 的乙醇、80% 的乙醇、95% 的乙醇（Ⅰ）和 95% 的乙醇（Ⅱ）各 1 分钟。

H. 橘黄 G 染液染色 1 ～ 2 分钟（此步可省略）。

I. 依次在 95% 的乙醇（Ⅰ）、95% 的乙醇（Ⅱ）中漂洗去掉多余的橘黄 G 染液。

J. EA36 染液染色 3 ～ 5 分钟。

K. 依次用 95% 的乙醇（Ⅰ）、95% 的乙醇（Ⅱ）、无水乙醇（Ⅰ）和无水乙醇（Ⅱ）脱水各 1 分钟。

L. 用二甲苯使之透明，中性树脂封片。

（3）结果判读：角化细胞胞质呈粉红色，全角化细胞胞质呈橘黄色，角化前细胞胞质呈浅蓝色或浅绿色；细胞核呈蓝紫色，核仁呈橘红色。白细胞胞核呈蓝色，胞质呈淡蓝或淡绿色。红细胞呈橙红色。

**2. 苏木精 - 伊红（HE）染色法**

苏木精 - 伊红（HE）染色法请参照第三章第二节“四、苏木精 - 伊红染色（HE

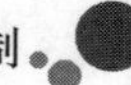

染色）技术及质量控制”。

**3．迈格林华－吉姆萨（MGG）染色法**

（1）染液配制。

A．迈格林华染液：迈格林华原液 1 mL，蒸馏水 9 mL。新鲜配制，现配现用。

B．吉姆萨染液：吉姆萨原液 1 mL，蒸馏水 9 mL。新鲜配制，现配现用。

（2）染色操作。

A．涂片固定后蒸馏水浸洗 5 分钟。

B．迈格林华染液滴染 15 分钟。

C．去除涂片上的染液，用自来水冲洗干净。

D．吉姆萨染液滴染 15 分钟。

E．去除涂片上的染液，用自来水冲洗干净。

F．去除玻片上多余的水分，镜检。必要时干燥后用中性树胶封片。

（3）结果判读：细胞核呈紫红色，细胞质与核仁呈深浅不同的蓝色。

（4）注意事项。

A．适用于淋巴造血系统血片或胸腔积液、腹腔积液等标本。

B．必要时可将染色的玻片干燥后用中性树胶封片，不宜用乙醇脱水，否则容易脱色。

### （五）细胞病理学检查常规染色技术质量控制

（1）固定细胞涂片是染色质量的保证。细胞样本涂片完成后应及时固定，但要注意，若涂片含水太多，立即固定容易使细胞脱落；涂片太干燥又会使细胞胀大，甚至溶解，导致胞核染色不佳、结构模糊。

（2）配制 EA 染液时，染液的 pH 对胞质分色存在较大影响。若 pH 偏高，则上皮细胞胞质染色偏红，可加少许的磷钨酸降低其 pH；若 pH 偏低，则上皮细胞胞质染色偏蓝色或绿色，可加少许饱和碳酸锂溶液调节其 pH。

（3）配制好的橘黄 G 染液和 EA 染液通常只使用 15 天，时间过久，会使胞质染色的颜色不够鲜艳，应根据染片量定期更换。

（4）常用的 EA 染液有 EA36、EA50 和 EA65 染液三种，均由淡绿、伊红 Y、俾斯麦棕和磷钨酸组成，各自比例不同，但染色结果相似。EA36 染液适用于妇科标本染色，而 EA65 染液适合于非妇科标本。

（5）细胞核在盐酸分化时要控制好分化时间和盐酸的浓度，着色太浅或过深均会对细胞学的诊断造成较大的影响。

（6）含血液多和含蛋白质多的液体标本，容易造成胞核染色过深或背景复杂，应先用缓冲液或标本清洗液处理后再制作涂片。

（7）可选用商品化的染色试剂，应建立规范的操作流程。

（8）染色时应控制好苏木精染色时间，掌握盐酸－乙醇液的浓度及分化时间，避免胞核染色过深或太浅。苏木精质量较差或使用过久的苏木精染液，可导致胞核浅染或染色质不清，也会出现蓝染的结晶颗粒。

（9）及时更换脱水、透明的无水乙醇或在其后增加苯酚－二甲苯脱水剂（在南方潮湿天气尤其适合选用），避免脱水不彻底引起涂片出现雾状，造成细胞轮廓模糊不清，不利于镜下观察。如果细胞涂片封片不及时，吸入空气中的水分，鳞状上皮细胞胞质可出现深褐色斑点。

（10）细胞涂片中的细胞容易脱落，不同病例的细胞涂片应分开固定，避免样本之间的交叉污染。染片中有皱褶且重叠的细胞，应注意到在染色中有可能发生的交叉污染。

（11）涂片量较多时选用分多次染色的方法。应该先染脑脊液和尿液等细胞量较少的标本，其次染宫颈脱落细胞标本，最后染痰、支气管冲洗、纤支镜刷片和体液等细胞涂片。每天过滤染色所用的试剂和染色液。

## 五、其他细胞学染色技术

在临床细胞学诊断中，许多应用常规巴氏染色和 HE 染色难以诊断的疾病，需要通过应用其他一些细胞学染色技术辅助确诊。

### （一）特殊染色和细胞化学染色技术

在临床细胞学中，用常规的染色方法很难观察到细胞中的一些物质如细菌、黏液和色素等，常常需要借用其他特殊染色方法将这些物质显示出来，帮助诊断。因此，通过应用某些特殊染色与细胞化学染色技术，可使一些通过细胞学常规染色难以诊断的疾病得到进一步确诊，有助于提高细胞病理诊断水平。

细胞学特殊染色方法有多种，显示不同的物质可选用相应的染色方法，其试剂配制和染色操作与组织的特殊染色相似，具体操作可参照本章第二节相关内容。

### （二）免疫细胞化学染色技术

免疫细胞化学染色技术是在常规染色和细胞化学染色的基础上，根据抗原－抗体反应原理，对细胞表达的某种特定抗原进行检测的技术。其广泛应用于临床病理诊断，也是细胞诊断中重要的技术之一，尤其是对判断肿瘤细胞来源、分类与鉴别诊断起着重要作用。许多应用常规染色依靠细胞形态学难以诊断的疾病，通过应用免疫细胞化学染色技术，大部分病例可得到确诊。

细胞涂片的免疫细胞化学技术的染色操作与组织的免疫组化技术的染色操作相似，不同之处在于固定液的选用、抗原修复等方面，尤其是细胞涂片中细胞膜完整，抗原抗体要通过细胞膜，往往需要进行细胞膜通透性等处理。细胞蜡块切片的染色操作与组织切片的处理相同。由于涂片细胞分布不均匀，读片时要注意准确定位观察对象。

### （三）细胞分子诊断技术

细胞分子诊断技术是新兴的临床诊断辅助技术之一，是在细胞学的基础上，应用分子生物学与细胞遗传学的一些技术，在分子水平上检测细胞中的生物性标志物来辅助细胞学诊断的技术。其在肿瘤的早期诊断、鉴别诊断及指导与评估临床治疗方面有着重要作用。随着细胞分子诊断技术的发展，其越来越广泛地应用于临床细胞学诊断，成为临床细胞学诊断中不可缺少的辅助病理技术之一，有力地提高了细胞学诊断水平。在临床细胞学诊断中，主要应用显色原位杂交技术和荧光原位杂交技术。细胞学原位杂交技术

和组织学原位杂交技术相似，目前大多采用商品化检查试剂盒。同时也可以通过二代测序（next-generation sequencing，NGS）等技术为临床治疗查找靶点以提高疗效。

（四）涂片重染方法

常规涂片染色一般有 2 张及以上的涂片，当诊断需要再行其他特殊染色或免疫细胞化学染色时，常将其中一张涂片脱色来重新染色；一些旧涂片因褪色，或染色不当，有时也需要将其脱色后再进行重染。

重染步骤如下：

（1）去除盖玻片：将涂片先轻微加热，使中性树胶软化，然后浸泡于二甲苯中并上下晃动玻片，直到盖玻片自然脱下。不能人为将盖玻片硬性移除，否则容易导致细胞被刮下。

（2）水化涂片：用二甲苯完全洗去涂片上的中性树胶，用 95% 的乙醇洗去二甲苯，80% 的乙醇浸洗 1 分钟，蒸馏水浸洗 2 分钟。

（3）细胞核脱色：将涂片浸入 1% 的盐酸乙醇液浸泡 15 ～ 30 分钟或更长时间，在镜下观察，直至将苏木精完全脱去，然后流水冲洗 10 ～ 15 分钟至完全除去盐酸乙醇液。

（4）细胞质脱色：将细胞核脱色后的涂片浸泡在 80% 的乙醇中至胞质颜色脱去，蒸馏水浸洗 2 分钟。

（5）完全脱色的涂片根据需要可重新染色。

## 六、浆膜腔积液细胞涂片制作及质量控制

（一）标本采集和处理

（1）离心沉淀：将待检标本液体上半部轻轻倒掉，保留底部沉淀物 20 mL，将其摇匀后注入 2 ～ 4 支统一规格的锥形离心管内，以 2 000 r/min 的转速，离心 5 ～ 10 分钟。

（2）标本取材：将离心后上清液用毛细吸管吸出弃掉，若为血性胸腔积液、腹腔积液，则吸取红细胞沉淀层与上清液接触液面的灰白色薄层液进行混匀涂片，此灰白色层为有效细胞成分，是涂片制作的目标材料。若为非血性积液，则将上清液吸出，仅保留 0. 2 mL液体与离心管底部沉渣混匀涂片。

（二）涂片制作

（1）用毛细吸管吸取离心沉淀标本，滴 1 滴于载玻片 1/3 处，即置于载玻片的一侧。

（2）取另一载玻片与该载玻片呈 30° 的夹角，将标本液夹在两载玻片之间向前推进，涂片形成头、体、尾三部分，肿瘤细胞多数集中在尾部。

（三）涂片固定

（1）固定液选择：细胞涂片以使用高浓度的固定液为宜，常用乙醇 - 乙醚固定液。高浓度的固定液无论是细胞形态的保存，还是细胞在玻片上的黏附都优于浓度较低的固定液。

（2）固定方法：涂片制作完成后应立即垂直投进细胞固定液进行固定，固定液必

须浸泡整张涂片。若涂片液体较多，可待涂片稍干呈半干湿状态再固定。

（3）固定时间：10～15 分钟。

（四）涂片染色

染色前先按次序整理申请单，并与玻片核对名字、编号及玻片数量。细胞学常规染色方法首选巴氏染色法，亦可用常规 HE 染色。

（五）浆膜腔积液细胞涂片制作质量控制

（1）细胞样本离心后，如果细胞数量多，制作涂片时，除了吸取底层细胞外，还应吸取少许上层液体混合后再涂片，避免细胞过多重叠，引起细胞脱落。

（2）用作推片的载玻片与标本液接触的角度大小，直接影响涂片的均匀度与细胞层分布的厚度。推片夹角角度小，涂片较薄；相反，推片夹角角度大，涂片较厚，最适宜的夹角度数约为 30°。

（3）细胞量多的标本制片宜薄且均匀，细胞量少的标本制片宜集中偏厚。

## 七、尿液细胞涂片制作及质量控制

（一）标本采集和处理

（1）用于细胞涂片的尿液最好用清晨第一次尿。男性患者可自行排尿，收集中、后段排出的尿液；女性患者一般采用导管尿，或收集中、后段尿。

（2）标本收集后在 1～2 小时完成制片，否则细胞易发生腐败自溶。

（3）不能及时制片时，可在尿液中加入 1/10 尿量的浓甲醛溶液或 95% 的乙醇，尿量不应少于 50 mL。

（二）涂片制作

（1）将静置的尿液倒去上层液，留下 50～100 mL 底层尿液，分别注入 2 支 30 mL 离心管内。

（2）以 2 000 r/min 离心 7 分钟，离心 2 次。

（3）去除标本的上清液，可轻轻倾倒或用毛细吸管吸去上清液。

（4）用玻璃棒或吸管搅匀沉淀物。

（5）吸取 1～2 滴沉淀物在玻片上进行推片或抹片（涂片），根据沉淀物的多少和细胞的数量来决定制片张数，通常制 1～2 张玻片。如果离心沉淀物少，则细胞成分少，应制成厚涂片，反之则制成薄涂片。

（三）涂片固定

（1）涂片制作完成后应立即垂直放入乙醇－乙醚固定液（等体积配比）中固定。

（2）细胞成分少的标本可湿固定或半湿干固定。

（四）涂片染色

尿液细胞涂片的染色方法首选巴氏染色法，选用 EA36 染液或 EA50 染液，细胞核和细胞质着色鲜艳、染色质清晰。

（五）涂片制作质量控制

（1）尿液第一次离心后，如果沉淀物较多，可直接涂片而不必进行第二次离心。

（2）为了防止细胞在固定与染色时脱落，可在载玻片上先涂血清或甘油蛋白，或在涂片制作完成后待涂片呈半干燥状态后再置入固定液中固定，但要防止细胞干涸而影响细胞核着色。

（3）尿液内若有冻胶样物或大量盐类结晶时，可在尿液内滴加 0.5 mol/L 的氢氧化钠液溶解冻胶样物或滴加盐酸溶解盐类结晶，然后再进行离心沉淀。

## 八、乳腺分泌物细胞涂片制作及质量控制

### （一）标本采集和处理

乳腺细胞学的检查主要是采集真性的乳头溢液，即非妊娠哺乳与感染病变的渗出液，而是自发持续性的乳头分泌液。乳腺分泌物大概可分为以下六种类型，以血性溢液和浆液性溢液最为常见。

（1）血性溢液：多为红褐色，其中血性意义较大，常见于乳腺导管内乳头状癌和导管内乳头状瘤。

（2）乳汁样溢液：颜色和性状如乳汁，为乳腺增生症或催乳素分泌过多及服用过多的激素类药所致。

（3）黏稠溢液：溢液可有多种颜色，常见于双侧导管、乳腺导管扩张症，以及更年期与妇女性腺功能低下者。

（4）浆液性溢液：透明黄色，大部分为乳头下部的乳头状瘤所致，亦可见于乳腺组织增生。

（5）脓性溢液：多为绿色或黄色，脓液可带血性，多见于乳腺感染和乳腺导管扩张症。

（6）水样溢液：溢液稀薄无色如清水样，大约有 50% 的患者不排除有患癌的可能，阳性率极高。

标本采集时可用手指顺乳腺导管引流方向轻轻按摩与挤压，当溢液外流时，用玻片承接 1～2 滴。

### （二）涂片制作

（1）用食指腹侧由患处乳腺导管向乳头方向轻轻按摩乳房，将溢出的分泌物直接滴于预先涂有血清或甘油蛋白的载玻片上。

（2）将载有分泌物的玻片直接推片和抹片，制成 2～3 张涂片。

### （三）涂片固定

（1）涂片制作完成后应立即垂直放入乙醇－乙醚固定液中固定。

（2）固定液必须浸泡整张涂片，固定时间不少于 15 分钟。

### （四）涂片染色

乳腺分泌物细胞涂片染色方法首选巴氏染色法，EA50 染液比 EA36 染液对细胞着色更鲜艳。

### （五）涂片制作质量控制

（1）若乳腺分泌液量多并为血性，则须收集在生理盐水中，然后按液体标本处理，

离心沉淀后，取离心管沉淀物的细胞成分制片。

（2）若按摩后仍得不到乳头溢液标本，必要时可用吸乳器轻轻吸引。

（3）若有乳房肿块又无法获得分泌物者，则可考虑用细针穿刺抽吸法获得乳腺分泌物。

## 九、阴道和宫颈细胞涂片制作及质量控制

### （一）标本采集与处理

（1）子宫颈刮片法：子宫颈外口为子宫颈管的柱状上皮与子宫颈外部的鳞状上皮交界处，是宫颈癌好发部位。采集细胞时必须充分暴露子宫颈外口，以木制宫颈小刮板的小脚端或用特制的塑料毛刷做圆周形搜刮 2～3 圈，有针对性地采集宫颈病变、上皮内病变及早期癌变细胞，获取的细胞既有表层和中层细胞，也有外底层和内底层细胞。

（2）子宫颈管、宫腔吸取法：用塑料或金属吸管等插入子宫腔底部，然后慢慢退出，边退边吸，将吸出的细胞涂在载玻片上，根据吸出标本多少可多涂 2～3 张涂片备用。该法常用于诊断子宫颈管内膜、子宫腔内肿瘤。

（3）阴道后穹隆液吸取法：由于子宫体、子宫颈管、阴道部子宫颈及阴道的上皮或肿瘤细胞均可脱落而汇集于阴道后穹隆，故采集时应将玻璃吸管伸到阴道后穹隆吸取分泌物，但此处的细胞数量相对较少，细胞亦有退行性改变，而且炎症细胞多，给诊断造成一定的困难。采集的分泌物要轻轻涂在载玻片上，涂片不能太厚。

### （二）涂片制作

（1）标本取材多数情况由妇科医生或护士完成。

（2）获取的分泌物直接涂在载玻片上，涂片要均匀，不能太厚。

（3）涂片制作数量视所取分泌物量而定，涂 1～2 张玻片即可。

（4）标本固定好后可邮寄或直接送细胞学检查室。

（5）液基细胞采集后将标本放入保存液后送检。

### （三）涂片固定

（1）涂片可直接投入相应的细胞固定液内固定，或喷洒乙醇固定液固定。

（2）需要进行巴氏染色，涂片要在未干涸之前投入固定液固定 10 分钟。

### （四）涂片染色

染色方法首选经典的巴氏染色方法，其他染色法有 HE 染色、甲苯胺蓝染色（toluidine blue stain）等，可根据诊断需要选择相应的染色方法。

### （五）涂片质量控制

（1）送检玻片标本须写上患者姓名及取材部位，与申请单一起送检。

（2）大量宫颈细胞普查，当天不能送检的标本，应先用 95% 的乙醇固定 10 分钟，再用甘油乙醇（5 mL 甘油 +95 mL 70% 的乙醇）溶液封固 1 分钟后，晾干，待日后送检。此法可以保持送检玻片标本 15 天内不干燥。

## 十、液基薄层细胞制片技术简介及质量控制

巴氏涂片法这一技术的应用使宫颈癌中晚期发病率明显下降，宫颈癌死亡率降低了70%。然而20世纪80年代以来，据统计，宫颈癌的死亡率并没有明显下降。在医疗实践中医务人员发现，造成这种现象的原因不是参与宫颈癌筛查的人数减少，而是传统的巴氏涂片方法本身技术的限制。由于巴氏涂片方法制作的涂片厚薄不均，导致血液和炎症细胞过多，掩盖了某些异常细胞，且过于简单的取材及制片技术，导致细胞涂片制作不佳。由于取样器上的细胞成分不能有效地转移到载玻片上，导致有效细胞数量有限，造成大量的细胞随检查取样器废弃而丢弃，大大降低了异常细胞的检出率。为了提高宫颈癌筛查方法的特异性和诊断准确率，新的筛查方法应运而生，包括液基薄层细胞学技术、一次性病变细胞采集器技术及微孔薄膜过滤技术等。

具有代表性的液基薄层细胞制片技术分为沉降式液基薄层细胞制片技术和膜式液基薄层细胞制片技术。液基薄层细胞制片技术制作的细胞涂片，细胞在玻片上的特定区域单层均匀分布，克服了传统细胞涂片制片的细胞太厚和重叠及受到血液、黏液和炎症细胞干扰等问题，在镜下更容易观察和确认异常细胞，从而大大提高了异常细胞的检出率。

### （一）沉降式液基薄层细胞制片技术及质量控制

#### 1. 制片机制

沉降式液基薄层细胞制片技术的制片机制主要有两方面：①在前期处理过程中利用分离提取原理去除杂质成分；②在制片染色过程中利用自然沉降原理优先捕获病变细胞。

（1）分离提取原理：标本前期处理时，离心管中预先加入分离提取液（密度液），含有样本的保存液由于比重轻，加入分离提取液后置于分离提取液上层。样本中的所有细胞成分受到一定的离心力后向下沉降，到达两种液面的交界处后，只有自身比重大，能克服下层分离提取液阻力的细胞才能继续下降，从而被收集；样本中的黏液、红细胞比重轻，无法透过分离提取液，留在上层，继而被去除；上皮细胞、肿瘤细胞及部分炎症细胞则被收集用来制片。

（2）自然沉降原理：前期处理完毕的样本，被振荡混匀后转移至制片染色舱中，样本中的细胞成分在重力作用下自然沉降。由于病变细胞表现为核浆比增大，比重大于正常细胞，沉降速度快，因此优先被特殊处理后的载玻片捕获，形成薄层制片。

#### 2. 技术特点

（1）标本采集：宫颈细胞刷取材后直接放入保存瓶中，保证细胞刷收集到的细胞全部被用于制片，避免丢弃采样刷而导致采样刷上的有用细胞丢失。

（2）标本制片：通过设备运行，批量制片，全自动完成整个制片过程。

（3）自动独立染色：每份样本都在独立的染色舱中完成整个染色过程，染液一次性使用，避免出现交叉污染现象，一批次可完成16～48份标本的染色。

（4）制片、染色过程由电脑专用监控软件控制，设定好相应的参数和程序后，即可标准化、程序化地完成整个过程。

（5）制成的薄片为直径 13 mm 的细胞区域，细胞总数可调控为 5 000 ～ 120 000 个。

**3. 临床应用及意义**

沉降式液基薄层细胞制片技术可以应用于宫颈和非宫颈脱落细胞学检查。

（1）妇科标本的检查：采用沉降式液基细胞学技术，用宫颈细胞刷取材能百分之百获得宫颈细胞，取得的细胞被立即固定，细胞不变形、萎缩。通过一系列的试剂和专用设备能去除标本中的血液、黏液等干扰成分而制成细胞薄层涂片，诊断的准确性大为提高。

（2）非妇科标本的检查：沉降式液基薄层细胞制片技术在非妇科标本方面的应用主要包括：痰液、尿液、浆膜腔积液、内镜刷检及针吸细胞检查等。采用沉降式液基薄层细胞制片技术能避免传统涂片检查时细胞量过少、杂质去除不干净、涂片过厚等诸多影响制片及阅片的因素，可以显著提高诊断的准确性及阳性检出率。

**4. 操作步骤**

沉降式液基薄层细胞学制片技术使用不同的仪器设备，操作流程可能有所不同，基本操作步骤如下：

（1）标本的采集与送检：将宫颈细胞刷中间细长的部分插入宫颈口，两侧缘抵住宫颈外口，力度适中地顺时针旋转 2 ～ 3 圈，将取好样的刷头放进保存瓶中，在瓶上标记受检者的姓名、年龄、取样日期，填写申请单。

（2）样本处理：①将标本瓶放置于旋涡混合器上振荡约 30 秒；②将标本瓶、离心管对应放置于妇科标本架上，并核对标本瓶、离心管及申请单；③在 15 mL 离心管中注入 4 mL 分离提取液；④在妇科标本架上插入注射移液器，放上自动样本转移机，转移 8 mL 样本；⑤第一次离心：离心力 200 g，时间 2 分钟，吸去 8 mL 上清液；⑥第二次离心：离心力 800 g，时间 10 分钟，弃上清液；⑦置旋涡混合器上振荡约 30 秒。

（3）染色：①核对载玻片与申请单的申请号，将载玻片置于染色板上，扣上制片染色舱；②将装有处理好的样本的离心管放置在制片染色机的离心管架上，检查离心管编号次序与摆放位置一致；③将染液管道插入相应的试剂瓶，检查试剂量以足够完成整批制片；④在监控软件操作界面上，根据制片数量设置好染色参数；⑤设备自动完成整个制片、染色过程。

（4）封片：①依次拆除制片染色舱，将完成制片、染色的玻片放入乙醇中脱水 5 秒；②放入二甲苯内 5 分钟使之透明；③中性树胶封片。

**5. 质量控制**

（1）样本收集：送检临床医生认真规范填写申请单，申请单须包括患者的姓名、性别、年龄、住院/门诊号、床位、患者的联系方式、临床情况简介、既往病史、取材部位、末次月经，以及申请检查医生的签名等。

（2）样本接收：①送检的样本与申请单上的信息应一致；②检查待检样本是否已经固定，是否有渗漏；③任何疑问之处应及时联系临床医生，核实并纠正错误后才能接收样本；④对于待检样本，标签与申请单内容不符合、字迹不清晰，样本渗漏、污染或保存不当者均应拒收并做好记录。

（3）样本处理：按照制片步骤进行制片操作。

（4）染色：①苏木精浸染后细胞核应染成蓝色，染成紫色、浅蓝色、灰色或棕色均为不合格；②胞质呈现蓝色则表明苏木精染色时间太长或苏木精浓度太高，应适当调整染色时间、稀释染液浓度或进行分化处理；③EA/橘黄 G 染液染胞质时要能清晰显示不同的胞质分化程度，呈现出应有的绿色、粉红色或橘黄色；④缓冲液的 pH 为 7.4～8.0。

（5）封片：染色后的涂片应采用湿封，经无水乙醇脱水，用二甲苯使之透明后，直接用中性树胶封片。

## （二）膜式液基薄层细胞制片技术及质量控制

### 1. 制片机制

膜式液基薄层细胞制片技术主要是通过滤膜将细胞样本过滤，使大的细胞贴附在滤膜上，再通过负压作用将滤膜上的细胞转移到载玻片上，最后将细胞涂片放入固定液中固定。整个过程在制片机中自动完成。

### 2. 技术特点

制片机中的过滤器是一个直径为 25 mm 的真空柱状容器，下面为滤膜，滤膜孔径大小通常为 5 μm 与 7 μm，分别用于较大的妇科细胞样本和非妇科细胞样本，可以制成直径 25 mm 的细胞薄层，方便在直径 25 mm 区域进行观察。

### 3. 细胞采集

（1）非黏液性的表层细胞样本，如口腔黏膜、乳头分泌物和皮损伤口等标本，直接放入含保存液的样本瓶中收集。

（2）胸腔积液、腹腔积液、尿液、脑脊液、心包积液等体液及针吸细胞样本，加入与样本体积比为 1∶1 的 3% 柠檬酸钠抗凝剂，离心后取沉淀物加入含保存液的样本瓶中。

（3）妇科阴道、宫颈脱落细胞样本用取样器（刷子）采集后，尽快将刷子浸泡在标本保存液中，不断转动刷子，尽可能将细胞从刷子转移到保存液中。

### 4. 操作步骤

（1）根据所采集细胞样本的类型，选择相应的运行程序进行自动检测。

（2）仪器进入程序后自动检测细胞样本与保存混合液的量，液体过多或不足，程序将自动停止操作并显示需要纠错的信息。如果液体不足，可用保存液补足；液体过多，可吸走部分液体。如果细胞样本不多，应取出稍作离心再吸走部分上清液。

（3）过滤器自动插入样本瓶里旋转，混匀细胞样本，打散黏液。过滤器通过负压作用，将细胞吸附在过滤器的滤膜上。当滤膜上覆盖一定数量的细胞时，过渡器会自动停止过滤，避免细胞过多相互重叠，但同时会保证有足够数量的细胞吸附在玻片上。

（4）将吸附了细胞的滤膜面贴向载玻片，通过过滤器的正压作用，将细胞转移到载玻片上。载玻片经过特殊处理，能牢固吸附细胞。

（5）涂片自动转移到含 95% 乙醇固定液的瓶中存放，需要手工取出细胞片集中到另一含有固定液的容器存放待染色，然后继续下一例样本的制片操作。

（6）染色。将取出的涂片进行染色，染色方法有巴氏染色方法。

### 5. 临床应用

膜式液基薄层细胞制片技术主要应用于妇科阴道、宫颈脱落细胞学标本的制作，也可以用于非妇科标本。

**6. 质量控制**

（1）含血的细胞标本，在上机前应先行去红细胞处理：①经平衡后放入离心机以2 000 r/min离心10分钟；②吸出上清液后，将5 mL 1%的冰醋酸加入沉渣中，振荡5分钟；③弃去冰醋酸后将原标本上清液加到沉渣里，混匀后即可放入制片机制片。

（2）若标本量较少则直接将其倒入标本瓶内，静置15分钟后制片。

（3）痰液等黏液性标本可加入消化液进行消化处理。

（4）对于胸腔积液、腹腔积液标本可直接送检或在取样时加入抗凝剂，若标本量较多，在前期处理时应取自然沉降于底部的标本10～15 mL。

（5）制片之前必须检测是否装载好样本瓶、过滤器和载玻片，根据样本类型选择合适孔径的滤膜。

（6）95%的乙醇固定液需要每天更换。

## 十一、细针吸取细胞学技术简介及质量控制

（一）细针吸取细胞学技术的应用范围

（1）体表可触及的肿块，包括皮肤、黏膜及软组织、骨组织等的肿块和淋巴结，甲状腺、乳腺、前列腺等器官的肿块。

（2）一些深部器官如肝、肾等的肿块，需要在影像学的协助下行细针吸取细胞。

（3）可疑的转移性病灶，如皮下结节、手术瘢痕结节、颈及腋窝淋巴结、骨质破坏性肿块等。

（4）疑为肿瘤破裂出血、感染、癌瘤播散等不适宜手术切除，或取活检有困难而又必须获取形态学诊断依据的患者。

（5）经皮和借助影像学设备对颅脑、胸腔、腹腔和盆腔内各深部脏器病变的术前或术中快速诊断。

（6）对肿瘤患者放疗、化疗的监测及预后判断。

（二）针吸器械的选择

（1）针头：细针吸取细胞学采用的是外径0.6～0.9 mm的针头。国产的针头如7号或8号针头分别表示外径为0.7 mm或0.8 mm。国际穿刺针头外径以Gauge（G）表示，如21G、22G等，G数越大，针头外径越细，7号、8号针头分别对应为22G和21G针头。7号、8号针头通常用于淋巴结、唾液腺、甲状腺等体表可触及的肿块穿刺；8号、9号针头通常用于较硬的肿块，纤维组织多，实质细胞不易被抽吸出来的肿瘤穿刺。宜根据病变大小、部位、性质、硬度、深度等选择适当外径的针头，才能有效地获得足够的细胞学诊断材料。

（2）注射器：大多数实验室选用10～20 mL的一次性无菌塑料注射器，配7号针头，可以满足对多数肿块取材的需求。

（三）针吸方法的选择

（1）无负压针吸方法：穿刺过程中不使用负压抽吸，而是以提插穿刺方式，使少

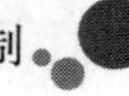

量插切下的病变标本进入针芯内。这种方法一般仅应用于血管丰富的组织，如甲状腺等。该方法特点是出血少，细胞学标本量通常不多。

（2）徒手或辅具协助负压针吸法：操作者一只手固定肿块，另一只手实行穿刺及抽吸，也可以在确认刺入肿块后，用左手固定针头与注射器前部，右手完成抽吸操作过程。

（3）B 超或影像学技术协助下针吸方法。

### （四）穿刺点的选择与肿块的固定

（1）针吸时患者通常采取坐位，穿刺甲状腺肿块时也可采取仰卧位，并抬高头部。

（2）穿刺点尽量避开大血管、神经及要害组织器官。

（3）若有原发灶与转移灶的病变则首选转移灶实施穿刺。

（4）对直径小于 2 cm 的肿块通常应刺入其中心部位，而大于 5 cm 的肿块，应针吸取病变组织靠边缘的部分，以避免其中心部位可能发生的出血与坏死。

（5）对囊性肿块，除尽量吸尽液体外，还应对其边缘部位或囊壁部分穿刺取材，以获得有代表性的诊断细胞。

（6）为了防止刺入及提插时滑脱或针头穿过肿块，建议采用的固定肿物的方法有以下两种：

A. 捏提法：用左手拇指与其他手指捏住肿物，右手握针刺入肿块。此法适用于活动的小肿块。

B. 指压法：①单指固定。用拇指或食指压住肿物，使其固定于皮下或被推向一边而不滑动，针头在指尖上方刺入肿块。直径小于 1 cm 小肿物用单指固定法，用食指或中指压紧固定。②双指固定。对于直径大于 3 cm 的肿块，可用拇指与食指捏压肿块固定。

### （五）细针吸取细胞操作方法

（1）穿刺前先用 3%～5% 碘酒对局部皮肤行常规消毒，口腔黏膜采用复方红汞液进行消毒处理。

（2）固定肿块后，手持注射器或针吸器，迅速刺入病灶或肿物内，针筒保持无气状态抽吸 3～4 次，保持负压，并在不同方向抽吸数次，去负压后用消毒棉球或棉签压迫针吸点，并迅速拔针，继续压迫局部数分钟即可。

（3）从针筒推出吸出物滴在载玻片上，然后用推片法进行涂片。

### （六）细针吸取细胞学技术质量控制

（1）进针要迅速：对于含丰富的毛细血管或薄壁血管的部分肿物或器官，针吸时极易出血，标本常易被血液稀释，影响诊断。为了避免上述情况，可选用无负压针吸法，通常提插移动 4～5 次即可拔针。

（2）获取有效的细胞成分：为确保吸取的样品有足够的细胞含量应用于诊断，应尽量在避免出血的基础上，对肿块实质至少向两个方向迅速进退针吸。

（3）条件许可的情况下，最好启动床边快速评估策略以帮助评价是否取得足够的细胞量用于诊断。

### （七）细针吸取细胞学技术针吸并发症

细针吸取细胞出现的并发症很少，少数患者因血管神经性反应导致头昏、心悸、恶心等症状；也可能会出现穿刺点局部出血红肿或感染等情况。针吸过程严格无菌操作，一般不会出现并发症。据文献报道，细针吸取细胞引起肿瘤播散的概率几乎为零。

## 十二、细针吸取细胞学涂片制作技术简介及质量控制

细针吸取细胞学涂片制作技术是指将获得的细胞学样品涂抹在载玻片上，用于染色和诊断。不论是脱落细胞涂片，还是细针吸取细胞学涂片，除了传统的直接涂片以外，还包括用细胞离心涂片机直接在载玻片上涂片和用液基薄层制片机制作液基薄层涂片。细胞量足够的状况下还可以制作细胞蜡块进行组织切片技术等。

### （一）涂片方法

#### 1. 针头直接涂抹法

（1）拔针后卸下针头，回抽注射器，将空针吸入空气，再套上针头，左手持针，针孔斜面向下，快速推动注射器活塞，将吸取的组织细胞和液体喷射至载玻片上。

（2）平放针头将细胞标本在载玻片上均匀涂抹开，尽量避免多次来回涂抹，以免细胞变形或破碎。

#### 2. 玻片直接涂抹法

（1）对部分细胞含量少的穿刺样本，可选用推片与载玻片夹角呈45°顺时针将标本匀速推动，使细胞均匀分布。

（2）推片与载玻片的夹角小，涂片标本薄；推片与载玻片的夹角大，涂片标本厚。

（3）由于病变细胞常位于涂片的尾部及末端，因此，推片时切忌将尾部推出玻片外，标本应涂抹于载玻片染色区域。

（4）若吸取的标本量足够，应尽量制成2张以上的涂片，以供不同染色方法使用。

### （二）涂片固定

（1）细胞学穿刺涂片制备完成后，应在标本处于半湿润状态时，置于固定液中固定10～30分钟。

（2）固定后即可实施巴氏染色或HE染色。

（3）在涂片制作过程中，应避免发生标本干燥现象，否则会使涂片细胞肿胀、变形，甚至自溶，导致细胞着色性差、结构模糊，影响对细胞的观察及识别。反之，若涂片标本水分过多，易造成标本在固定液中脱落。

### （三）涂片染色

穿刺涂片染色包括迪夫快速（Diff-Quik）染色法、甲苯胺蓝染色法及常规HE染色法、巴氏染色法。

#### 1. Diff-Quik 染色法

Diff-Quik 染色法常用来染色精子，也广泛用于血涂片与细针吸取细胞学涂片染色。这种染色方法要求涂片在固定之前先在空气中干燥，干燥后的涂片细胞也可在不染色状态下保存下来。Diff-Quik 染色法的最大优点是步骤简单快捷，一般在1～2分钟完成，

但细胞结构染色效果差。因此，该染色法常用于快速检查是否采集到足够的细胞量，以判断是否需要重新采集细胞。

（1）染液配制。

A. 1%的伊红Y水溶液。

B. 亚甲蓝乙醇染液：亚甲蓝3 g，95%乙醇30 mL，0.01%的氢氧化钾溶液70 mL。

（2）染色操作：①涂片用甲醇固定20秒；②1%的伊红Y水溶液染色5秒；③亚甲蓝乙醇染液染色5秒；④水洗后立即趁湿片在显微镜下观察，若需要保存，继续用二甲苯使之透明，封片。

（3）染色结果：细胞核呈蓝色，胞质呈深蓝色；淋巴细胞核呈紫蓝色。

**2. 甲苯胺蓝染色法**

甲苯胺蓝染色法是目前应用最广泛的用于评价针吸穿刺涂片的快速染色法。其固定液为95%乙醇或其他细胞学固定液，染料只需要1种，即甲苯胺蓝。

（1）染液配制：将甲苯胺蓝0.05 g、95%的乙醇20 mL、蒸馏水80 mL充分混合，使用前过滤。

（2）染色操作：①涂片制作好后立即放入95%乙醇中固定15秒；②在载玻片上加1～2滴甲苯胺蓝染液染色10～15秒，加盖玻片，让染料渗透到细胞中；③竖立玻片，用指腹稍加压力，去除多余染料；④湿片即可镜检，可判断取样材料是否足够，也可粗略观察是否有恶性细胞；⑤乙醇能将甲苯胺蓝从细胞中除去，然后可用巴氏染色法重新染色。

（3）染色结果：细胞核呈深蓝色，核仁呈紫红色，细胞质呈浅蓝色；红细胞呈淡黄红色，淋巴细胞呈深蓝色，单核细胞呈浅蓝色。

**3. 苏木精－伊红（HE）染色法与巴氏染色法**

苏木精－伊红（HE）染色法与巴氏染色法详见本节“四、细胞病理学检查常规染色技术及质量控制”。

### （四）涂片制作质量控制

细针吸取细胞学涂片的质量控制贯穿于标本的取材、制备、固定和染色等整个过程，应严格把控各类标本制作的相关环节，以避免影响标本制作的不良因素。

**1. 取材、涂片**

（1）标本取材是影响细胞学诊断的最重要因素之一。

（2）涂片内最具有诊断价值的细胞太少或标本被血液严重稀释均可造成假阴性的诊断。临床上假阴性的细针穿刺诊断结果大多由于取材或选材不足所致，因此，作为一份合格的标本，应是镜下可见足够数量的细胞成分的标本。

（3）将标本均匀地涂抹于载玻片上，尽量避免来回推拉标本而导致细胞受损变形，从而影响诊断。

（4）涂片不宜太厚或太薄，太厚会使细胞过多而重叠，影响镜下观察；太薄则导致细胞数量太少，影响检出率。

（5）合格的细胞涂片，在镜下应可见均匀分布的足量的有效诊断性细胞。

2. 固定

(1) 标本涂片完成后，若做湿片固定，应立即放入95%的乙醇或其他固定液中固定，使细胞形态保存完好，避免在空气中长时间干燥，造成细胞退化而影响诊断。

(2) 固定不佳所引起的细胞退化，可能会影响对细胞的正确识别，从而导致假阳性或假阴性诊断。

(3) 固定液的浓度一般应以高浓度固定液为宜，以乙醇－乙醚固定液效果最佳，无论是细胞形态的保存，还是细胞贴在玻片上其都优于其他固定液。

3. 染色

(1) 关于细针穿刺标本的染色可依诊断者工作习惯而定，一般可以采用干、湿片涂片染色两种染色方法对照观察。

(2) 干片涂片可选择迈格林华－吉姆萨（MGG）法染色。此法可以清楚地显示细胞的结构，但细胞透明差，而成群或成团分布的细胞则在巴氏染色或HE染色下更容易分辨细胞的染色质和胞膜结构。

(3) 巴氏染色或HE染色中苏木精染液和EA类染液的配制十分重要，苏木精染液须经常进行过滤，防止苏木精沉渣黏附于涂片上而影响镜下观察。

(4) 配制EA36、EA50等染液的关键是调节染液的pH。

(5) 染液的质量与染色时间应予以保证和规范，否则，细胞核与细胞质着色会受到影响。例如，胞核染色过深，难以观察其微细结构易引起误诊，染色过浅又易导致低诊。

(6) 涂片制作好后宜迅速进行湿固定，如果是用喷雾剂固定，也要求涂片制成即马上固定。用细胞离心涂片机与液基薄层制片机制作的玻片，若要做巴氏染色也应立即固定。

（余俐　康继辉　何洁华）

# 第四节　分子诊断常规技术

## 一、原位杂交技术

### （一）原位杂交技术概述

原位杂交（in situ hybridization，ISH）技术是组织学、细胞学和生物化学相结合的一门技术，是应用探针在组织切片或细胞涂片上检测细胞中的核酸，以了解组织细胞中基因（核酸）的变化（如基因扩增、丢失、易位及点突变）及其意义，从而研究组织细胞的生理与病理改变及其机制。目前，原位杂交技术已经广泛应用于临床病理诊断和

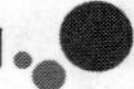

分子诊断。

**1．核酸**

核酸（nucleic acid）位于细胞核内，是基本的遗传物质。核酸的基本组成单位是核苷酸。核苷酸由碱基、核糖和磷酸构成，其中碱基主要有腺嘌呤（adenine，A）、鸟嘌呤（guanine，G）、胞嘧啶（cytosine，C）、胸腺嘧啶（thymine，T）和尿嘧啶（uracil，U）。

核酸分为脱氧核糖核酸（deoxyribonucleic acid，DNA）和核糖核酸（ribonucleic acid，RNA）。

（1）DNA 呈双螺旋结构，是储存、复制和传递遗传信息的主要物质基础，绝大部分的遗传信息都储存在 DNA 中。DNA 分子中的碱基主要有腺嘌呤（A）、鸟嘌呤（G）、胞嘧啶（C）和胸腺嘧啶（T），其中 A 与 T 配对，G 与 C 配对。基因是具有遗传效应的 DNA 片段，不同的基因各有其独特的 DNA 结构。染色体是由 DNA 和蛋白质构成的线状或棒状物，是基因遗传信息的载体。

（2）RNA 是遗传信息的中间载体，参与蛋白质合成。RNA 分子中的碱基主要有腺嘌呤（A）、鸟嘌呤（G）、胞嘧啶（C）和尿嘧啶（U），其中 A 与 U 配对，G 与 C 配对。参与蛋白质合成的 RNA 主要有核糖体 RNA（ribosomal RNA，rRNA）、信使 RNA（messenger RNA，mRNA）和转运 RNA（transfer RNA，tRNA）三类，它们的分子量、结构和功能均不相同。

A. rRNA：是核糖体的主要组成部分。核糖体是细胞合成蛋白质的主要场所。

B. mRNA：在细胞质中的蛋白质合成过程中，负责将 DNA 上调控蛋白质合成的遗传信息传递到细胞质，使这些遗传信息在合成的蛋白质中表达。

C. tRNA：在蛋白质合成过程中识别并按照 mRNA 传递的遗传密码，负责把特定的氨基酸转运到核糖体上。

**2．探针**

原位杂交技术中的探针（probe）为核酸探针，是含有特定标记的已知序列的 DNA 或 RNA 片段，用于与细胞中的靶 DNA 或 RNA 杂交结合。

（1）核酸探针的种类：用于原位杂交的探针有 DNA 探针、互补 DNA（complementary DNA，cDNA）探针、RNA 探针、互补 RNA（complementary RNA，cRNA）探针和人工合成的寡核苷酸探针。根据所用探针的不同及所检测核酸的不同，原位杂交的方式分为 DNA-DNA 杂交、cDNA-RNA 杂交、RNA-RNA 杂交和寡核苷酸探针与 DNA 或 RNA 杂交等。

A. DNA 探针：是经过克隆的特定 DNA 片段，分单链和双链探针，用于检测靶 DNA，是一种较为常用的探针。

B. cDNA 探针：是以 mRNA 为模板复制的单链 DNA，与某一 RNA 链的碱基序列互补配对，用于检测 RNA。cDNA 探针不容易获得，用途受限。

C. RNA 探针：为单链的核酸探针，杂交效率较高，可用于检测 DNA 和 mRNA。

D. cRNA 探针：是以 cDNA 为模板转录获得的单链探针，用于检测 RNA，与 RNA 的杂交比较稳定，应用广泛。

E. 寡核苷酸探针：是以核苷酸为原料，使用DNA合成仪、人工合成相应序列的探针，用于检测核酸，特异性强。

（2）探针的标记物：用于标记探针的标记物可以是放射性物质（如 $^{3}H$、$^{35}S$、$^{32}P$），也可以是非放射性物质（如荧光素、生物素、地高辛等）。非放射性物质虽然不及放射性物质敏感，但具有稳定、无放射污染、标记与检查操作简便等优点。随着技术的完善，探针的标记物特异性和敏感性不断提高，应用越来越广泛。

**3. 原位杂交技术的机制和特点**

（1）机制。原位杂交技术是用标记的特异探针与组织细胞中相应的核酸杂交形成杂交体，再通过杂交体上标记物的免疫学反应与化学反应，形成有颜色的稳定沉淀而显色，或使荧光素标记物被激发而发光，从而通过显微镜观察，将靶核酸进行定性、定位和定量。该技术所使用的探针是已知碱基序列的核酸探针，探针与组织细胞中的靶核酸杂交结合是按照碱基互补配对原则，依靠DNA变性和复性的特性完成的。

（2）特点。原位杂交技术是在分子水平上检测组织细胞中的核酸，而免疫组化技术是在蛋白质表达水平上检测组织细胞中的抗原，前者更具优势。例如，在相同的石蜡切片上，用免疫组化技术检测不到人乳头状瘤病毒（human papilloma virus，HPV）抗原，用原位杂交技术可以检测出HPV-DNA，有助于对尖锐湿疣的病理诊断。

### （二）原位杂交技术操作

原位杂交技术与免疫组化技术有许多相同之处，但也有其特殊性。原位杂交技术中影响检测结果的因素较多，每种因素均可影响染色结果的准确性，进而影响病理诊断的准确性，因此，在原位杂交技术中进行规范操作和质量控制显得格外重要。

**1. 检测标本的处理**

（1）原位杂交技术适用于检测组织细胞的冰冻切片、石蜡切片和细胞涂片。冰冻切片由于是新鲜组织，可很好地保存某些核酸，但形态结构差，定位不清晰。石蜡组织切片形态结构好，定位清晰，但在组织的固定、脱水、包埋等过程中容易破坏组织细胞中的核酸，因此，尽可能保存待检标本中组织细胞的核酸十分重要。组织细胞在福尔马林固定液中固定时间过长会影响探针的穿透力，降低杂交效率，因此建议固定液选用10%的中性缓冲福尔马林，适宜的固定时间为6～48小时。

病理诊断中，待检标本如果需要做原位杂交检测，是在HE染色切片观察基础上决定的。因此，组织来源主要为经福尔马林固定液固定的石蜡切片，细胞涂片须有充足的细胞量才可做原位杂交检测。

（2）组织的固定。

A. 组织取材：无论是用于冰冻切片的组织还是用于石蜡切片的组织，取材越新鲜越好。组织离体后应及时取材，若做冰冻切片应立即进行冰冻切片，切片可保存于 -20 ℃或 -80 ℃冰箱内；若做石蜡切片应立即进行固定，尽可能保存组织细胞内的核酸不被降解，保存原有的形态结构。

B. 组织细胞固定：最常用的固定方法是用固定液浸泡组织。固定液有多种，不同的固定液具有不同的作用，目前没有一种固定液适用于各种核酸的固定。由于临床送检标本难以使用特殊固定液，故目前主要使用的是福尔马林固定液。因此，在固定临床送

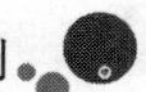

检标本时建议使用10%的中性缓冲福尔马林固定液。

C. 组织石蜡切片准备：在进行原位杂交检测时，以石蜡切片HE染色诊断为依据。原位杂交检测应选用与该HE染色切片相同的蜡块进行连续石蜡切片。因此，在常规石蜡切片的过程中，应尽可能避免对组织细胞中核酸造成破坏，切片厚度通常为4 μm，组织蜡片贴在硅化玻片上，65 ℃烤片2～4小时。

D. 载玻片的要求：载玻片的使用和免疫组化染色一样，由于原位杂交实验过程中操作步骤及洗片次数较多，容易出现脱片现象，因此，须将载玻片硅化或涂胶，现在常用的是硅化玻片。如果做RNA检测，还应该将载玻片高温处理，如160 ℃烤4～6小时，或通过高压以灭活玻片上的RNA酶。

**2. 实验操作**

在原位杂交实验过程中，主要的操作步骤包括以下几个方面。

（1）蛋白酶消化：石蜡切片在杂交前需要用蛋白酶进行消化，目的是将交联的组织细胞与蛋白质分开，把核酸表面的蛋白质消化掉，使组织细胞的通透性增加，加强探针的穿透力，便于探针与核酸杂交，提高杂交率。常用的蛋白酶是胃蛋白酶和蛋白酶K，浓度为1 μg/mL，37 ℃消化30分钟。酶的浓度和消化时间需要根据组织所用的不同的固定液、不同的固定时间、不同类型的组织及不同的切片厚度等做出相应调整。

（2）变性：通过加热将双链的探针和靶核酸解链成单链。

（3）预杂交：在杂交前加入不含探针和硫酸葡聚糖的杂交液进行处理，以封闭非特异性杂交位点，减少非特异性杂交结合，使背景更加清晰，有利于阳性结果的观察。

（4）杂交：加入特异探针，与组织细胞中的靶核酸结合形成稳定的杂交体。

（5）杂交体的显示：利用杂交体上标记物的免疫学反应与化学反应，形成有颜色的稳定的沉淀物而显色，或用激发光使杂交体部位发出可见的荧光。

### （三）原位杂交技术简介

原位杂交技术是最常用的分子诊断技术，是目前重要的临床病理诊断辅助技术之一。其操作简单，结果稳定可靠，具有较高的特异性和敏感性。随着探针的商品化和试剂盒的推广，该技术越来越多被应用于日常临床病理诊断工作中。在临床病理诊断中，常用的是原位杂交技术和荧光原位杂交技术。前者主要利用底物在杂交体部位显色，通过光学显微镜来观察杂交结果的呈现；后者利用荧光素标记探针，通过荧光显微镜观察杂交体上发出的荧光来确定杂交结果。

**1. 原位杂交技术**

原位杂交技术（ISH）是用特定的标记物（如地高辛或生物素）标记特异核酸探针，按照核酸碱基互补配对原则，探针与被检测样本中的靶核酸杂交形成特异性的杂交体，杂交体上的地高辛与鼠抗地高辛抗体结合，再用辣根过氧化物酶标记的抗鼠抗体与鼠抗地高辛抗体结合，最后通过辣根过氧化物酶与二氨基联苯胺（DAB）的反应而显色。通过在显微镜观察杂交体上的棕色信号，从而确定组织中存在靶核酸。原位杂交技术，化学反应在杂交体部位显色，再通过光学显微镜来观察杂交结果呈现，称为显色原位杂交（chromogenic in situ hybridization，CISH）；使用银离子等作为底物，通过化学反应在杂交体部位产生银沉淀而显色，称为银染原位杂交（silver in situ hybridization，

SISH）。

原位杂交技术操作简便，用 DAB 或银显色其阳性结果可长期保存。在观察结果的同时，也可以看到组织细胞结构。

（1）EB 病毒（EBV）原位杂交检测。

A. 主要实验仪器设备。

a. 杂交仪或电热烤箱和恒温水浴培养箱，用于组织切片变性和杂交等。

b. 光学显微镜，用于染色结果观察。

B. 主要试剂是 EBER-DNA 检测试剂盒，包含试剂如下：

a. 生物素标记的 EBV-DNA 探针。

b. 胃蛋白酶消化液。

c. 辣根过氧化物酶标记的链球菌抗生物素蛋白。

d. DAB 显色剂。

C. 操作步骤。

a. 组织石蜡切片厚 3～5 μm，贴在硅化载玻片上，65 ℃烤片 60 分钟。

b. 常规脱蜡至蒸馏水，在脱蜡过程中将胃蛋白酶消化液从冰箱取出，预热至 37 ℃。

c. 滴加胃蛋白酶消化液，37 ℃孵育 10～15 分钟，蒸馏水浸洗。

d. 依次用 80% 的乙醇、95% 的乙醇和无水乙醇各脱水 2 分钟。

e. 室温或 37 ℃干燥，约 5～10 分钟。

f. 滴加生物素标记的 EBV-DNA 探针液 10～20 μL，盖上盖玻片，用专用的橡皮胶在盖玻片四周封边，放在电热烤箱中，95 ℃变性 10 分钟，随后放在 37 ℃的恒温水浴培养箱中杂交过夜（约 15 小时）。也可以放在杂交仪中进行变性和杂交。

g. 用磷酸盐缓冲液（phosphate buffer solution，PBS）浸泡切片，并上下移动，使盖玻片自然脱下。

h. PBS 洗 2 分钟。

i. 用 3% 的 $H_2O_2$ 水溶液覆盖组织 5 分钟，蒸馏水洗，再用 PBS 浸洗。

j. 滴加封闭液孵育 10 分钟。

k. 将封闭液甩走，直接滴加辣根过氧化物酶标记的链球菌抗生物素蛋白，孵育 30 分钟。

l. PBS 浸洗 3 次，每次 5 分钟。

m. 在 37 ℃下，用 DAB 显色剂作用 15 分钟。

n. 流水冲洗 10 分钟。

o. Mayer 苏木精液复染细胞核 3～5 分钟，流水冲洗 10 分钟。

p. 常规脱水、透明处理，中性树胶封片。

D. 结果判读：阳性结果呈棕色，定位在细胞核。

（2）人类表皮生长因子受体 2（human epidermalgrowth factor receptor-2，HER2）基因显色原位杂交检测。

A. 主要实验仪器设备。

a. 微波炉，用于组织片热修复。

b. 杂交仪或电热烤箱或恒温水浴培养箱，用于组织切片变性和杂交等。

c. 显微镜，用于观察染色结果。

B. 主要试剂是商品化的检测试剂盒，包含试剂如下：

a. 热修复液（pH 7.0）。

b. 胃蛋白酶消化液。

c. 地高辛标记的 HER2 探针。

d. 柠檬酸钠缓冲液（saline sodium citrate buffer，SSC）。

e. 封闭血清。

f. 鼠抗地高辛抗体。

g. 辣根过氧化物酶标记的抗鼠抗体。

C. 操作步骤。

a. 石蜡切片厚 3～5 μm，贴在硅化载玻片上，65 ℃烤片 60～120 分钟。

b. 切片常规脱蜡，在脱蜡过程中加热修复液并将胃蛋白酶消化液从冰箱取出恢复至室温。

c. 切片放入煮沸的热修复液中保持 98～100 ℃，15 分钟，冷却后蒸馏水浸洗 5 分钟。

d. 滴加胃蛋白酶消化液室温孵育 5～10 分钟，蒸馏水浸洗。

e. 依次分别用 80% 的乙醇、95% 的乙醇和无水乙醇各脱水 3 分钟，室温自然干燥 15～20 分钟。

f. 滴加 HER2 探针液 15～20 μL 并盖上盖玻片，用专用的橡皮胶在盖玻片四周封边，放入杂交仪中 95 ℃变性 5 分钟，再在 37 ℃条件下杂交过夜（10～15 小时）。也可以放在电热烤箱中进行变性和杂交。

g. 将切片浸泡在室温 SSC 缓冲液中，并上下移动，使盖玻片自然脱下。

h. 将切片放入预热的 SSC 缓冲液中，70 ℃浸泡 5 分钟，蒸馏水洗。

i. 用 3% 的 $H_2O_2$ 水溶液处理 5 分钟，蒸馏水多次浸洗，PBS 洗。

j. 滴加封闭血清作用 10 分钟。

k. 弃血清，PBS 浸洗 3 次，每次 5 分钟，滴加鼠抗地高辛抗体，于室温下孵育 30 分钟，PBS 浸洗 3 次，每次 5 分钟。

l. 滴加辣根过氧化物酶标记的抗鼠抗体，于室温下孵育 30 分钟，PBS 浸洗 3 次，每次 5 分钟。

m. DAB-$H_2O_2$ 显色 1～5 分钟，蒸馏水洗终止显色。

n. Mayer 苏木精染色液复染细胞核 3～5 分钟，再用蒸馏水洗 10 分钟。

o. 常规脱水、透明处理，中性树胶封片。

D. 结果判读：阳性结果呈细颗粒状或成簇的粗颗粒状或棕色的团块状，定位在细胞核，细胞核呈蓝色。

（3）HER2 基因银染原位杂交检测。

A. 主要实验仪器设备。

a. 全自动组织切片染色机 BenchMark XT（罗氏公司生产）。

b. 光学显微镜，用于染色结果观察。

B. 主要试剂。

a. 蛋白酶 3。

b. 二硝基苯（dinitrobenzene，DNP）标记的 HER2-DNA 探针。

c. DNP 标记的 17 号染色体 DNA 探针。

d. 兔抗 DNP 抗体。

e. 羊抗兔抗体。

f. DNP 多聚体。

g. 银染染色液。

h. 快红显色液。

i. 清洗缓冲液。

C. 主要操作步骤。

a. 烤片：石蜡切片厚 3 ～ 5 μm，贴在硅化载玻片上，56 ℃烤片过夜（约 16 小时）。

b. 脱蜡：使用不含乙醇、不含二甲苯的环保脱蜡液脱蜡约 8 分钟。

c. 预处理：用缓冲液冲洗进行高温修复，约 20 分钟，蛋白酶消化 4 分钟。

d. 变性：94 ℃ 变性 5 分钟。

e. 杂交：HER2-DNA 探针杂交 6 小时，17 号染色体 DNA 探针杂交 3 小时。

f. 探针标记物检测：用抗 DNP 抗体检测探针标记物 DNP。

g. 显色：银染染色液显色和快红溶液显色。

h. 复染：苏木精和靛蓝染色液染细胞核。

i. 封片：用不含二甲苯的中性树胶封片。

D. 结果判读：阳性结果呈细颗粒状或成簇的粗颗粒状或团块状的黑色，定位在细胞核，细胞核呈蓝色；对照 17 号染色体探针杂交为红色信号点。30% 的肿瘤细胞中，HER2 阳性信号点大于等于 6 个，或信号点成簇分布为扩增。

**2. 荧光原位杂交技术**

荧光原位杂交（fluorescence in situ hybridization，FISH）是采用荧光素标记的特异 DNA 探针，按照 DNA 碱基互补配对原则，探针与被检测样本中的靶 DNA 杂交形成特异性的杂交体，通过荧光显微镜观察杂交体上的荧光信号，从而确定组织中存在的靶 DNA。

FISH 技术主要用于检测细胞的 DNA，尤其常用于检测基因在染色体的定位，了解基因的扩增、缺失或突变。使用的探针包括由一个或多个克隆已知序列组成的位点特异性探针、简单重复序列探针和由一条染色体或染色体上某一段核苷酸片段所组成的全染色体或染色体区域特异性探针。通常探针用异硫氰酸荧光素（fluorescein isothiocyanate，FITC）和四甲基罗丹明（tetramenthylrhodamine，TMR）等荧光素标记。

FISH 技术操作简单快速，敏感性和特异性高，结果容易观察；可检测冰冻切片和石蜡切片，且可同时检测多种基因，结果呈多种颜色。结果拍摄保存后，须将玻片上镜

油擦干净，放入暗盒中在 -20 ℃条件下保存，以防荧光信号衰减。

HER2 基因 FISH 检测如下。

（1）主要实验仪器设备。

A. 杂交仪或烤片机，用于组织切片或细胞涂片预热、变性和杂交等。

B. 恒温水浴箱，用于试剂加热，探针变性，组织细胞片的处理如消化、杂交等。

C. 荧光显微镜，用于观察荧光结果，需要在暗房条件下进行。

D. 电脑及其图像采集和分析软件系统，用于实验结果的分析和报告。

（2）主要试剂是商品化的检测试剂盒，尽量使用即用型，如果不是即用型试剂，需要按说明书要求进行稀释和配制。

A. 荧光素标记的 HER2-DNA 探针。

B. 杂交缓冲液。

C. SSC 溶液。

D. 蛋白酶 K 液。

E. 变性液。

F. NP40/SSC 溶液。

G. 甲酰胺/SSC 溶液。

H. 4′，6 - 二脒基 - 2 - 苯吲哚（4′，6-diamidino-2-phenylindole，DAPI）复染剂。

（3）操作步骤。

A. 组织石蜡切片厚 3 ～ 5 μm，贴在硅化载玻片上，65 ℃烤片 60 分钟。

B. 常规脱蜡至蒸馏水，用纸吸去切片上多余的水分。

C. SSC 溶液中浸洗 5 分钟，2 次。

D. 滴加蛋白酶 K 液（200 μg/mL）消化 20 ～ 30 分钟（37 ℃）。

E. SSC 溶液中浸洗 5 分钟，2 次。

F. 组织切片依次置于室温的 70% 的乙醇、85% 的乙醇和无水乙醇中各 3 分钟脱水。

G. 取出玻片自然干燥。

H. 将装有探针混合物的试管置于 73 ～ 75 ℃ 恒温水浴箱中变性 5 分钟，后置于 45 ～ 50 ℃恒温水浴箱中备用。

I. 将 3 ～ 10 μL HER2-DNA 探针液滴加于玻片杂交区域，并盖上盖玻片，再用专用的橡皮胶在盖玻片四周封边，放入杂交仪中 73 ～ 83 ℃杂交 5 分钟，42 ℃杂交过夜（10 ～ 15 小时）。

J. 用 50% 的甲酰胺/SSC 溶液浸洗组织片 2 次，并轻轻上下移动组织切片将盖玻片洗脱，再浸洗 5 ～ 10 分钟后取出组织切片。

K. 50% 的甲酰胺/SSC 溶液洗 5 ～ 10 分钟，2 次。

L. 0. 1% 的 NP40/SSC 溶液浸洗 5 分钟，2 次。

M. 70% 的乙醇洗 3 分钟，自然干燥。

N. 滴加 DAPI 复染剂，盖上盖玻片于暗处染色 10 ～ 20 分钟，在荧光显微镜下观察结果。

（4）结果判读：在黑暗的背景下阳性部位呈红色、绿色等不同颜色的荧光，呈细颗粒状或成簇的粗颗粒状或团块状，定位于细胞核，细胞核呈蓝色。在胃癌中，红色信号总数与绿色信号总数比值大于等于 2.0 时为 HER2 基因有扩增。在浸润性乳腺癌中，双探针 FISH 的判读标准分以下 5 种情况：①第 1 组，红色信号总数与绿色信号总数比值大于等于 2.0，且平均 HER2 拷贝数/细胞大于等于 4.0，此种情况判为 FISH 阳性。若众多 HER2 信号连接成簇时可直接判断为 FISH 阳性。②第 2 组，红色信号总数与绿色信号总数比值大于等于 2.0，平均 HER2 拷贝数/细胞小于 4.0，建议对此种情况增加计数细胞，如果结果维持不变，则判为 FISH 阴性。建议在报告中备注：在现有的临床试验数据中，缺乏充分依据显示此部分患者能从抗 HER2 靶向治疗中获益，对此组特殊人群尚需要积累更多循证医学依据。③第 3 组，红色信号总数与绿色信号总数比值小于 2.0，平均 HER2 拷贝数/细胞大于等于 6.0，建议对此种情况增加计数细胞，如果结果维持不变，则判为 FISH 阳性。④第 4 组，红色信号总数与绿色信号总数比值小于 2.0，平均 HER2 拷贝数/细胞大于等于 4.0 且小于 6.0，现有的循证医学依据显示，若 HER2 的免疫组织化学结果如未达到（3+），此类 FISH 结果的患者能否从抗 HER2 靶向治疗中获益，目前尚不确定，需要等待更充分的循证医学依据。此种情况建议重新计数至少 20 个细胞核中的信号，如果结果改变，则对两次结果进行综合判断分析。如果仍为上述情况，需要在 FISH 报告中备注：此类患者 HER2 状态的判断需要结合免疫组织化学结果，若免疫组织化学结果为（3+），HER2 状态判为阳性；若免疫组织化学结果为 0、（1+）或（2+），HER2 状态应判为阴性。⑤第 5 组，红色信号总数与绿色信号总数比值小于 2.0，平均 HER2 拷贝数/细胞小于 4.0，此种情况判为 FISH 阴性［参考《乳腺癌 HER2 检测指南（2019 版）》］。

（四）原位杂交技术质量控制

（1）组织固定要及时，应使用 10% 的中性缓冲福尔马林固定，固定时间为 6～24 小时。

（2）建议使用商品化的试剂盒，实验操作参照试剂盒说明书进行，可根据各自实验室条件和经验做适当调整。

（3）是否需要组织切片热修复，根据不同的试剂盒或所用的探针的不同而定，一般试剂杂交结果呈绿色荧光信号。

（4）蛋白酶消化液通常配成储备液保存于冰箱，使用前用稀释液稀释成工作液。FISH 实验自然干燥组织切片，滴加 DAPI 复染剂后盖上盖玻片，于暗处放置 10～20 分钟，在荧光显微镜下观察。如果消化过度，则终止实验，重新切片进行实验，消化时要适当降低蛋白酶浓度或缩短消化时间；如果消化不足，可滴加蛋白酶继续消化。

（5）没有杂交仪亦可将组织切片放入电热烤箱变性，然后放入恒温水浴培养箱杂交。要确保电热烤箱和恒温水浴培养箱温度准确、恒定，不然会影响变性和杂交效果。

（6）探针液使用前需要用杂交缓冲液或蒸馏水稀释，可参考说明书按比例稀释。

（7）滴加杂交液后盖上盖玻片时应避免产生气泡，气泡部位会出现假阴性。

（8）用橡皮胶在盖玻片四周封边，是为了防止长时间杂交过程中杂交液蒸发。

（9）不同的检测试剂盒提供的缓冲液有所不同，有 SSC 溶液、PBS 液和 Tris 缓冲盐

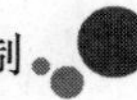

溶液（tris buffered saline，TBS）等，浸洗组织片所需的温度也有所不同，应参照说明书进行操作。

（10）杂交后用SSC溶液浸洗组织片，温度过高、时间过长会减弱杂交信号；温度不足、时间过短，难以洗去非特异性结合，导致背景着色。

（11）细胞核要浅染，染色过深则妨碍阳性结果的观察。

（12）探针、蛋白酶消化液和DAPI复染剂等需要在－20 ℃条件下保存，封闭血清、抗体、对甲苯胺蓝/氯化硝基四氮唑蓝和DAB显色剂在4 ℃条件下避光保存。

（13）每次实验应设立对照组，以保证实验结果的可靠性。

（14）探针和组织细胞杂交后，通过免疫组织化学方法将杂交信号进一步放大和显色，除了采用辣根过氧化物酶标记的抗体，DAB显色呈棕色或3－氨基－9－乙基卡唑显色呈红色外，还可以选择碱性磷酸酶标记的抗体，用固蓝显色呈蓝色，对甲苯胺蓝/氯化硝基四氮唑蓝显色呈紫蓝色。另外，除了DAB显色外，用其他显色剂显色染色后不能使用乙醇和二甲苯进行脱水、透明，应采用水溶性胶封片。

（15）用荧光显微镜观察结果时要根据标记探针的荧光素来选用合适的滤光片。

（16）染色后的组织切片置于－20 ℃冰箱中避光保存，以减慢荧光减弱的速度。

#### （五）原位杂交技术在病理诊断中的应用

随着商品化的原位分子杂交检测试剂盒不断增多，在临床病理诊断中开展原位分子杂交技术检测的项目也越来越多。

**1．EB病毒检测**

EB病毒检测有助于鼻咽癌等与EB病毒相关疾病的辅助性诊断，目前，EBER原位杂交检测已成为组织和细胞中EB病毒的标准检测方法，并广为使用。

（1）检测原理和意义：EBER是EB病毒编码的小RNA，是EB病毒的表达产物，在EB病毒感染的细胞核中以高拷贝数存在。根据EBER的特有序列设计的EBER单链DNA探针能特异地与EBER靶序列互补、杂交，从而检测EB病毒的存在。此方法检测石蜡组织切片中的EB病毒具有极高的特异性和灵敏性。

（2）检测步骤：目前市场上均是使用商品化的试剂盒进行检测。

（3）阳性结果判断标准：阳性结果仅细胞核着色。胞浆和胞膜着色不能视为阳性，只有核分裂时可以出现胞浆阳性着色。

**2．人乳头瘤病毒检测**

免疫组织化学对人乳头状瘤病毒（HPV）检出率较低，采用原位分子杂交技术可提高其检出率，有助于尖锐湿疣和HPV感染疾病的病理诊断。

**3．癌基因检测**

检测肿瘤组织中相关基因的扩增和蛋白产物过表达，对肿瘤早期诊断、临床治疗和预后均有重要意义。例如，检测人类染色体端粒酶基因的扩增有助于子宫颈癌的筛查和早期诊断；检测乳腺浸润性导管癌HER2基因的扩增，是采用曲妥珠单抗药物治疗的重要依据。

## 二、聚合酶链反应

聚合酶链反应（PCR）是利用一段DNA为模板，在DNA聚合酶和核苷酸底物共同参与下，将该段 DNA 扩增至足够数量，以便对其进行结构和功能分析。PCR 是分子诊断中常用的技术之一，随着其日趋成熟和广泛应用，在临床病理诊断中起着越来越重要的作用。

## （一）PCR 概述

### 1. PCR 的基本原理

DNA 的半保留复制是生物进化和传代的重要途径。双链 DNA 在多种酶的作用下可以变性解旋成单链，在 DNA 聚合酶的参与下，根据碱基互补配对原则复制成同样的两份拷贝。DNA 在高温时也可以发生变性解链，当温度降低后又可以复性成为双链。因此，通过温度变化控制 DNA 的变性和复性，加入设计的引物、DNA 聚合酶、脱氧核苷酸三磷酸（deoxy-ribonucleoside triphosphate，dNTP）就可以完成特定基因的体外复制。

PCR 技术的基本原理类似于 DNA 的天然复制过程，其特异性依赖于与靶序列两端互补的寡核苷酸引物。PCR 由变性—退火—延伸三个基本反应步骤构成：①模板 DNA 的变性。模板 DNA 经加热至 93 ℃左右一定时间后，模板 DNA 双链或经 PCR 扩增形成的双链 DNA 解离，成为单链，以便它与引物结合，为下轮反应做准备。②模板 DNA 与引物的退火（复性）。模板 DNA 经加热变性成单链后，将温度降至 55 ℃左右，引物与模板 DNA 单链的互补序列配对结合。③引物的延伸。DNA 模板—引物结合物在 *Taq* DNA 聚合酶的作用下，以 dNTP 为反应原料，靶序列为模板，按碱基互补配对原则与半保留复制原理，合成一条新的与模板 DNA 链互补的半保留复制链。重复循环变性—退火—延伸三个过程就可获得更多的“半保留复制链”，而且这种新链又可成为下次循环的模板。每完成一个循环需要 2 ～4 分钟，2 ～3 小时就能将待扩目的基因扩增放大几百万倍。

### 2. PCR 引物设计

PCR 反应中有两条引物，即 5′端引物和 3′端引物。设计引物时以一条 DNA 单链为基准（常以信息链为基准），5′端引物与位于待扩增片段 5′端上游的一小段 DNA 序列相同；3′端引物与位于待扩增片段 3′端的一小段 DNA 序列互补。

引物设计的基本原则：

（1）引物长度：15 ～30 碱基对（base pair，bp），常为 20 bp 左右。

（2）引物碱基：G + C 含量以 40% ～60% 为宜，G + C 太少扩增效果不佳，G + C 过多易出现非特异条带。碱基 A、T、G、C 最好随机分布，避免 5 个以上的嘌呤核苷酸或嘧啶核苷酸的成串排列。

（3）引物内部不应出现互补序列。

（4）两个引物之间不应存在互补序列，尤其要避免 3′端的互补重叠。

（5）引物与非特异扩增区的序列的同源性不要超过 70%，引物 3′端连续 8 个碱基在待扩增区以外不能有完全互补序列，否则易导致非特异性扩增。

（6）引物 3′端的碱基，特别是最末及倒数第二个碱基，应严格配对，最佳选择是 G 和 C。

（7）引物的 5′端可以修饰，如附加限制酶位点，引入突变位点，用生物素、荧光物质、地高辛标记，加入其他短序列（包括起始密码子、终止密码子）等。

**3. PCR 模板的制备**

PCR 的模板可以是 DNA，也可以是 RNA。模板的取材主要依据 PCR 的扩增对象，可以是病原体标本（如病毒、细菌、真菌等），也可以是病理生理标本（如细胞、血液、羊水细胞等），还可以是法医学标本（如血斑、精斑、毛发等）。标本处理的基本要求是除去杂质，并部分纯化标本中的核酸。多数样品需要经过十二烷基磺酸钠和蛋白酶 K 处理。难以破碎的细菌，可用溶菌酶加乙二胺四乙酸（ethylen diamirie tetraacetic acid，EDTA）处理。所得到的粗制 DNA，经酚、氯仿抽提纯化，再用乙醇沉淀后用作 PCR 反应模板。

在临床病理的应用中，推荐样品类型顺序：新鲜病变组织 > 冰冻病理切片 > 石蜡包埋病理组织或切片 > 其他类型，建议使用商业化的试剂盒来提取模板。

**4. 标准的 PCR 反应体系**

标准的 PCR 反应体系如表 3－2 所示。

**表 3－2　标准的 PCR 反应体系**

| PCR 反应体系（20 μL） | | PCR 反应体系（100 μL） | |
|---|---|---|---|
| 组分 | 用量 | 组分 | 用量 |
| 10 × 缓冲液 | 2 μL | 10 × 缓冲液 | 10 μL |
| dNTP | 1.6 μL | dNTP | 各 200 μmol/L |
| 引物 1 | 0.6 μL | 引物（上游、下游） | 10 ～ 100 pmol/L |
| 引物 2 | 0.6 μL | *Taq* DNA 聚合酶 | 2.5 μL |
| *Taq* DNA 聚合酶 | 1 μL | $Mg^{+}$ | 1.5 mmol/L |
| 双蒸水 | 12.2 μL | 双蒸水 | 加水至 100 μL |
| 模板 DNA | 每管 2 μL | 模板 DNA | 0.1 ～ 2 μg |

参加 PCR 反应的物质除水以外主要有 4 种：①引物。其有多种设计方法，由 PCR 在实验中的目的决定，但基本原则相同。②酶。PCR 所用的酶主要有两种来源：*Taq* DNA 聚合酶和 *Pfu* DNA 聚合酶。这两种酶分别来自两种不同的噬热菌，其中 *Taq* DNA 聚合酶扩增效率高但易发生错配，*Pfu* DNA 聚合酶扩增效率弱但有纠错功能，因此实际使用时根据需要必须做不同的选择。③模板，即扩增用的 DNA。其可以是任何来源的 DNA，但要符合两个原则：一是纯度必须较高，二是浓度不能太高以免抑制 PCR。④缓冲液。其成分最为复杂，一般包括 4 种有效成分：缓冲体系、一价阳离子、二价阳离子及辅助成分。常见辅助成分有二甲基亚砜、甘油等，主要用来保持酶的活性和帮助 DNA 接触缠绕结构。

**5. PCR 反应条件的控制**

（1）PCR 反应的缓冲液提供合适的酸碱度与某些离子。

（2）镁离子浓度总量应比 dNTPs 的浓度高，常用 1.5 mmol/L。

（3）底物 dNTPs 浓度以等摩尔浓度配制，应为 20 ～200 μmol/L。

（4）*Taq* DNA 聚合酶为 2.5 U（100 μL）。

（5）引物浓度一般为0.1～0.5 μmol/L。

（6）反应温度和循环次数。

A. 变性温度和时间分别为95 ℃、30秒。

B. 退火温度低于引物熔点（melting temperature，Tm）5 ℃左右，一般在45～55 ℃。退火时间一般为15～60秒。

C. 延伸温度和时间分别为72 ℃左右、每分钟延伸1 kb（10 kb内）。

D. Tm值=4（G+C）+2（A+T）。

E. 循环次数：一般为25～30次。循环次数决定PCR扩增的产量。模板初始浓度低，可增加循环次数以便达到有效的扩增量。但循环次数并不是可以无限增加的。一般循环次数为30次左右，超过30次以后，DNA聚合酶活性逐渐达到饱和，产物的量不再随循环次数的增加而增加，出现了所谓的“平台期”。

**6. PCR产物检测**

PCR反应扩增出了高的拷贝数，下一步产物检测非常关键。荧光素（溴化乙锭）染色凝胶电泳是最常用的检测手段。电泳法检测特异性不太高，因为引物二聚体等非特异性的杂交体很容易引起误判，但因为其简捷易行，成了主流检测方法。近年来，以荧光探针为代表的检测方法有逐渐取代电泳法的趋势。

（二）荧光聚合酶链反应

**1. 荧光染料**

荧光基团通常各自拥有单一的光吸收峰。在光的刺激下，荧光基团吸收光的能量后通常以三种方式释放能量：

（1）光能。许多荧光基团吸收光能后仍旧以光能形式释放能量，并且发射光的峰值大于吸收峰。例如，荧光染料羧基荧光素（carboxyfluorescein，FAM）的光吸收峰为490 nm，而发射峰为530 nm。

（2）热能。某些荧光基团吸收光能后，能量转换为热量扩散到环境中，如荧光淬灭剂。

（3）转移给临近的分子。当临近的分子满足发生能量转移的要求时，能量从荧光基团传递到邻近的分子。

**2. 荧光共振能量转移**

当某个荧光基团的发射光谱与另一荧光基团的吸收光谱发生重叠，且两个基团距离足够近时，能量可以从短波长（高能量）的荧光基团传递到长波长（低能量）的荧光基团，这个过程称为荧光共振能量转移（fluorescence resonance energy transfer，FRET），实际相当于将短波长荧光基团释放的荧光屏蔽。

**3. 荧光PCR**

荧光PCR不同于其他PCR的地方在于PCR过程中利用荧光染料在光刺激下释放的荧光能量的变化直接反映出PCR扩增产物量的变化，荧光信号变量与扩增产物变量成正比，并通过足够灵敏的自动化仪器实现对荧光的采集和分析以达到对原始模板量定量的目的。主要有以下几类：

（1）荧光染料直接结合扩增产物，如SYBR Green Ⅰ，类似于EB，能特异性地区分

单、双链 DNA，只与双链 DNA 结合。

（2）荧光标记引物。对引物进行荧光标记从而使荧光标记基团直接掺入 PCR 扩增产物。

（3）荧光标记探针。引入荧光基团标记的特异性探针，探针可与模板发生一对一结合关系。

A. TaqMan 双标记探针（TaqMan™ 5-nuclease assay）。

B. 分子信标探针（molecular beacon™）。

C. LightCycler™杂交双探针。

荧光标记探针的最大优点在于其特异性非常强，避免了非特异性扩增造成的假阳性信号。除常规的一对引物以外，PCR 反应体系中另加有一个能与 PCR 产物杂交的荧光双标记探针。该探针的 5′端标记一个荧光基团，3′端标记另一个荧光基团。此时 5′端荧光基团吸收能量后将能量转移给临近的 3′端荧光淬灭基团（发生 FRET），因此正常情况下检测不到该探针 5′端荧光基团发出的荧光信号。但当溶液中有模板时，模板变性后低温退火时，引物与探针同时与模板结合。在引物的介导下，沿模板向前延伸至探针结合处，发生链的置换：*Taq* DNA 聚合酶的 5′—3′外切酶将探针 5′端连接的荧光基团从探针上切割下来，游离于反应体系中，从而脱离 3′端荧光淬灭基团的屏蔽，接受光刺激发出荧光，切割的荧光基团数与 PCR 产物的数量成比例。因此，根据 PCR 反应液的荧光强度即可计算出初始模板的数量。

**4. 荧光定量 PCR（fluorescence quantitative PCR，FQ-PCR）**

（1）荧光阈值：PCR 扩增信号进入相对稳定对数增长的最下限，通常设定在 S 型扩增曲线的增长拐点处附近。

（2）循环阈值（cycle threshold，Tc 或 Ct）或交点（cross point，Cp）：PCR 增长信号与阈值荧光发生交汇的循环数，也是 FQ-PCR 判断阴、阳性和进行定量分析的依据。

（3）标准曲线（standard curve）：$Ct/Tc/Cp$ 与起始模板量的对数呈反比关系：$Y = -aX + b$，其中 $X = \mathrm{Log}$ 浓度，$Y = Ct/Tc/Cp$。

PCR 扩增过程中，引入一系列已知起始浓度的模板与未知样品同时进行扩增，利用该系列模板的 $Ct/Tc/Cp$ 值与已知浓度对数做直线回归得到标准曲线，从而计算出未知样品的起始模板浓度。

**5. 荧光 PCR 的优点**

荧光 PCR 区别于其他 PCR 方法主要有以下优点。

（1）全封闭反应，无须 PCR 后处理。

（2）特异性强，灵敏度高。

（3）采用对数期分析，摒弃终点数据，定量准确。

（4）定量范围宽，可达到 10 个数量级。

（5）仪器在线式实时监测，结果直观，避免人为判断。

（6）可实现一管双检或多检。

（7）操作安全，缩短时间，提高效率。

（8）有利于自动化和联网管理。

## （三）人类基因突变检测试剂盒（荧光 PCR 法）

**1. 主要实验仪器设备**

主要实验仪器设备是 ABI 7500 实时荧光定量 PCR 仪。

**2. 检测试剂盒**

本试剂盒含有 1 管 DNA 聚合酶、1 管阳性质控品和反应混合液。其中阳性质控品是由突变合成模板按比例和基因组 DNA 混合而成，反应混合液主要成分包括特异性引物、双环探针、dNTPs、氯化镁、硫酸铵、氯化钾、羟乙基哌嗪乙烷磺酸等。

**3. 储存条件及有效期**

（1）避光储藏在（ -20 ±2）℃条件下。

（2）有效期为 6 个月。

**4. 样本要求**

检测所用 DNA 的质量非常重要。由于肿瘤的复杂性，所采集的临床样品往往会混有正常组织细胞。不同类型样品中正常组织细胞混杂程度不同，而且提取的 DNA 纯度和质量也会因样品类型而改变，尤其是用福尔马林固定液固定的石蜡切片样品，福尔马林会对 DNA 有交联和降解作用，因此可按下面推荐样品类型顺序收集样品并提取 DNA 用于检测，根据临床实际样品的情况进行选择。

（1）推荐样品类型顺序：新鲜病变组织 > 冰冻病理切片 > 石蜡包埋病理组织或切片 > 其他类型。

（2）推荐使用商业化的试剂盒来提取人类基因组 DNA，所提取 DNA 须用紫外分光光度计测定其浓度，其 $OD_{260}/OD_{280}$ 在 1.8 ～2.0。提取的 DNA 建议立即进行检测，否则置于 -20 ℃以下环境中保存，保存时间不要超过 6 个月。

（3）从新鲜病变组织中取样应确定其中含有肿瘤病变组织。

（4）石蜡包埋病理组织或切片样品应确定含有肿瘤病变细胞，所取部分尽量在蜡块中部。

（5）所用石蜡包埋病理组织或切片样品一般选择保存期尚未超过 3 年的样品。

**5. 检验方法步骤**

（1）室温下解冻反应混合液，置于旋涡混合器上混匀 15 秒，然后快速离心 15 秒；接着按每管 35 μL 加入 0.4 μL 的 *Taq* DNA 聚合酶的比例将反应混合液与 *Taq* DNA 聚合酶混合，建议每次多算一份的量混合。

（2）以每管 35 μL 的量将上述混有 *Taq* DNA 聚合酶的反应混合液分装到 PCR 反应管中（推荐在冰盒上操作）。

（3）将待检的 DNA 样品（样品 DNA 浓度为 2 ～3 ng/μL）依次取 5 μL 加入 PCR 反应管中，然后小心盖上 PCR 反应管。

A. 根据样品来源不同，可将其分为石蜡切片样品和非石蜡切片样品。新鲜病变组织、冰冻病理切片等都属于非石蜡切片样品。

B. 石蜡切片样品的 DNA 浓度推荐为 2 ～3 ng/μL，即每单个反应管添加的 DNA 量为 10 ～15 ng。根据石蜡切片样品保存的年限不同，建议保存不超过 3 年的石蜡切片样品每单个反应管添加的 DNA 量为 10 ng；保存超过 3 年的石蜡切片样品每单个反应管添

加的 DNA 量为 15 ng。

C. 非石蜡切片样品的 DNA 浓度推荐为 0.4 ～ 1.0 ng/μL，即每单个反应管添加的 DNA 量为 2 ～ 5 ng。

D. 稀释样品 DNA 时推荐使用 Tris-EDTA 缓冲液或氨丁三醇－乙二胺四乙酸缓冲液（pH 8.0）。

（4）离心 PCR 反应管，使所加试剂聚集到反应管底部。

（5）将 PCR 反应管放入实时荧光定量 PCR 仪。

（6）打开仪器设置窗口，设置扩增程序：

第一阶段：95 ℃ 5 分钟，1 个循环。

第二阶段：95 ℃ 25 秒，64 ℃ 20 秒，72 ℃ 20 秒，15 个循环。

第三阶段：93 ℃ 25 秒，60 ℃ 35 秒，72 ℃ 20 秒，31 个循环。

信号收集：第三阶段 60 ℃时收集 FAM 和六氯－6－甲基荧光素（6-hexachlorofluorescein，HEX）（或 VIC）信号，执行实时 PCR，保存文件。

**6. 检验结果的解释**

（1）确定试验是否成功可信：待测样品的内控 HEX（或 VIC）信号应升起，若内控对照分析为阴性或部分反应管分析为阴性，说明加入的 DNA 含有 PCR 抑制剂或 DNA 加入数量不够，需要重新提取 DNA 或增加 DNA 用量后再进行试验。但如果反应管内 FAM 有信号，可能是由于突变序列的扩增抑制了内控序列的扩增，结果仍然可信。

（2）确认未选择校正荧光参照，按管号顺序依次选择单一突变检测反应管进行检测分析。需要同时选择阳性质控品反应孔、阴性对照孔和样品反应孔，然后可根据实际情况调节荧光阈值至 FAM 扩增曲线升起的拐点处，得到突变组的 Ct 值。

（3）质控品的 Ct 值一般小于 20，但可能会由于不同仪器的阈值设置而发生波动。

（4）若样本的 Ct 值大于或等于阈值，则样本为阴性（或者低于试剂盒的检测下限）；若样本的 Ct 值小于阈值，则样本为阳性。

（5）当检测结果为无法判断时，实验室应考虑以下措施：①按照试剂说明书复检一次；②更换不同厂家的检测试剂盒，或使用灵敏度更高的检测方法；③重新收集标本后再次检测。

### （四）PCR 技术质量控制

（1）新鲜标本应及时进行 DNA 提取。若为福尔马林固定液固定的石蜡切片样本，其组织固定要及时，应使用 10% 的中性缓冲福尔马林固定，固定时间为 6 ～ 24 小时。确定所要提取的组织中含有肿瘤细胞。

（2）建议使用商品化的试剂盒，实验操作参照试剂盒说明书进行，可根据各自实验室条件和经验做适当调整。

（3）试剂盒结果会受到样本本身的来源、样本采集过程、样本质量、样本运输条件、样本预处理等因素影响，同时也受到 DNA 提取质量、荧光定量 PCR 仪型号、操作环境及当前分子生物学技术的局限性等限制，可能导致得出假阳性或假阴性的检测结果。使用者须了解检测过程中可能存在的潜在错误与局限性。

（4）DNA 提取后应进行质量控制确定提取质量，并尽快进行检测，若不能马上进行检测，所提取 DNA 应立即保存在 -20 ℃以下环境中。

(5) 因为福尔马林对 DNA 的交联作用，该类样本中的 DNA 较易片段化和降解，虽然紫外分光光度计测量的 DNA 浓度较高，但实际加入反应中的有效 DNA 量并不够，因此需要相应增加 DNA 用量。

(6) 避免在不必要的情况下冻融试剂盒中的试剂，切勿随意替换试剂盒中的任何试剂，不同批号试剂盒成分不可相互混用。

(7) 应该严格区分质控品和反应试剂的使用，防止污染试剂，造成假阳性。

(8) 实验时注意防止外源 DNA 对试剂的污染，注意先加完样品 DNA 后再进行阳性质控品的操作。推荐在制备反应试剂和添加 DNA 模板时，使用单独、专用的移液枪和滤芯枪头。进行反应试剂制备的地点应当与添加模板的地点相隔离。

(9) 实验完毕用 10% 次氯酸或 75% 乙醇或紫外灯处理工作台和移液器。

(10) 操作时，穿着合适的实验室工作服并佩戴一次性手套等。使用过的试剂盒为临床废弃物，应该妥善处理。

(11) PCR 实验室应具有 3 个不同的分区，分别为试剂准备区、样本制备区、扩增区。3 个分区应存在压力差，压力大小依次为试剂准备区 > 样本制备区 > 扩增区。

#### (五) 荧光定量 PCR 技术在病理诊断中的应用

随着商品化的 PCR 检测试剂盒不断增多，在临床病理诊断中开展 PCR 技术检测的项目也越来越多。绝对定量包括：病原体检测与基因表达研究。相对定量包括：肿瘤组织中的特定基因表达、肿瘤特定 miRNA 检测、拷贝数异常研究、基因突变分析等。

常用的检测为肿瘤组织中的特定基因突变检测，包括：KRAS、NRAS、PIK3CA、BRAF、EGFR、ALK、ROS1、MET 等。

## 三、流式细胞技术

流式细胞技术（flow cytometry，FCM）是利用流式细胞仪进行的一种单细胞定量分析和分选技术。流式细胞技术是单克隆抗体及免疫细胞化学技术、激光和电子计算机科学等高度发展及综合利用的高技术产物。其特点是：①测量速度快；②被测群体大；③可进行多参数测量，即对同一个细胞做有关物理、生物化学特性的多参数测量，且在统计学上有效。

#### (一) 流式细胞技术概述

**1. 流式细胞仪**

流式细胞仪主要由四部分组成：流动室和液流系统、激光源和光学系统、光电管和检测系统、计算机和分析系统，其中流动室是仪器的核心部件。这四大部件共同完成了信号的产生、转换和传输的任务。

(1) 流动室和液流系统：流动室由样品管、鞘液管和喷嘴等组成。样品管用于贮放样品，单个细胞悬液在液流压力作用下从样品管射出。鞘液由鞘液管从四周流向喷孔，包围在样品外周后从喷嘴射出。为了保证液流是稳液，一般限制液流速度小于 10 m/s。由于鞘液的作用，被检测细胞被限制在液流的轴线上。流动室上装有压电晶体，受到振荡信号可发生振动。

（2）激光源和光学系统：经特异荧光染色的细胞需要合适的光源照射激发才能发出荧光供收集检测。常用的光源有弧光灯和激光；激光器又以氩离子激光器最为普遍，也有氪离子激光器或染料激光器。光源的选择主要根据被激发物质的激发光谱而定。为使细胞得到均匀照射，并提高分辨率，照射到细胞上的激光光斑直径应和细胞直径相近，因此需要将激光光束经透镜会聚。色散棱镜用来选择激光的波长，调整反射镜的角度使调谐到所需要的波长。为了进一步使检测的发射荧光更强，并提高荧光讯号的信噪比，在光路中还使用了多种滤片。带阻或带通滤片是有选择性地使某一波长区段的光线滤除或通过。例如，使用525 nm带通滤片只允许异硫氰酸荧光素（fluorescein isothiocyanate，FITC）发射的525 nm绿光通过。长波通过二向色性反射镜只允许某一波长以上的光线通过而将此波长以下的另一特定波长的光线反射。在免疫分析中常需要同时探测两种以上的波长的荧光信号，就可以采用二向色性反射镜或二向色性分光器，来有效地将各种荧光分开。

（3）光电管和检测系统：经荧光染色的细胞受到合适的光激发后所产生的荧光是通过光电转换器转变成电信号而进行测量的。光电倍增管（photo multiplier tube，PMT）最为常用，但从PMT输出的电信号仍然较弱，需要经过放大后才能输入分析仪器。流式细胞仪中一般备有两类放大器：一类是输出信号幅度与输入信号呈线性关系，称为线性放大器。线性放大器适用于在较小范围内变化的信号及代表生物学线性过程的信号，如DNA测量等。另一类是对数放大器，其输出信号和输入信号之间呈常用对数关系。在免疫学测量中常使用对数放大器，因为在免疫分析时常需要同时显示阴性、阳性和强阳性3个亚群，它们的荧光强度相差1～2个数量级，而且在多色免疫荧光测量中，用对数放大器采集数据易于解释，此外还有调节便利、细胞群体分布形状不易受外界工作条件影响等优点。

（4）计算机和分析系统：经放大后的电信号被送往计算机分析器，多道的道数既和电信号的脉冲高度相对应，也和光信号的强弱相关。多道分析器出来的信号再经模—数转换器输往微机处理器编成数据文件，可存储同一细胞的6～8个参数。存储于计算机内的数据可以在实测后脱机重现，进行数据处理和分析，最后给出结果。

**2．参数测量原理**

流式细胞仪可同时进行多参数测量，信息主要来自特异性荧光信号及非荧光散射信号。液流中央的单个细胞通过测量区时，受到激光照射会向立体角为2π（360°）的整个空间散射光线，散射光的波长和入射光的波长相同。散射光的强度及其空间分布与细胞的大小、形态、质膜和细胞内部结构密切相关，因为这些生物学参数和细胞对光线的反射、折射等光学特性有关。未遭受任何损坏的细胞对光线都具有特征性的散射，因此可利用不同的散射光信号对不经染色的活细胞进行分析和分选。经过固定和染色处理的细胞由于光学性质的改变，其散射光信号当然不同于活细胞。散射光不仅与作为散射中心的细胞的参数相关，还跟散射角及收集散射光线的立体角等非生物因素有关。

在流式细胞术测量中，常用的是两种散射方向的散射光进行测量：①前向散射（forward scattering，FSC），又称0°角散射；②侧向散射（side scattering，SSC），又称90°角散射。这里所说的角度指的是激光束照射方向与收集散射光信号的光电倍增管轴向方向之间大致所成的角度。一般说来，前向散射光的强度与细胞的大小有关，对同种细胞群体而言，随着细胞截面积的增大而增大；对球形活细胞，经实验表明在小立体角范围内其基本上和截面积大小呈线性关系；对于形状复杂具有取向性的细胞则可能差异很大，尤其需要注意。侧向散射光的测量主要用来获取细胞内部精细结构的颗粒性质的有关信息。侧向散射光虽然也与细胞的形状和大小有关，但它对细胞膜、细胞质、核膜的折射率更为敏感，也能对细胞质内较大颗粒给出灵敏反映。

在实际使用中，流式细胞仪首先要对光散射信号进行测量。当光散射分析与荧光探针联合使用时，可鉴别出样品中被染色和未被染色细胞。光散射测量最有效的用途是从非均一的群体中鉴别出某些亚群。

荧光信号主要包括两部分：①自发荧光，即不经荧光染色的细胞内部的荧光分子经光照射后所发出的荧光；②特征荧光，即由细胞经染色结合上的荧光染料受光照而发出的荧光，其荧光强度较弱，波长也与照射激光不同。自发荧光信号为噪声信号，在多数情况下会干扰对特异荧光信号的分辨和测量。在免疫细胞化学等测量中，对于结合水平不高的荧光抗体来说，如何提高信噪比是关键。一般来说，细胞成分中能够产生自发荧光的分子（如核黄素、细胞色素等）的含量越高，自发荧光越强；培养细胞中死细胞/活细胞比例越高，自发荧光越强；细胞样品中所含亮细胞的比例越高，自发荧光越强。

减少自发荧光干扰、提高信噪比的主要措施是：①尽量选用较亮的荧光染料；②选用适宜的激光和滤片光学系统；③采用电子补偿电路，将自发荧光的本底贡献予以补偿。

**3．流式细胞仪分选原理**

并不是所有的流式细胞仪都具有分选功能。流式细胞仪的分选功能是由细胞分选器来完成的。由喷嘴射出的液流柱在电信号作用下发生振动，断裂形成均匀的小液滴。根据选定的某个参数由逻辑电路判明小液滴是否将被分选，而后由充电电路对选定细胞液滴充电，带电液滴携带细胞通过静电场而发生偏转，落入收集器中。使用不同孔径的喷孔及改变液流速度，可能会改变分选效果。从参数测定经逻辑选择再到脉冲充电需要一段延迟时间。精确测定延迟时间是决定分选质量的关键，可根据具体要求进行适当调整。

**4．数据的显示和分析**

单参数直方图是使用最多的图形显示形式，既可用于定性分析，又可用于定量分析。单参数直方图是由 $X$、$Y$ 二方向组成的二维平面图，横坐标 $X$ 是所测的荧光或散射光的强度，用“道数”来表示，选择的放大器类型不同，标度不同；纵坐标 $Y$ 通常表示被测细胞的绝对数目。正常情况下，数据分析得到的图形为具有一个或若干个峰的曲线图，对曲线图的解释应该具体问题具体分析。数据显示方式还包括二维点图、二维等高图、假三维图和列表模式等。二维点图也是比较常用的数据显示类型，它能够显示两个独立参数与细胞相对数之间的关系，也称二维平面图。其横、纵坐标可以根据自己选定的被测参数自行决定，点的位置表明了细胞和颗粒具有的两个被测参数的数值。二维点图所提供的信息量要大于单参数直方图。

数据分析的方法大体可分为参数法和非参数法两大类。当被检测的生物学系统能够

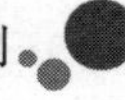

用某种数学模型时则多使用参数方法。非参数分析法不用对显示的图像做任何假设，也不采用数学模型，分析程序可以很简单，也可能很复杂。临床医学较常使用非参数分析法。

（二）流式细胞技术操作步骤

**1. 样品制备**

取样，离心弃上清液，以 PBS 洗 2 遍，逐滴加入 1 mL 70% 的冷乙醇固定细胞，-20 ℃冻存过夜。分析时，离心弃上清液，以 PBS 洗 2 遍，加入 100 μL 的核糖核酸酶（ribonuclease，RNase）（GenScript 试剂 A），37 ℃水浴 30 分钟，然后再加入 400 μL 的碘化丙啶染液（propidium iodide，PI）（GenScript 试剂 B），在 4 ℃避光条件下孵育 30 分钟后即可进行 FCM 检测。每个样品至少获取 $2\times10^4$ 个细胞。

**2. 流式细胞仪操作**

（1）打开液流抽屉，确认气压阀处于减压状态；打开金属挡板；取出鞘液桶，倒掉废液，将鞘液桶加至 2/3（一般可用三蒸水，做分选必须用 PBS 或仪器缓冲液），拧紧鞘液桶盖，关上金属挡板，保证管路畅通无扭曲。检查废液桶，将废液桶的气路和液路的快速连接阀打开，倒掉废液（加鞘液前一定要倒废液），向废液桶中倒入 400 mL 浓度为 10% 的次氯酸钠溶液，合上压力阀。盖紧桶盖，检查所有管路是否妥善安置。

（2）依次接通电源，打开稳压器电源（指示灯由 Bypass 变为 Acputput）、变压器电源，稳定 5 分钟。将 FACS Calibur 开关打开，此时仪器功能控制钮的显示应是 STANDBY。打开电脑（先打开仪器，后打开电脑主机）。

（3）将压力阀置于加压位置，轻拍过滤器，使气泡位于过滤器的上方，打开管路开关，将过滤器中的气泡排除，关闭管路开关。若过滤器管路中有气泡，打开连接头，挤出鞘液，以排除气泡。关闭液流抽屉。执行仪器 PRIME 功能 1 次，以排除 Flowcell 中的气泡（反向压力使鞘液从进样针中流出）。结束后自动 STANDBY，5 分钟后即可进行试验。

（4）从电脑中选取 CELL Quest，最大化，选散点图标，Plot type 选择 Acq-analysis，*X* 参数和 *Y* 参数分别取 FSC-H、SSC-H（选择散点图主要是确定所需细胞的细胞群）。选择单参数图标，Plot type 选择 Acq-analysis，*X* 参数选择 FL2 - H1024（此属于荧光，根据荧光染料的波长范围选择不同的荧光）。

（5）从屏幕上方 Acquire 指令栏中，选取 Connect to Cytometer 进行电脑和仪器的联机。此时出现 Parameter Description 对话框，选择 BD files，设置文件存放的位置：在 Acquire 指令栏中，选择 Parameter Description 对话框，以决定文件存储位置（folder）、文件名称（file）、样品代号及各种参数的标记（panel），即安排 tube1，2，3…的检测参数。一般本仪器获取的数据按照检测对象的不同分别储存于 FAC Station G3/BD Applications/CELL Quest/XXX 和 DNA 文件夹中，文件根据日期命名。同时将出现的 Acquisiton Control 对话框移至合适位置。

（6）从 Cytometer 指令栏中，开启 Detectors/Amps，Threshold，Compensation，Status 4 个对话框，并将它们移至屏幕右方，以便获取数据时随时调整获取文件。也可以用 & +1，2，3，4 获得此 4 个对话框。

（7）在 Detectors/Amps（可通过调整电压，是 FSC、SSC 放大或者缩小）对话框中，先为每个参数选择适当的倍增模式（amplifier mode）：线性模式 Lin 或对数模式 Log。一般进行细胞表面抗原分析如分析外周血的淋巴细胞亚群时，FSC 和 SSC 多以线性模式 Lin 测量，且 DDM Param 选择 FL2，而 FL1、FL2、FL3 皆以对数模式 Log 测量；分析细胞 DNA 含量时，FSC、SSC、FL1、FL2、FL3 皆以 Lin 进行测量，且 DDM Param 选择 FL2；分析血小板表型时，FSC、SSC、FL1、FL2、FL3 皆以 Log 进行测量。在 Threshold 对话框中选择适当的参数设定阈值，并调整 Threshold 的高低，以减少噪音信号（细胞碎片）。一般做细胞表型时用 FSC-H，而做 DNA 时用 FL2-H。Threshold 并不影响检测器对信号的获取，但可改善画面质量。在 Compensation 对话框中，根据所用的调整补偿，用标准荧光样品调整双色（或多色）荧光染色所需的荧光补偿。在 Status 对话框中，Laser Power：正常值——Run/Ready 为 14.7 mW，Standby 为 5 mW；Laser Current：正常值为 6 Amps 左右。

（8）通过预设的获取模式文件进行样品分析。从 Cytometer 指令栏中选取 Instrument Settings，在其对话框中选择 Open 以调出以前存储的相同实验的仪器设定，单击 Set、Done 确定。

（9）加样：混匀、上样、单击 run（放上待检测的样品，将流式细胞仪设定于 RUN，流速可在 HIGH 或 LOW 上）。

（10）工具板中选择多角形区隔工具，FSC/SSC 散点图上，R1 区域的界定，将以此区域来圈选本次测量的细胞（如果要删除 R1 区域，可以在工具栏中点选 Gates→Regionlist，以鼠标点选 R1，再按 Delete 键删除 R1 区域。删除 R1 区域后，可用绘图工具板，重画 R1）。在单参数的图上，gate 位置选择“G1 = R1”，使在单参数的图上显示的是 R1 区域的细胞的荧光。

（11）选择 acquire—counters 打开计数器，本实验仪以计数 10 000 个细胞为准。测量期间，几十秒后（待电压稳定），点击 Abort，去掉勾选 setup 开始测量，若需要暂停单击 stndby，可单击 run 继续。

**3. 结果分析**

（1）使用 Modfit 软件分析数据。打开 file - 选择需要分析的文件。

（2）分别选择合适的范围：对细胞的处理或对荧光的处理。

Definegate1 选择 X：FSC-HY：SSC-H 点击 OK。

Definegate1 选择 X：FL2-WY：FL2-A 点击 OK。

（3）点击 Mode-OK。

（4）点击 Fit。

### （三）流式细胞技术质量控制

**1. 流式细胞仪的校准**

流式细胞仪的校准包括流路的稳定性、光路的稳定性、多色标记荧光颜色补偿、光电倍增管转换的线性和稳定性。对仪器的校准主要是利用标准微球进行监测。聚苯乙烯可以被做成各种大小的微球，也可被荧光标记或者拥有定量免疫球蛋白的结合位点。这种被制成固定荧光强度、大小和光散射性的聚苯乙烯微球，已成为流式细胞技术质量控

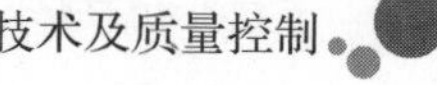

制中的一个常用的标准品。

**2．实验操作过程的质量控制**

（1）样本的质量控制。用于流式细胞分析的样本种类很多，包括外周血、骨髓穿刺液、骨髓活检物、组织活检物、浆膜腔积液、脑脊液、皮肤、黏膜（内窥镜活检物）、细针穿刺物等等。样本的条件控制可能是免疫表型分析质量控制最困难的环节之一。每种样本都有不同的采集、保存、运输和制备要求。

A．观测样本外观：有严重溶血、凝聚或坏死的样本应弃用。

B．单细胞悬液的获取：外周血和骨髓穿刺液为天然单细胞悬液；活检组织常用机械分离和酶消化两种方法获取单细胞悬液。不同的实验要求适用不同的方法。对于需要进行膜抗原标记的，不仅要获得足够的单细胞悬液，还要尽量保证细胞结构的完整性和抗原性，机械法较适用。对于只需要进行细胞周期或 DNA 倍体分析的，在机械法的基础上加酶（如胰蛋白酶、胃蛋白酶等）消化较适用。

C．抗凝剂的选择：外周血标本可采用乙二胺四乙酸（EDTA）、复方枸橼酸钠注射液（compound sodium citrate injection，ACD）或肝素抗凝。如果用同一份血标本做白细胞计数和流式分析，则应用 EDTA 抗凝；对于血小板分析的实验，一般不用肝素抗凝。骨髓穿刺液常用肝素或 EDTA 抗凝。由于相对大量的 ACD 会通过改变 pH 而影响骨髓细胞活性，通常不推荐用 ACD 作骨髓穿刺液的抗凝剂。

D．样本的保存：理想状态下，样本应在采集后立刻进行处理和染色。肝素抗凝的血和骨髓通常可在室温（16～25 ℃）保存至 48～72 小时；EDTA 抗凝的外周血和骨髓可在室温（16～25 ℃）保存 12～24 小时；ACD 抗凝的外周血在室温（16～25 ℃）可保存 72 小时；对于只做胞内染色的样本，可固定细胞以长期保存。但此“固定－染色”的方法取决于要分析的抗原特性和染色方式。

E．去除红细胞的方法有红细胞裂解法和密度梯度离心法两种。红细胞裂解法操作简单快速并最可能保持原始标本的白细胞分布。此方法最好在染色后溶血，若在染色前溶血，须确认：①抗原性不被溶血过程改变；②溶血剂被彻底洗去，细胞和抗体结合的动力反应未受影响；③所用溶血剂不含固定剂，否则会影响细胞活性及表面标记结果。密度梯度离心法靶细胞回收较好并可能得到富集，同时可以去除红细胞、碎片等，但费时，某些重要细胞群体可能被选择性丢失。

F．细胞与抗体的比例：厂家推荐的抗体用量通常是假定靶细胞数量在 $10^5$～$10^6$。有些标本没有足够的细胞，有些则由于细胞量大，因此正常浓度下的抗体相对过量或不足，导致假阳性或假阴性结果。每个实验室应根据不同于厂家推荐的方法，调整细胞与抗体用量，得到最适的细胞/抗体比例。

G．细胞活性的鉴定：死细胞对许多抗体均有很强的非特异性染色，这就使样本细胞活性检测变得非常重要，尤其是经过了长时间运输和储存的样本。

（2）选择和确定抗体组合。

流式细胞分析最基本的试剂就是抗体，所选抗体的好坏直接影响结果。影响抗体特性的因素很多，如荧光素/蛋白质结合比率、亚型、全长或片段、种宿来源、标记荧光种类等。而且，有 CD（cluster of differentiation）分类号的 300 多种单抗和大量没有 CD

分类号的单抗使抗体的选择更加困难。一般选择抗体组合应遵循以下基本原则：①所选的抗体组合应足够宽，可以鉴别样本中包括正常和异常群体的所有细胞亚群。②对表达少的抗原应尽可能选择荧光强度强的荧光素标记。③了解不同抗体的细胞反应谱及染色模式。根据不同的实验目的选择不同的抗体。因为相同 CD 编号的抗体可能识别不同的抗原决定簇。④抗体的多种组合可能相互影响与抗原的结合（如通过空间构型的阻碍），所以对所用抗体组合，应先了解每个抗体在对照细胞上单色标记的表达情况。

对于临床试验尽量选择体外诊断（in vitro diagnostic，IVD）试剂和分析特异性试剂（analyte specific reagents，ASR），而仅供研究用（research use only，RUO）试剂一般不能用于体外诊断试验。在我国，用于体外诊断的试剂还必须取得国内的国家药品监督管理局（National Medical Products Administration，NMPA）认证。

（3）染色方法。

A. 细胞表面染色：大多数免疫表型分析均采用此方法。但由于许多抗原也同时存在于细胞内，所以在检测细胞表面抗原时应特别注意保持细胞膜的完整以保证检测的特异性。表面标记又分溶血前标记和溶血后标记。若红细胞对标记有影响或血浆成分对标记有影响的，适合做溶血后标记，但要注意溶血剂对膜抗原的影响，因此，溶血剂一般不含固定剂，如免疫球蛋白轻链检测和阵发性血红蛋白尿的检测等。

B. 细胞内染色：有些胞内抗原的检测对白血病的免疫分型尤为重要，如末端脱氧核苷酸转移酶（terminal deoxyribonucleotidyl transferase，TdT）、髓过氧化物酶（myeloperoxidase，MPO）、cCD3、cCD79a。胞内染色的关键是使细胞膜通透，把抗体或核酸染料导入胞内而不影响细胞骨架的完整性；还要保证固定和透膜的步骤不影响有关抗原与相应抗体的结合力及核酸与染料的结合。某些适用于胞内染色的试剂可能不适用于表面标记分析。通常胞内染色不能与细胞活性的检测同时进行，除非用指数平均数指标的方法。对于胞内染色，所用的荧光素应足够小，以致能穿透胞膜进入胞内。某些核酸染料［如 DAPI、噻唑橙、吖啶橙等］为活细胞染料，无须固定或透膜。

C. 胞膜和胞内染色：通常情况下，先胞膜染色，固定，膜通透和胞内染色，最后是 DNA 染色。

**3. 数据的获取和分析**

对于获取的数据，应保存在 listmode 文件中，便于分析。设门对于流式数据分析至关重要。设门实际就是确定分析区域。在 DNA 倍体分析中，设门实际就是圈定单个细胞，排除粘连细胞。对于细胞成分单一的标本（如培养细胞），设门比较简单。但对于成分复杂的标本（如骨髓）而言，准确的设门就不那么简单。前向散射光与侧向散射光设门干扰因素较多，目前，越来越多的被免疫标记物加散射光设门所取代。

在数据分析中，百分率、荧光强度、DNA 指数、多少个/微升是我们报告中常用的。百分率主要适用于检验指标集中在细胞有无数量变化，如 T 细胞亚群检测、网织红细胞检测等。荧光强度主要适用于检验指标的变化集中在细胞上抗原量的多少，如血小板无力症（thrombasthenia）的检测、慢性淋巴细胞白血病（chronic lymphocytic leukemia，CLL）CD20 的变化的检测等。DNA 指数用于 DNA 倍体分析。而在艾滋病划分中，外周血 CD4 的绝对定量、CD3 单克隆抗体治疗监测中 CD3 的绝对定量、干细胞移植中

的 CD34 的定量等，最终都以多少个/微升的浓度形式表示出来。对于白血病/淋巴瘤免疫分型结果的分析，以前基本上都是以百分率的形式报告临床，但单纯的百分率结果并不能完整反映肿瘤细胞的特性。因为 20% 的人为认定的阳性判断标准忽略了低于 20% 的弱阳性结果，以及忽略了阳性结果之间荧光强弱的差别，而这一切对于白血病/淋巴瘤的诊断和分型却非常重要。目前，大多主张以文字描述抗原有无和强弱的报告方式，废弃百分率的报告形式。

**4. 临床病理分析过程的质量评价**

在开始使用质控物的第一个月内，检验人员每天将质控物随机插入患者标本中进行检验项目的测定。月末对当月的测定结果（$n \geqslant 20$）做简单统计，求出均值（$x$）和标准差（$s$）。若检验结果的分布接近正态分布，结果的分布即可用均值和标准差来描述。这就意味着 95.5% 的结果在 $x+2s$ 范围内，99.7% 的结果在 $x+3s$ 范围内。为便于观察质量控制结果，及时了解有无失效情况，常使用质量控制图。一般质量控制图是测定时间（次数）和测定值的关系图，图中标出 $x$、$x \pm 2s$、$x \pm 3s$ 的横线。$x \pm 2s$ 为上下警告限，$x \pm 3s$ 为失控限。质量控制图建立后，将每次质控品测定值绘在图上。

（四）流式细胞检测在病理诊断中的应用

**1. DNA 倍体分析**

DNA 倍体分析是流式细胞仪最初且是现在应用最广的检测项目。由于恶性细胞 DNA 含量通常与正常细胞不同，存在异倍体细胞，因此现有很多研究评价异倍体细胞与肿瘤恶性度及其预后的关系。DNA 含量检测还可提供细胞周期方面的信息，这在细胞生物学中运用很广泛。特别地，它可表示出细胞毒性药物对细胞作用过程。这些 DNA 检测还可与细胞表面标志物标记同时进行，这样在细胞混合培养中，可通过追踪表达特异标志物的细胞显示其生长周期情况。所有方法都是基于染料能与核酸起特异的化学反应并发射出荧光，常用的染料为 PI 和 DAPI。

流式细胞仪要求：488 nm 光源，575 nm 滤光片。

**2. 外周血、骨髓采集物中 CD34 阳性干细胞计数**

临床上用于骨髓移植前干细胞数量的测定，使用标准血液治疗及移植国际联合会（the International Society of Hematotherapy and Graft Engineering，ISHAGE）方案，需要 DNA 或其他核染料占用 FITC 通道，藻红蛋白（P-phycoerythrin，PE）标记 CD34 抗体，PE-Cy5 标记 CD45 抗体。

流式细胞仪要求：488 nm 光源，525 nm、575 nm、675 nm 滤光片，液量绝对计数系统。

**3. 检测细胞经抗原或细胞有丝分裂刺激后活化效应**

淋巴细胞早期活化指标 CD69 可用来检测免疫治疗效果。流式细胞仪使用三色分析可监测淋巴细胞各亚群活化情况：FITC 标记的 CD3 抗体、PE 标记的 CD8 抗体、PE-CY5 标记的 CD69 抗体。

流式细胞仪要求：488 nm 光源，525 nm、575 nm、575 nm 滤光片。

**4. 染色体分析**

流式细胞仪染色体分析运用两种特异性染料（二苯甲酰胺荧光染料与核苷酸 A、T

结合，色霉素 A3 与 G、C 相结合)，从而在双参数坐标上根据染色体中碱基 A、T、C、G 含量的不同识别各种染色体。平时进行的染色体分析耗时且需要操作者极具经验，而流式细胞仪可快速地识别异常染色体，若加配分选系统可将这些异常染色体分选出来做进一步分析。

流式细胞仪要求：360 nm 或 488 nm 光源，450 nm、580 nm 滤光片。

**5. 溴脱氧尿苷标记追踪细胞分化**

细胞分化时掺入溴化尿嘧啶，再使用抗溴脱氧尿苷抗体及 PI 核酸染料可精确识别它们。在流式细胞仪上可清楚地识别处于 G1、S、G2、M 期的细胞，这在肿瘤研究中有着重要作用。

流式细胞仪要求：488 nm 光源，525 nm、575 nm 滤光片。

**6. 淋巴细胞亚群分析**

淋巴细胞亚群分析指外周血 CD3、CD4、CD8、CD19、自然杀伤细胞等各类淋巴细胞亚群的定量分析。

流式细胞仪要求：488 nm 光源，525 nm、575 nm 滤光片，液量绝对计数系统。

**7. 白血病免疫分型**

白血病免疫分型指 CD45 设门三色白血病免疫分型。

流式细胞仪要求：488 nm 光源，525 nm、575 nm、675 nm 滤光片。最少三色荧光，参数越多，检测越为灵敏。

**8. 肿瘤耐药分析**

肿瘤耐药分析指 P－糖蛋白（P-glycoprotein，P-gp）、肺耐药蛋白（lung resistance protein，LRP）、多药耐药相关蛋白（multidrug resistance associated protein，MRP）、乳腺癌耐药蛋白（breast cancer resistance protein，BCRP）各类耐药蛋白表达及功能检测。

流式细胞仪要求：488 nm 光源，525 nm、575 nm、675 nm 滤光片。

（柯尊富　王连唐）

# 第四章　病理科医疗安全质量管理及相关制度

## 第一节　病理科医生与技术员分级授权及考核制度

### 一、病理医生分级授权制度

为了明确各级临床病理医生权限，保障病理诊断的质量与患者安全，根据卫生部办公厅印发的《病理科建设与管理指南（试行）》的规定，结合医院实际情况，建立病理医生分级授权制度。

（一）病理学诊断项目分类

病理学诊断项目可分为取材、常规初诊、细胞学诊断（妇科）、尸体解剖、复诊、术中快速病理、免疫病理、分子病理、专科病理（如肾脏穿刺病理、肝穿刺病理、肌肉活检病理、皮肤病病理、细胞病理等）、院际会诊、远程会诊、指导研究生和进修生。

（二）病理医生级别

依据病理医生卫生技术资格、受聘技术职务及从事相应技术岗位工作的年限等，规范病理医生的级别。所有病理医生均应依法取得执业医师资格。

**1. 住院医师**

**2. 主治医师**

（1）低年资主治医师：从事主治医师岗位工作不足3年。

（2）高年资主治医师：从事主治医师岗位工作3年及以上。

**3. 副主任医师**

（1）低年资副主任医师：从事副主任医师岗位工作不足5年。

（2）高年资副主任医师：从事副主任医师岗位工作5年及以上。

**4. 主任医师**

（1）低年资主任医师：从事主任医师岗位工作不足5年。

（2）高年资主任医师：从事主任医师岗位工作5年及以上。

（三）各级病理医生诊断权限

各级病理医生诊断权限分为Ⅰ级、Ⅱ级、Ⅲ级、Ⅳ级、Ⅴ级。

（1）住院医师和从事主治医师岗位工作未满 1 年的低年资主治医师授予 Ⅰ 级诊断权限：取材、常规初诊、细胞学初诊。

（2）从事主治医师岗位工作满 1 年的低年资主治医师授予 Ⅱ 级诊断权限：取材、常规初诊、妇科细胞学诊断、尸体解剖、免疫病理、分子病理，并签发常见病的病理诊断报告。

（3）高年资主治医师授予 Ⅲ 级诊断权限：在 Ⅱ 级诊断权限基础上签发较为疑难、复杂的病理诊断报告和专科病理诊断报告，并签发术中快速病理诊断报告（5 年及以上阅片经验）。

（4）低年资副主任医师授予 Ⅳ 级诊断权限：在 Ⅲ 级诊断权限基础上进行专科病理诊断、指导研究生和进修生。

（5）高年资副主任医师与主任医师授予 Ⅴ 级诊断权限：在 Ⅳ 级诊断权限基础上进行院际会诊、远程会诊。

（6）按照《病理科病理诊断报告补充、更改、迟发的管理制度及程序》的相关规定：非原则性的病理诊断问题，如诊断不全面，临床要求加做某些检查，非关键性的别字、部位错误等，由签发该病理诊断报告的当事医生进行修改、补充；原则性的病理诊断问题，如诊断性质错误等，则由科主任做出更改，并立即通知临床医生；迟发报告由当事诊断医生根据具体原因书面通知临床医生。

### （四）病理医生资格分级授权程序

（1）病理医生独立签发病理诊断报告时，或根据前述有关条款需要晋级承担上一级的病理诊断工作时，应当根据自己的资历、实际技术水平与操作能力等情况，书写述职报告并交部门主管批准。

（2）科主任组织科内相关人员对其技术能力进行综合评价，考核合格后，提交医务部门复核。

（3）医务部门复核认定后，提交医院医疗质量管理委员会讨论通过。

（4）医疗质量管理委员会签批授权并公布。

（5）医务部门备案。

### （五）亚专科病理医生的要求

（1）细胞病理诊断医生：应具备临床本科及以上学历，具有执业医师资格证书、执业医师执业证书，经病理医师规范化培训并获培训证书，并在细胞病理学培训基地经细胞病理学专科培训半年至一年，经考试合格后获得细胞病理学医师岗位培训合格证后，方可从事细胞病理诊断工作。

（2）分子病理诊断医生：具有执业医师资格证书、执业医师执业证书。根据《医疗机构临床基因扩增检验实验室管理办法》（卫办医政发〔2010〕194 号）第十四条规定，医疗机构临床基因扩增检验实验室人员应当经省级以上卫生行政部门指定机构技术培训合格后，方可从事临床基因扩增检验工作。

### （六）监督管理

（1）医务科履行管理、监督、检查职责。

（2）按照本制度与程序对病理医生资格分级授权进行动态管理。

（3）不定期检查执行情况，其检查结果将纳入医疗质量考核项目中。

（4）对于定期考核不合格者将降低其权限，对违反本制度超权限者、未经部门主管授权者，由此引发的医疗纠纷，由违规人员个人承担相应的法律与经济赔偿责任。

## 二、病理技术人员分级授权制度

为了明确各级病理技术人员权限，保障病理技术质量与患者安全，根据卫生部办公厅印发的《病理科建设与管理指南（试行）》的规定，结合医院实际情况，建立病理技术人员分级授权制度。

### （一）病理学技术项目分类

病理学技术项目分为标本验收、收费登记、取材记录、石蜡包埋、冰冻切片、石蜡切片、HE染色、细胞涂片、特殊染色、免疫组化、分子诊断、带教、技术培训、新技术开展。

### （二）病理技术人员级别

依据病理技术人员卫生技术资格、受聘技术职务及从事相应技术岗位工作的年限等，规范病理技术人员的级别。要求所有病理技术人员均应依法取得执业技师资格。

**1．初级技师**

**2．主管技师**

（1）低年资主管技师：从事主管技师岗位工作不足3年。

（2）高年资主管技师：从事主管技师岗位工作满3年及以上。

**3．副主任技师**

（1）低年资副主任技师：从事副主任技师岗位工作不足5年。

（2）高年资副主任技师：从事副主任技师岗位工作5年及以上。

**4．主任技师**

（1）低年资主任技师：从事主任技师岗位工作不足5年。

（2）高年资主任技师：从事主任技师岗位工作5年及以上。

### （三）各级病理技师权限

各级病理技师权限分为Ⅰ级、Ⅱ级、Ⅲ级、Ⅳ级。

（1）初级技师授予Ⅰ级权限：标本验收、收费登记、冰冻切片、石蜡包埋与切片、HE染色、细胞涂片、特殊染色、免疫组化基本操作。

（2）低年资主管技师授予Ⅱ级权限：在Ⅰ级权限基础上开展分子诊断。

（3）高年资主管技师授予Ⅲ级权限：在Ⅱ级权限基础上开展新技术。

（4）副主任技师及主任技师授予Ⅳ级权限：在Ⅲ级权限基础上负责技术人员业务学习与培训、病理切片质量控制等。

### （四）病理技术人员资格分级授权程序

（1）病理技术人员独立进行病理技术操作时，或病理技术人员根据前述有关条款晋级承担上一级的病理技术工作时，应根据自己的资历、实际技术水平与操作能力等情况，书写述职报告并交部门主管批准。

（2）部门主管组织科内相关人员对其技术能力进行综合评价，考核合格后，提交医务部门复核。

（3）医务部门复核认定后，提交医院医疗质量管理委员会讨论通过。

（4）医疗质量管理委员会签批授权并公布。

（5）医务部门备案。

（五）监督管理

（1）医务部门履行管理、监督、检查职责。

（2）依照本制度与程序对病理技术人员资格分级授权进行动态管理。

（3）不定期检查执行情况，其检查结果将纳入医疗质量考核项目中。

（4）对于定期考核不合格者将降低其权限，对违反本制度超权限者、未经部门主管授权者，由此引发的医疗纠纷，由违规人员个人承担相应的法律与经济赔偿责任。

## 三、病理医生定期考核制度

（1）为规范医生执业行为，提高医生素质，保证医疗质量与医疗安全，根据卫生部《医师定期考核管理办法》（卫医发〔2007〕66 号）及相关规定，结合医院实际情况，制定病理医生定期考核制度。

（2）病理医生定期考核是指按照医师执业标准对医疗机构病理医生的职业道德、工作成绩与业务水平进行的考核。

（3）依法取得执业医师资格并经注册在医疗机构执业的病理医生的定期考核工作适用本制度。

（4）病理医生定期考核应当坚持客观、科学、公平、公正、公开原则。

（5）考核由医疗机构成立的医生定期考核管理小组负责；病理科主任具体负责定期考核的日常监督管理，拟定病理医生定期考核工作制度与制订考核方案，保证考核工作规范进行，负责病理医生定期考核工作的组织与实施；医院医生定期考核小组对医生定期考核工作进行指导及公布考核评定结果。

（6）考核的具体项目。

A. 考核对象与周期。

考核对象：医疗机构病理部门职称在副高级以下，年龄小于 40 周岁，参加常规石蜡切片阅片、细胞学诊断、术中快速冰冻诊断、标本取材、尸体解剖等工作的医生。

考核周期：初级职称病理医生为每年 1 次，中级职称病理医生为每 2 年 1 次。考核工作应在本考核年度内完成。

B. 考核由病理部门主任医师及副主任医师负责，内容包括三个部分：工作成绩考核、职业道德评定、业务水平考核。

工作成绩考核内容：在执业过程中，遵守有关规定与要求，在完成工作量的情况下，服从卫生行政部门的派遣与本机构的安排，及时完成相关任务。

职业道德评定内容：包括在执业过程中坚持救死扶伤，树立“以患者为中心”的服务理念，医德医风、医患关系、团结协作、依法执业情况符合卫生部《关于建立医务

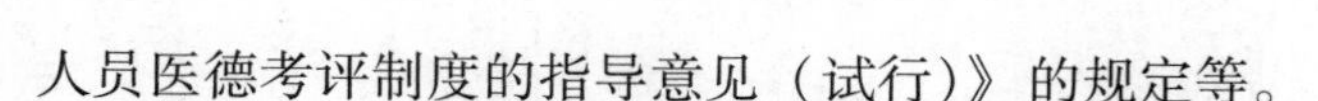

人员医德考评制度的指导意见（试行）》的规定等。

业务水平考核内容：形式可灵活选择，如基础知识、基本技能、基本理论、病理诊断等。

C. 考核实施程序。

考核前准备：在考核前1个月通知被考核人员进行准备，考核人员亦开始进行考务工作准备。

考核程序：科主任派发工作成绩考核、职业道德评定表格，被考核人员进行自评，在规定时间内上交科主任，科主任评定确认合格后启动对其进行业务水平考核，并进行最终评定，所有资料在考核结束后必须存档以备查阅。

D. 考核评定：考核结果分为合格和不合格，职业道德、工作成绩和业务水平中任何一项不能通过评定或测评的，即为不合格。

E. 全部考核通过者，考核结果为合格，病理医生定期考核合格者根据病理科《病理医师分级授权制度》，在1年内将赋予相应的执业行为权限；考核未通过者，考核结果为不合格，其在1个月内有一次机会进行学习与补考，仍不合格者，免除1年内病理医生的部分权限。

F. 医生定期考核小组根据考核结果对医生做出考核结论，在“医生定期考核表”上签署意见，并于下一考核周期第一年的1月底前将医生定期考核结果通知被考核医生并报当地卫生行政部门备案。

G. 医生定期考核结果纳入所在单位的年终绩效考核。

H. 本制度自发布之日起实施。

（7）考核的流程如图4－1所示。

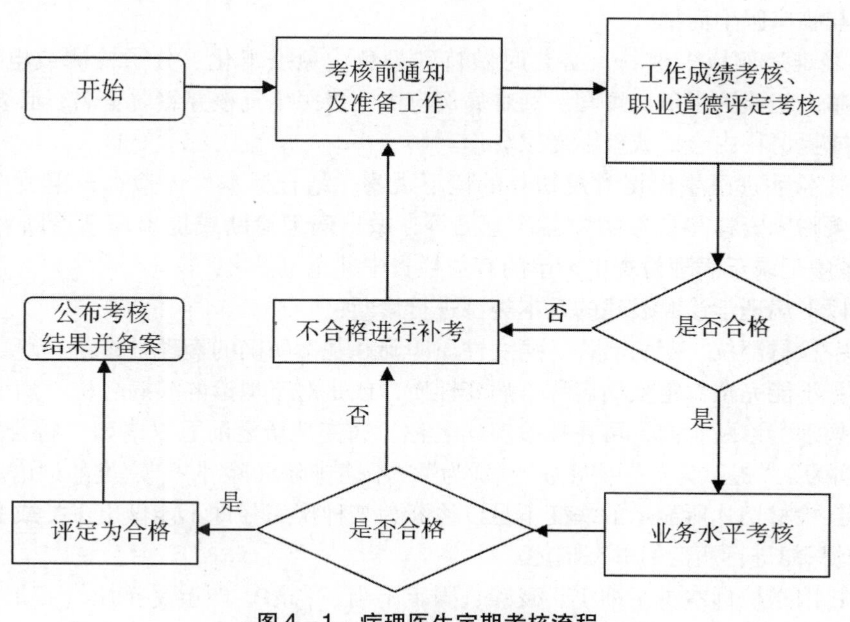


**图4－1　病理医生定期考核流程**

## 第二节 病理科病理诊断初验、上级医生复查及科内会诊制度

（1）病理医生进行病理诊断时，应首先核对切片号码、标本种类及组织块是否相符；认真阅读申请单提供的各项资料和大体描述，核对申请单和切片是否相符。若申请单上填写的内容不全面或不清楚，应向有关临床医生了解更多的临床信息。

（2）进行初验的病理医生应全面、细致地阅片，切勿遗漏任何部分，注意各种有意义的病变；应提出初步诊断意见，送交复验病理医生复查，并提出有关切片质量的意见。

（3）负责复验的病理医生应认真阅读病理检查申请单中关于标本大体检查的描述，核对切片数，必要时亲自观察标本，补充或更正病变描述，指导或亲自补取组织块。

（4）通过病理信息系统及时了解患者既往病理检查情况，及时调（借）阅相关切片等病理学检查资料，以资对比。

（5）对难以明确诊断的病例，应提请科内上级医生会诊或科内会诊，必要时约见患者或患者家属，了解病情。

（6）对各种病理组织学变化做准确的描述，作为诊断依据，但要密切结合临床，若与临床诊断存在重大出入，须检查取材、制片过程中有无错误，或再深切蜡块、重取组织，或与临床医生商榷。

（7）疑难病例应多取材，必要时做特殊染色、免疫组化、分子检测或电镜检查，检查申请单由初验医生负责填写。疑难病例应由上级医生复核并签署全名，必要时应请示科主任或提请科内会诊或院际专家会诊。

（8）主检病理医生根据常规切片的镜下观察，结合标本大体检查、相关技术检查结果、有关临床资料和参考病理会诊意见等，做出病理诊断或提出病理诊断意见（意向），清楚地记录于病理检查申请单的有关栏目中并亲笔签名。

应按以下病理学诊断表述的基本类型进行诊断：

Ⅰ类：检材部位、疾病名称、病变性质明确和基本明确的病理学诊断。

Ⅱ类：不能完全肯定疾病名称、病变性质，或是对于拟诊的疾病名称、病变性质有所保留的病理学诊断意向，可在拟诊疾病名称、病变性质之前冠以诸如“符合”“考虑为”“倾向为”“提示为”“可能为”“疑为”“不能排除（除外）”之类的词语。

Ⅲ类：检材切片所显示的病变不足以诊断为某种疾病（即不能做出Ⅰ类或Ⅱ类病理学诊断），只能进行病变的形态描述。

Ⅳ类：因送检标本过于细小、破碎、固定不当、自溶、严重受挤压（变形）、被烧灼、干涸等，无法做出病理学诊断。

（9）加强签发疑难病例报告前的上级医生会诊或科内会诊制度。签发报告前应进

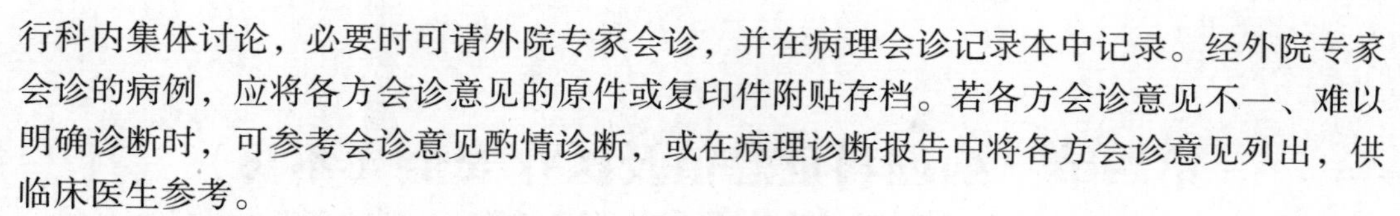

行科内集体讨论，必要时可请外院专家会诊，并在病理会诊记录本中记录。经外院专家会诊的病例，应将各方会诊意见的原件或复印件附贴存档。若各方会诊意见不一、难以明确诊断时，可参考会诊意见酌情诊断，或在病理诊断报告中将各方会诊意见列出，供临床医生参考。

（10）病理科自接受送检标本至签发病理诊断报告的时间，一般情况下在5个工作日以内。由于某些原因（包括脱钙、深切片、补取材制片、特殊染色、免疫组化染色、疑难病例会诊或传染性标本延长固定时间等）不能如期签发病理诊断报告时，应以延迟报告形式告知有关临床医生，说明迟发病理诊断报告的原因。

（11）病理医生负责对其出具的病理诊断报告进行解释和说明。病理医生不得签发虚假的病理诊断报告，不得向临床医生和患方人员提供有病理医生签名的空白病理诊断报告。

## 第三节　病理科差错事故登记制度

（1）病理科医生、技术人员在工作中应严格遵守《临床技术操作规范：病理学分册》的有关规定，严防差错事故的发生。

（2）严格执行医院差错事故登记报告制度，科内建立预防医疗差错事故小组，由科主任负责，诊断组与技术组负责人组成。

（3）一旦发生差错事故，当事人应立即向预防医疗差错事故小组组长、科主任报告情况，情节严重者及时向院领导汇报。同时，按照医院医疗安全（不良）事件上报制度，积极主动向相关部门报告不良事件。

（4）要求保护现场，科主任立即组织科内力量，第一时间采取补救措施，以减少损失。

（5）科主任及时组织有关人员了解情况，分析原因，明确责任，吸取教训，并制订避免发生类似事件的制度和措施。

（6）根据具体情况，有关当事人员在科内进行汇报或检查，视情节严重程度及损失大小，予以扣发奖金等相应的处理。

（7）建立病理科差错事故登记本，逐月进行核对登记，并定期分析总结上报。

（8）定期进行预防差错事故及安全教育活动，提高制片质量和病理诊断质量。

# 第四节　病理科危急值及医疗安全（不良）事件报告制度及流程

## 一、病理科危急值报告范围

危急值（critical values）是指当这种检查结果出现时，表明可能会严重影响患者临床治疗与预后或患者正处于有生命危险的边缘状态，临床医生需要及时得到相关结果信息，迅速给予患者有效的干预或治疗，有效地避免严重后果，甚至挽救患者生命，否则可能失去最佳抢救机会而出现严重后果。

病理科危急值报告范围：

（1）石蜡切片报告与术中快速冰冻诊断结果不符，可能严重影响患者临床治疗及预后，甚至危及患者生命的。

（2）在临床病理诊断时发现送检申请单与实际送检标本不符，严重影响患者临床诊断、治疗及预后，甚至危及患者生命的。

## 二、病理科危急值报告流程

（1）病理科工作人员发现危急值时，首诊医生为第一责任人，其首先要与相关技术员核查送检申请单与待检标本是否保持一致，标本传输过程是否有误，标本检查及切片制作过程是否正常、操作是否正确。在确认标本接收、制片、染色等过程各环节无异常的情况下，须立即电话通知临床科室人员危急值结果，并在临床危急值报告登记本上逐项做好危急值报告登记工作。

（2）病理科工作人员必须在临床危急值报告登记本上详细记录，并简要提示标本异常外观性状与显微镜下特点等。记录中应体现患者姓名、性别、年龄、住院号、临床诊断、报告时间、病理诊断、通知方式及接收标本医护人员姓名与工号等信息。

（3）对原标本妥善处理之后保持待查状态。

（4）临床送检医生若认为该结果与患者的临床病情不相符，应进一步对患者进行检查；若认为检查结果有误，可能某个环节出现差错，应详细关注检查标本留取情况，必要时，应重新留取标本送检进行复查。若该结果与患者临床情况相符，应在30分钟内结合临床情况采取相应处理措施，同时及时通知当事病理医生。

## 三、医疗安全（不良）事件报告制度及流程

### （一）医疗安全（不良）事件定义

医疗安全（不良）事件，是指在临床诊疗活动中以及医院运行过程中，任何可能影响患者诊疗结果、增加患者痛苦与负担并可能引发医疗纠纷或医疗事故，以及影响医

疗工作的正常运行与医务人员人身安全的因素和事件。

（二）报告目的

（1）增强工作人员风险防范意识。

（2）及时发现医疗过程中存在的安全隐患。

（3）供学习借鉴，避免同类型事件发生。

（4）完善医院管理体系、运行机制与规章制度。

（三）等级划分

按照事件所造成后果的严重程度将医疗安全（不良）事件划分为四级。

Ⅰ级事件（警告事件）：非预期的患者死亡，或是非疾病自然进展过程中造成永久性功能丧失。

Ⅱ级事件（不良后果事件）：在疾病医疗过程中因诊疗活动而非疾病本身造成的患者机体与功能损害。

Ⅲ级事件（未造成严重后果事件）：虽然有发生事实错误，但未给患者机体与功能造成任何损害，或虽有轻微后果但不需要任何处理即可完全康复。

Ⅳ级事件（隐患事件）：由于及时发现错误，未形成事实错误。

（四）报告的原则

（1）Ⅰ级和Ⅱ级事件属于强制性报告系统范畴，报告原则遵照国务院《医疗事故处理条例》（中华人民共和国国务院令第351号）、卫生部《重大医疗过失行为和医疗事故报告制度的规定》（卫医发〔2002〕206号）及医院相关规定执行。

（2）Ⅲ级和Ⅳ级事件属于自愿报告系统范畴，是强制报告系统的补充。

（五）报告内容的要求

（1）报告事件的发生时间、地点、受影响的对象、相关人员、事件发生后的不良后果。

（2）报告事件类别，如治疗、护理、药物、跌倒、手术、输血、感染、公共意外、治安、其他意外事件等。

（3）事件发生后立即采取的补救措施。

（4）上报相关部门立即处置情况。

（六）报告的相关部门与分类

**1．报告的相关部门**

（1）医疗相关不良事件——报告医务科。

（2）护理相关不良事件——报告护理部。

（3）感染相关不良事件——报告感染管理科。

（4）门诊相关不良事件——报告门诊办。

（5）药品相关不良事件——报告药学部。

（6）药品不良反应事件——报告药学部。

（7）器械相关不良事件——报告设备科。

（8）后勤服务相关不良事件——报告总务科。

（9）治安相关不良事件——报告保卫科。

（10）投诉相关不良事件——报告医务科投诉办。
（11）输血相关不良事件——报告输血科。
（12）信息相关不良事件——报告信息中心。
（13）其他不良事件——报告相关职能部门。

**2．报告的分类**

医疗安全（不良）事件报告的分类见表4－1。

**表4－1　医疗安全（不良）事件报告的分类**

| 分类 | 内容 | 负责部门 |
| --- | --- | --- |
| 医疗管理 | 麻醉意外等其他医疗意外事件 | 医务科 |
| | 手术前后诊断严重不符 | 医务科 |
| | 非预期重返手术室或ICU | 医务科 |
| | 严重的术后并发症 | 医务科 |
| | 患者识别事件：诊疗过程中的患者或身体部位错误（不包括手术患者或身体部位错误，如医嘱治疗左右倒错） | 医务科 |
| | 检验、病理、放射、输血等技术诊查中，丢失或弄错标本、拍错部位、配错血；漏报、错报、迟报结果等引起的不良事件 | 医务科 |
| | 手术治疗中开错部位、遗留异物在患者体内的不良事件 | 医务科 |
| | 麻醉方式、部位错误，麻醉过程中未认真观察病情变化 | 医务科 |
| | 诊疗、技术操作过程不当等引起的不良事件 | 医务科 |
| | 治疗或手术后发生烧烫伤 | 医务科 |
| | 呼吸机使用相关不良事件 | 感染办/设备科/医务科 |
| | 因医疗信息沟通过程及沟通信息失真导致的不良事件，包括检验、病理、放射、输血等检查结果判读错误或沟通不良 | 医务科 |
| | 放射源过度照射或放射性物质污染 | 医务科 |
| 药品管理 | 用药错误、严重药物过敏反应 | 药学部 |
| | Ⅰ类精神药品、Ⅱ类精神药品、麻醉药品、剧毒药品丢失，药品成批量损毁 | 药学部 |
| | 医嘱、处方、调剂、给药等相关的不良事件，以及药物不良反应、药物过敏等 | 药学部 |
| | 患者在院内自行服用、注射管制药品 | 药学部 |
| 护理管理 | 跌倒、坠床、压疮、烫伤、输液反应、管道脱落、误吸、窒息事件 | 护理部 |
| | 医疗护理工作中已经发现问题，但未及时处理导致的不良事件 | 医务科/护理部 |
| | 约束不当或执行合理约束导致的不良事件 | 护理部 |

续表4-1

| 分类 | 内容 | 负责部门 |
| --- | --- | --- |
| 用血管理 | 输血医嘱开立、备血、传送及输血不当引起的相关不良事件；异常的输血反应 | 输血科 |
| 感染管理 | 职业暴露事件，包括锐器刺伤等不良事件 | 感染办 |
| | 可疑感染暴发事件 | 感染办 |
| 设备管理 | 大型医疗设备与生命支持相关设备仪器故障 | 设备科 |
| | 设备相关不良事件 | 设备科 |
| 行政管理 | 患者或/和其家属院内走失 | 保卫科 |
| | 自杀事件 | 医务科/护理部/保卫科 |
| | 偷窃、骚扰、侵犯、暴力、言语冲突、身体攻击、自伤等事件 | 保卫科 |
| | 医院建筑内工作用物与有害物质外泄等相关事件 | 总务科 |
| | 供电、供水、空调、电梯使用故障等相关事件 | 动力科 |
| | 信息系统故障、网络瘫痪等相关事件 | 信息中心 |
| | 门诊服务相关事件 | 门诊办 |
| | 患者或/和其家属对工作人员投诉事件 | 投诉办 |

### （七）报告程序

（1）Ⅰ级、Ⅱ级事件：①处理事件的同时先电话上报相关职能部门进行处理；②当事科室须在24小时内填写“医疗安全（不良）事件报告表”并提交。

（2）Ⅲ级、Ⅳ级事件：①及时处理事件；②当事科室须在72小时内填写“医疗安全（不良）事件报告表”并提交。

注意：若发生或发现已导致或可能导致医疗事故的医疗安全（不良）事件时，医务人员应立即采取有效措施，防止损害扩大，同时应立即向所在部门负责人报告，其负责人应及时向医务部、投诉管理办公室或护理部等相关职能部门电话报告，按医院《医疗纠纷（事故）处理办法》相关规定程序处理。

### （八）科室职责

（1）识别医疗安全（不良）事件并主动报告。

（2）提出初步改进意见。

（3）落实改进措施。

### （九）医疗安全（不良）事件报告流程

医疗安全（不良）事件报告流程如图4-2所示。

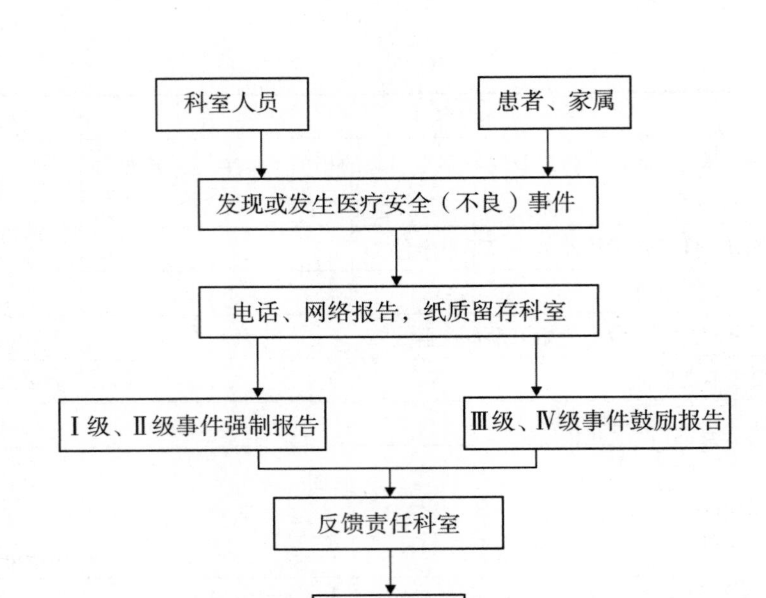


**图4－2　医疗安全（不良）事件报告流程**

### （十）医疗安全（不良）事件报告表

医疗安全（不良）事件报告表见表4－2。

**表4－2　医疗安全（不良）事件报告表**

*报告日期：　　年　　月　　日　　时　　分

*事件发生日期：　　年　　月　　日　　时　　分

| A. 患者资料* | | | |
|---|---|---|---|
| 性别：□男□女 | 年龄： | 职业： | 诊疗时间：　年　月　日　时　分 |
| 临床诊断： | | | |
| 在场相关人员或相关科室： | | | |
| B. 不良事件情况* | | | |
| 事件发生场所：□急诊□门诊□住院部□医技部门□行政后勤部门□其他 | | | |
| 不良后果：□无□有（请写出）＿＿＿＿＿＿＿＿＿＿ | | | |
| 事件经过（可另加附页）： | | | |

续表4－2

<table>
<tr><td colspan="2">C. 不良事件类别*</td></tr>
<tr><td>□信息传递错误事件：医生、护理人员、技术员判定意见错误，口头及书面医嘱错误，其他传递方式错误<br>□治疗错误事件：未认真查对/核对患者、部位、器材、剂量等致选择错误<br>□方法/技术错误事件：遗忘、未治疗、延期、时间或程序错误、不必要的治疗、灭菌/消毒错误、体位错误等<br>□药物调剂分发错误事件：医嘱、处方、给药、调剂等相关的不良事件<br>□输血事件：医嘱开立、备血、传送及输血不当引起的不良事件<br>□设备器械使用事件：设备故障或使用不当导致的不良事件<br>□导管操作事件：静脉点滴外漏/渗、导管脱落/断裂/堵塞、连接错误等<br>□医疗技术检查事件：检查人员无资质、标本丢失或调错标本、试剂管理有误、医疗信息沟通错误，迟报、漏报、错报结果等<br>□基础护理事件：摔倒、坠床、误吸、误咽、未按医嘱执行禁食/禁水、无约束固定、烧烫伤事件等</td><td>□营养与饮食事件：饮食类别错误、未按医嘱用餐或禁食等<br>□物品运送事件：延迟、遗忘、丢失、破损、未按规定急需急送、品种规格错误等<br>□放射安全事件：放射线泄漏、放射性物品丢失、未行防护、误照射等<br>□诊疗记录事件：诊疗记录丢失、未按要求记录、记录内容失实或涂改、无资质人员书写记录等<br>□知情同意事件：知情告知不准确、未行知情告知、未告知先行签字同意、告知与书面记录不一致、未行签字同意等<br>□非预期事件：非预期重返 ICU 或延长住院时间<br>□医护安全事件：锐器刺伤、接触化疗药与传染病等导致损害的不良事件等<br>□不作为事件：医疗护理工作中已发现问题，但未及时处理及汇报导致的不良后果加重等事件<br>□其他事件：非上列之异常事件</td></tr>
<tr><td colspan="2">D. 不良事件的等级*</td></tr>
<tr><td colspan="2">□Ⅰ级事件□Ⅱ级事件□Ⅲ级事件□Ⅳ级事件</td></tr>
<tr><td colspan="2">E. 事件发生后及时处理与分析*</td></tr>
<tr><td colspan="2">导致事件的可能原因：</td></tr>
<tr><td colspan="2">事件处理情况（提供补救措施或改善建议）：</td></tr>
</table>

续表4－2

| F. 不良事件评价（主管部门填写） |
| --- |
| 主管部门意见： |
| G. 持续改进措施（主管部门或医疗质量管理委员会填写） |
|  |
| H. 选择性填写项目 |
| 报告人：□医师□技师□护理人员□其他<br>当事人的类别：□本院□进修生□研究生□学生□不详<br>当事人职称：□高级□中级□初级□士级<br>报告人签名：　　　　科室：　　　　联系电话：　　　　电子邮箱： |

注：（1）不良事件定义：指在医疗机构运行过程中及临床诊疗活动可能影响患者的诊疗结果、增加患者的痛苦与负担并可能引发医疗纠纷或医疗事故，以及影响医疗工作的正常运行与医务人员人身安全的因素和事件。不良事件包括可预防的与不可预防的两种。

（2）报告范围：凡在医院内发生的或在院外转运患者时发生的不良事件均属主动报告的范围。

（3）Ⅰ级事件（警告事件）：非预期的患者死亡，或是非疾病自然进展过程中造成永久性功能丧失。

（4）Ⅱ级事件（不良后果事件）：在疾病医疗过程中因诊疗活动而非疾病本身造成的患者机体与功能损害。

（5）Ⅲ级事件（未造成严重后果事件）：虽然有发生事实错误，但未给患者机体与功能造成任何损害，或虽有轻微创伤但不需要任何处理即可完全自行康复。

（6）Ⅳ级事件（隐患事件）：由于错误发现及时，未造成患者损伤。

（7）＊为必填项。

# 第五节　加强病理科与临床科室沟通管理的规定

为了加强病理科与临床科室的沟通，完善病理检查管理规定，特作如下要求。

（一）病理科

（1）日常排班、值班工作应按照医院业务科室的要求统一管理。结合手术例数及科室实际情况，合理做好员工的排班，尤其在节假日，应安排人员及时做好标本的接收和检查等工作。

（2）加强内部管理，落实岗位责任制。指定专人负责标本、检查单与报告单的接收、分发、外借等管理工作，设立专门的登记本，认真履行签收制度，登记日期要求具体到分钟。

（3）规范病理档案管理，所有病理诊断报告均应通过医院病理系统，电子签名各部门自行打印；条件不成熟时，由病理科派专人送至各科室。病理科不接受患者或其家属索取病理诊断报告的要求，患者或其家属确因特殊情况需要查阅或复印病理资料时，应与病案科接洽，按国家有关规定办理。

（4）若临床科室填写病理检查申请单不规范而影响病理诊断时，病理科可退回并要求送检医生重新填写或补充完善后再送检核收。

（5）一般情况下，术中冰冻切片的病理诊断报告应在收到标本后30分钟内（多份多例标本适当延长报告时间）完成并书面回复手术医生，石蜡切片病理诊断报告应在收到标本之后的3～5个工作日向送检科室发出。病理诊断报告应有文字描述和病理诊断，可附有图像。

（6）对疑难或特殊病例，应结合临床表现、影像检查结果及病理情况组织科内会诊。若需要补充取材或加做免疫组化、特殊染色与分子诊断等才能做出病理诊断时，可延缓签发病理诊断报告时间，但应先向送检科室发出延迟病理诊断报告通知单，并注明延迟原因、经手人姓名、联系电话等信息。

（7）加强与临床科室的业务联系与合作。病理科应与临床各科室建立定期的临床病理讨论制度，定期或不定期地组织疑难病例讨论会，不断提高临床病理诊断水平。

（二）临床科室

（1）按要求如实、完整地填写病理检查申请单，做到字迹工整、项目填写齐全（特别是姓名、住院号），详细描写术中所见。填写不规范的申请单将被退回重新提交，或者上报医务部门，按医院的质量控制标准进行处理。

（2）病理诊断常需要参考临床病史，送检单提供的临床资料应包括手术所见、相关的实验室和影像学资料等；若患者有手术史（包括外院手术史），应在送检单注明并协助提供旧病理号。

（3）临床主诊医生收到病理诊断报告结果后，应按规定将诊断结果告知患者或其家属，并对有疑问的患者进行必要的解释。某些病理诊断与临床表现不符或有不明之处，尤其对于需要进行损伤性治疗的病例，应及时与病理科联系，以便进一步讨论并阐明诊断。

（4）病理标本过大时，手术医生应先切开标本以便充分固定。切除的标本原则上必须全部送检，优先保证病理诊断。

（5）研究人员取标本做课题研究，应在不影响临床病理诊断的前提下进行，先保证临床病理诊断，而后考虑其他用途。禁止在直径小于 1 cm 的标本上取材。

（6）手术室护士应加强手术标本的留检、送检的管理工作，按照手术医生的要求，在盛装病理标本容器的标签上写明患者姓名、科室、住院号及标本名称与取材日期，其中日期应具体到分钟，并及时派专人将病理标本和病理检查申请单一并送至病理科。申请单应保持整洁，避免被血液、体液等污染。

（7）手术室应在每天上午 12 点前将第二天的手术安排告知病理科，若遇急诊或其他突发性手术，应提前电话告知，以便病理部门及时调配人员。

（8）为方便手术医生与病理医生在术中的沟通，使病理医生能准确、及时地将冰冻切片结果反馈给手术医生，医院相关职能部门应在手术室与病理科之间安装专用的无障碍呼叫系统，或在手术室与病理科增设热线电话。

（9）为更好地给患者提供服务，针对住院患者病理检查申请单的常规定价收费工作，每天下午 4 时前由病理科派专人将住院患者病理检查申请单进行核对、定价及汇总后，集中送至住院收费处进行记账收费。若遇特殊情况，如夜晚死亡病例、急于出院而不能及时到病理科进行定价者，则由手术室或送检科室协助从电脑上进行记账收费，以免漏收费。

## 第六节　病理科与临床科室沟通的具体细则

病理与临床关系密切，临床医生向病理医生提供的患者的临床资料至关重要，若没有患者的临床资料，有些病变是无法做出正确的病理诊断的；同样，临床医生对病理诊断报告的正确判读有时也需要病理医生给予帮助。为了更好地为患者和临床服务，提高病理诊断水平，避免不必要的医疗纠纷和医疗差错的产生，病理医生需要经常与相关临床医生进行临床病理会诊和沟通，了解临床医生的诊疗情况与患者情况，向临床医生通报相关病例病理诊断的疑难情况、初步拟诊、延迟签发报告的原因及术中冰冻诊断注意事项等，使临床医生对病理诊断报告的解读更完善、更准确。

（一）临床送检的病理检查申请单出现的问题

（1）患者的姓名、性别、年龄等基本资料不全或书写不清，无法辨认。

（2）病史不全，包括无手术所见或不详，无既往病史与月经史，无乙型肝炎表面

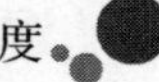

抗原、前列腺特异性抗原、甲胎蛋白、癌胚抗原等检查结果。

（3）标本来源、部位不详，送检标本与送检单不一致，标本来源与标本所见不符。

（4）曾做过病理检查，未提供既往病理号或原诊断结果。

（5）未提供患者的 X 线平片、CT 或 MRI 片。

（6）肿瘤标本切缘不明确，需要临床医生共同查验标本。

针对以上病理检查申请单患者资料不完整、手术局部病变描述不清等情况，病理医生须随时与临床医生口头或书面沟通（留下文字记录），详细了解与病理诊断相关的信息，提高病理诊断的准确性。

（二）送检标本存在的情况

（1）送检病理标本为肿瘤根治术的大标本时，需要延长标本固定时间，充分固定。

（2）送检病理标本为骨组织时，需要进行脱钙。

（3）需要复查标本、重取材、多取材或做不削连切（“上刀切”）。

（4）加做特殊染色，需要补交费。

（5）加做免疫组化染色，需要补交费。

（6）病情复杂需要查找文献或组织科内会诊。

出现以上情况时，病理科应及时与临床送检医生和患者取得联系，告知迟发病理诊断报告原因与预计出报告的时间。

（三）术中冰冻切片快速诊断注意事项

（1）术中冰冻切片要求病理医生在很短时间内向手术医生提供参考性病理诊断意见，它实际上是手术台上的临床医生要求的急会诊，由于要求迅速做出病理诊断，其结果有一定的局限性，因此手术医生应了解其流程、适用范围、慎用范围、不宜应用的范围。

（2）手术医生应在手术前一天向病理科递交冰冻切片申请单，填写患者的病史、重要的影像学与实验室检查结果及提请病理医生特别关注的问题等。尽可能不在手术进行过程中临时申请冰冻切片。

（3）冰冻切片的报告应在收到标本后 30 分钟内（多份多例标本适当延长报告时间）以书面文字的形式传真或者通过医院信息管理系统发出。对于难以即时诊断的病变，病理医生应向手术医生说明情况，告知须等常规石蜡切片结果进一步明确病理学诊断，请其根据临床情况先行处置。

（4）冰冻切片结果与常规石蜡切片结果不一致时，该病例的病理学诊断以石蜡组织的常规 HE 染色切片诊断为准。病理科应定期组织相关人员讨论分析原因，以提高病理诊断水平。

（四）其他需要沟通的问题

（1）病理检查结果是手术医生事前未能估计到的恶性病变。

（2）恶性肿瘤出现切缘阳性。

（3）某些病例（如皮肤疾病）需要手术医生补充提供详细病史、查体及局部病变的描述，病理医生应随时与临床医生沟通，详细了解病变临床情况。

（4）对肿瘤的病理诊断依据世界卫生组织（World Health Organization，WHO）提出的WHO分类，其在肿瘤分类、分型方面更新较快，临床医生对此往往缺乏了解，应与病理医生进行交流，从而更准确解读病理诊断报告。

（5）对骨肿瘤、脑肿瘤的疑难病例病理诊断，需要临床、病理、影像三个相关部门进行讨论，在对这些疾病诊断达成共识的基础上，才发出其病理诊断报告。

（五）病理科与临床科室定期讨论、沟通制度

病理科应定期与临床科室召开临床病理讨论会，病理医生应积极参加临床病理讨论会，与临床医生保持充分沟通，并进行详细的记录备案。病理医生参加特殊病例临床病理讨论会时，需要提前进病房了解患者情况，结合临床从病理的角度提出中肯的诊断意见。若遇疑难病例亦可提请科内讨论后再参加临床病理讨论会。

## 第七节　病理科生物样本管理制度及规范

常规活检、手术中快速冰冻、细胞病理学检查和尸检等相关的文字与电子信息资料、非文字资料（含石蜡组织包埋块、切片等）及其他相关资料均为有价值的医学资料，皆由检方按照规范规定的期限妥为保存。病理科必须设立病理档案资料室和制定病理档案资料管理制度，包括病理检查资料的归档、借用与归还手续等，并由专人管理。应积极推动病理检查资料实行计算机管理。

（1）病理科应设专人负责生物样本库管理；在未设专人负责的情况下，技术室主管应负责生物样本库的具体工作，如保存或运送生物样本，定期进行安全检查。

（2）普通病理科生物样本实行责任人保管制，病理科生物样本在送达病理科至取材前由病理技术人员负责管理，取材后至废弃病理科生物样本销毁前由病理报告医生管理，存放在指定的位置；特殊病理科生物样本（用于教学、科研等）由专人保存，做好病理科生物样本进、出和储存记录，并建立档案。

（3）保管人应妥善保存病理科生物样本，按规定，标本保存时限为病理诊断报告发出30天内，在此期间应防止生物样本丢失及腐烂，超出时限者由专人定期按专有程序销毁。

（4）对于废弃病理科生物样本应密封分类保存，包装材料必须符合防水、防破损、防外泄的要求。

（5）病理科生物样本的运送、销毁，应由医院指定专人进行处理，有交接手续和记录，并签名确认。生物样本运送必须有专人负责护送，护送人员应接受实验室生物安全相关知识培训，并采取必要的防护措施。

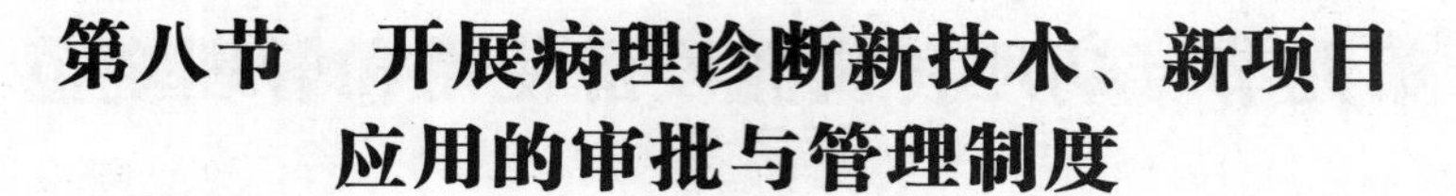

# 第八节　开展病理诊断新技术、新项目应用的审批与管理制度

（1）凡申请开展的新技术、新项目为本地区已开展的成熟项目，虽病理科尚未开展，但病理科已具备实施该项目的条件（包括人员、设备、用房），经医院技术准入审批委员会审核后即可开展。

（2）凡申请开展的新技术、新项目为国内已经开展，本地区同行业尚未开展的，部门提交申请材料上报医务部门，由其调研后将科室申请材料及调研材料一并提交医院技术准入审批委员会讨论，技术准入审批委员会论证确保患者安全的应急预案，报院领导批准；需要报上级部门批准的，经上级卫生行政职能部门批准后方可开展。

（3）医院技术准入审批委员会对新技术、新业务进行风险评估，提出审批意见。申请科室每半年向医务部门提交项目管理报告，医务部门审核后交医院技术准入审批委员会讨论，技术准入审批委员会提出评估意见并备案。

（4）新增病理技术项目的立项和申购。

A. 根据临床病理工作需要、临床科室建议、病理学科发展的技术更新、上级相关主管部门的要求及其他情况的需要，病理科组织调研并咨询相关临床科室意见，确定适当的检验项目及检测方法，组织进行相应的预实验，进行方法学论证。项目评审结束后，病理科组织相关人员召开评审会议，确认符合要求后，填写“医院医疗新技术申请表”，报医院医务部门审批。医务部门按程序进行逐级上报、审核后，再下发通知给各相关科室，开始实施。

B. 试剂申购：得到医院医务部门对新项目立项批准的回复后，病理科相关负责人填写“医院新检测项目试剂申购表”“试剂申购廉洁承诺书”，提交医院试剂管理职能部门，如药学部等，由其负责审批、招标及试剂采购。

C. 新技术及新增试剂在正式应用前，应该进行质量控制评价与预实验，设立充分的对照组，以避免假阴性或假阳性的情况出现。同时应详细登记新技术及新增试剂的应用情况。

D. 病理检查项目的组合：根据工作情况、临床科室建议、病理学科发展的技术更新及其他情况的需要，病理科对需要调整的辅助检查项目组合进行讨论，交科主任批准后上交医务部门审批，医务部门按程序进行逐级上报、审核后，再下发通知给各执行科室，开始实施。

## 第九节　病理科仪器设备使用和管理规范

为了保证病理科仪器设备正常运行，充分发挥仪器设备的作用，提高利用率，实行安全操作，使病理科工作能顺利进行，特制订如下规范，以下规范适用于病理科所有实验室。

（1）病理科内的仪器设备归本科所有，任何人不得以任何理由挪作他用，妨碍科室工作的正常使用。科研或外单位使用本科室仪器设备，必须得到科主任批准。

（2）所有仪器设备实行统一管理，设专人负责。其使用要严格遵守验收、登记制度，原则上本科室仪器设备不外借。负责人应了解各种仪器设备的性能，熟悉操作规程，负责仪器设备的维护保养，监督仪器设备的使用。

（3）所有新购仪器设备必须开办有关质量管理基本知识和基本技能的培训与教育，各种仪器设备必须按操作程序、注意事项等进行操作。凡对拟使用的仪器设备的操作无把握者，务必请教仪器设备管理员或仪器设备厂家。如果强行上机或不按操作规程操作，将视为违章作业，一切后果自负。

（4）实验仪器设备由科室授权使用，未经授权不得使用。

（5）各种仪器设备在使用前应检查技术状态是否良好，一切情况正常时方可使用。

（6）使用仪器设备时必须按说明书操作程序进行，若对仪器设备的使用方法不清楚，须向技术组长咨询，不得盲目操作；使用过程中仪器设备若发生异常现象或特殊声音，应立即停止使用，报告负责人和技术组长妥善处理。

（7）仪器设备已经设定好的程序不能随意更改，若需要更改须征得技术组长或者该实验室负责人的同意。

（8）大型仪器设备使用后要进行登记（登记使用开始时间、结束时间、运行情况、使用者签名），若有损坏或意外情况要及时上报，妥善处理。

（9）仪器设备出现故障或损坏，必须立即向技术组长或者实验室负责人报告，技术组长或者实验室负责人应根据实际情况及时处理，对于不按操作规程或因使用者麻痹大意而引起的仪器设备损坏，科室有权依据情节严重程度对有关人员进行处理。严禁擅自处理、拆卸、调整仪器设备主要部件，凡自行拆卸仪器设备者一经发现将给予严重处罚。

（10）仪器设备使用后切断电源、水源，各种按钮回到原位，并做好清洁工作。若因仪器设备损坏或故障引起科室工作的延误或事故，技术组长应进行调查，并将调查结果做书面报告上报科室主任处理。

（11）大型仪器设备应将操作说明贴出，方便操作时查阅。

（12）冰箱要有运行温度记录，每个工作日由值班人员检查登记。

（13）仪器设备出现故障或损坏不能自行修理，应尽快通知厂商维修，并做好维修

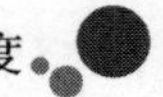

记录。

（14）免疫组化室冰箱、冰柜等仪器设备须专人负责，要科学地使用，并定期清理。进入低温设备及样品库的物品必须严格登记，迅速取放。凡是未登记的物品要全部清除。

（15）为保证临床病理工作的正常运转，本科室仪器设备仅用于临床病理诊断工作，未经批准，不得用于教学和科研等用途。

# 第十节　三级医院病理科医疗质量控制指标评审规范

2020 年国家出台了新版《三级医院评审标准》（2020 年版），标准共 3 个部分 101 节，设置了 448 条标准和监测指标，涉及医疗机构的各个专科，适用于三级医院，二级医院可参照使用。第一部分为前置要求部分，共设 3 节 25 条评审前置条款，旨在进一步发挥医院评审工作对于推动医院落实相关法律法规、制度要求和改革政策的杠杆作用；第二部分为医疗服务能力与质量安全监测数据部分，涉及病理专业方面的是病理专业 13 项医疗质量控制指标，数据统计周期为全评审周期，该部分在病理专业评审综合得分中的权重不低于 60%；第三部分为现场检查部分，用于对三级医院实地评审以及医院自我管理和持续改进，该部分在病理专业评审综合得分中的权重不高于 40%。下面将重点论述如何规范化评估病理科的 13 项医疗质量控制指标。

2015 年，国家卫生和计划生育委员会办公厅公布了《病理专业医疗质量控制指标》（2015 年版），内容涉及病理科 13 项医疗质量控制指标的定义、计算公式、意义。而在实际的管理工作中，我们发现某些指标中涉及的一些内容、标准没有详细的界定，一些指标的计算公式无法有效统计，不能真实反映病理科的实际情况。为了客观、规范评估这 13 项指标，结合三级医院的评审标准，我们重新界定了一些指标中涉及的内容及相关标准，补充了说明、注意事项、分析总结、检查要点等一系列内容，在某些指标数值的统计上进行了延伸，旨在进一步加强医疗质量管理，规范临床诊疗行为，促进医疗服务的标准化、同质化。

## 一、范围

本节规定了三级医院病理科医疗质量控制指标评审的术语和定义、质量控制指标等内容。本节适用于开展三级医院病理科医疗质量控制指标评审工作。

## 二、规范性引用文件

本节没有规范性引用文件。

## 三、术语和定义

下列术语和定义适用于本节内容。

（一）每百张病床病理医师数

每百张病床病理医师数是指平均每100张实际开放病床病理医师的数量。

（二）每百张病床病理技术人员数

每百张病床病理技术人员数是指平均每100张实际开放病床病理技术人员的数量。病理技术人员是指进行病理切片、染色、免疫组化及分子病理等工作的专业技术人员。

（三）标本规范化固定率

标本规范化固定率是指规范化固定的标本数占同期标本总数的比例。规范化固定标本是指病理标本及时按行业推荐方法切开，以足量10%中性缓冲福尔马林充分固定。有特殊要求者可使用行业规范许可的其他固定液。

（四）HE染色切片优良率

HE染色切片优良率是指HE染色优良切片数占HE染色切片总数的比例。HE染色优良切片是指达到行业优良标准要求的HE染色切片。

（五）免疫组化染色切片优良率

免疫组化染色切片优良率是指免疫组化染色优良切片数占同期免疫组化染色切片总数的比例。

免疫组化染色优良切片是指达到行业优良标准要求的免疫组化染色切片。

（六）术中快速病理诊断及时率

术中快速病理诊断及时率是指在规定时间内，完成术中快速病理诊断报告的标本数占同期术中快速病理诊断标本总数的比例。规定时间是指单例标本术中快速病理诊断报告在收到标本后30分钟内完成。若前一例标本术中快速病理诊断报告未完成，新标本术中快速病理诊断报告在收到标本后45分钟内完成。

（七）组织病理诊断及时率

组织病理诊断及时率是指在规定时间内完成组织病理诊断报告的标本数占同期组织病理诊断标本总数的比例。规定时间是指穿刺、内窥镜钳取活检的小标本，自接收标本起，小于等于3个工作日发出病理诊断报告；其他类型标本自接收标本起，小于等于5个工作日发出病理诊断报告；需特殊处理、特殊染色、免疫组化染色、分子检测的标本按照有关行业标准增加相应的工作日。

（八）细胞病理诊断及时率

细胞病理诊断及时率是指在规定时间内完成细胞病理诊断报告的标本数占同期细胞病理诊断标本总数的比例。规定时间是指自接收标本起，小于等于2个工作日发出细胞病理诊断报告；需特殊处理、特殊染色、免疫组化染色、分子检测的标本按照有关行业标准增加相应的工作日。

（九）各项分子病理检测室内质量控制合格率

各项分子病理检测室内质量控制合格率是指各项分子病理检测室内质量控制合格病例数占同期同种类型分子病理检测病例总数的比例。分子病理检测室内质量控制合格指

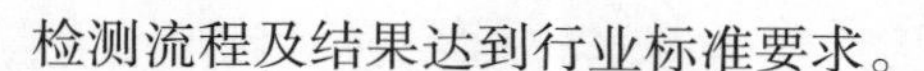

检测流程及结果达到行业标准要求。

（十）免疫组化染色室间质评合格率

免疫组化染色室间质评合格率是指免疫组化染色室间质评合格次数占同期免疫组化染色室间质评总次数的比例。免疫组化染色室间质评合格是指参加省级以上病理质量控制中心组织的免疫组化染色室间质评，并达到合格标准。

（十一）各项分子病理室间质评合格率

各项分子病理室间质评合格率是指各项分子病理室间质评合格次数占同期同种分子病理室间质评总次数的比例。分子病理室间质评合格是指参加省级以上病理质量控制中心组织的分子病理室间质评，并达到合格标准。

（十二）细胞学病理诊断质量控制符合率

细胞学病理诊断质量控制符合率是指细胞学原病理诊断与抽查质量控制诊断符合的标本数占同期抽查质量控制标本总数的比例。抽查标本数应占总阴性标本数至少 5%。

（十三）术中快速诊断与石蜡诊断符合率

术中快速诊断与石蜡诊断符合率是指术中快速诊断与石蜡诊断符合标本数占同期术中快速诊断标本总数的比例。术中快速诊断与石蜡诊断符合是指二者在良恶性病变的定性诊断方面一致。

## 四、质量控制指标

（一）每百张病床病理医师数

**1. 计算公式**

$$每百张病床病理医师数 = \frac{病理医师数}{同期该医疗机构实际开放病床数/100}$$

**2. 意义**

反映病理医师资源配置情况。

**3. 说明**

（1）该指标每年 7 月新员工入职后统计 1 次。

（2）病理医师统计范围限定为第一执业地点为本医疗机构的全职病理医师。

（3）实际开放病床数为上年度平均值。

**4. 报表格式**

年报表（每年统计 1 次）。

**5. 数据上报**

数据上报至国家卫生健康委员会（简称国家卫健委），每年上报 1 次，分子为上年度病理医师数，分母为上年度本院实际开放病床数。

（二）每百张病床病理技术人员数

**1. 计算公式**

$$每百张病床病理技术人员数 = \frac{病理技术人员数}{同期该医疗机构实际开放病床数/100}$$

**2. 意义**

反映病理技术人员资源配置情况。

**3. 说明**

（1）该指标每年 7 月份新员工入职后统计 1 次。

（2）病理技术人员统计范围限定为本院病理技术人员（包括其他技术辅助人员）。

（3）实际开放病床数为上年度平均值。

**4. 报表格式**

年报表（每年统计 1 次）。

**5. 数据上报**

数据上报至国家卫健委，每年上报 1 次，分子为上年度病理技术员数，分母为上年度本院实际开放病床数。

### （三）标本规范化固定率

**1. 计算公式**

$$标本规范化固定率 = \frac{规范化固定的标本数}{同期标本总数} \times 100\%$$

**2. 意义**

反映病理科处理标本是否及时、规范的重要指标。

**3. 说明**

标本数是指病例数量，每个病理检查申请单按照 1 个病例计算。标本总数是指病例总数量。

**4. 报表格式**

每天记录，每月汇总形成月报表。

**5. 数据上报**

数据上报至国家卫健委，每年上报 1 次，分子为上年度规范化固定组织学标本的例数，分母为上年度组织学标本总例数；每个病理号统计为 1 例。

**6. 建议标准与检查要点**

（1）建议标准如下：

A. 穿刺、内镜活检小标本在离体后立即放入固定液，其他类型标本（穿刺、内镜活检小标本除外）因为手术时间长或者难度大无法离体后立即放入固定液的，一般需在离体 30 分钟内切开固定，最长不超过 60 分钟，个别类型标本的离体时间按照行业诊疗指南或者规范执行。

B. 涉及分子靶向标本检测者在相关指南要求的时间内进行组织固定；足量的固定液，通常固定液至少为标本体积的 10 倍；手术标本较大者，固定液足量即可。

C. 各类标本按照行业规范切开进行固定。

D. 固定液为 10% 中性缓冲福尔马林，有特殊要求者可使用行业推荐的其他固定液。

E. 固定时间符合各疾病诊疗指南或者规范要求。组织固定时间和组织大小、取材标本的厚度有直接关系。穿刺、活检小标本固定时间为 6 ～ 48 小时，一般直接包埋，

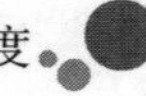

无须另外再用取材刀切开；其他组织类型的标本固定时间为 12 ～ 48 小时；食管癌、胃癌的手术标本最长固定时间不超过 72 小时；没有相应诊疗指南或者规范的标本，取材厚度不超过 5 mm，固定时间一般为 24 小时左右，最长不超过 72 小时，避免过度固定。

F. 以上有任何一条不符合，即为未规范化固定标本。

（2）检查要点如下：

A. 全院各科室（门诊手术室、病房手术室、内窥镜室等）送检标本是否采用 10% 中性缓冲福尔马林固定。

B. 是否有合理的、文字化的标本送检标准化操作程序。

C. 是否有标本接收记录、不合格标本记录。

D. 推荐使用电子病理检查申请单，申请单内容必须包含标本离体时间和添加固定液时间，应由临床科室填写。未填写标本离体时间和添加固定液时间的，视为未规范化固定标本。

E. 有未规范化固定标本记录，形成月报表。

F. 针对以上问题，应及时和未进行规范化固定的科室与相关医生沟通，有沟通记录和沟通效果评价。

G. 至少每季度对未规范化固定标本的原因进行分析总结，持续改进。

**7. 注意事项**

细胞学涂片（痰液、脑脊液、胸腔积液、腹腔积液、尿液等体液，甲状腺穿刺）的固定应采用 95% 乙醇固定液，时间不宜少于 15 分钟，或采用非妇科液基细胞学固定液（固定时间和方法可按厂家推荐进行操作）；当需要制成脱落细胞蜡块时，离心后细胞团块与组织标本的固定程序相同，采用 10% 中性缓冲福尔马林固定，时间不少于 2 小时。

### （四）HE 染色切片优良率

**1. 计算公式**

$$\text{HE 染色切片优良率} = \frac{\text{HE 染色优良切片数}}{\text{同期 HE 染色切片总数}} \times 100\%$$

**2. 意义**

反映病理科常规 HE 染色、制片质量的重要指标。

**3. 评分标准**

（1）评分标准按照如下规定进行：

A. 基本满足临床诊断需要，未造成困扰（55 分）。

B. 最佳苏木精 - 伊红染色标准：细胞核与细胞质染色对比清晰，红蓝适度，无过染或者浅染；苏木精染色细胞核呈鲜亮的蓝色，细胞核微结构染色清晰，伊红染色有层次对比，细胞质、红细胞、肌肉、结缔组织、嗜酸性颗粒被染成不同程度的红色（15 分）。

C. 穿刺、内窥镜标本等散碎组织包埋相对集中（2 分）。

D. 切片无污染（非组织污染）（5 分）。

E. 切片厚薄适中、均一，一般要求 3 μm，细胞丰富可薄切（1 ～ 2 μm），细胞稀少可适度厚切（4～5 μm）（5分）。

F. 贴片充分展开，无折叠、无皱褶（5分）。

G. 切片无刀痕、无震颤、无裂隙、无人为空洞（5分）。

H. 组织切面完整，层次清晰（5分）。

I. 组织贴片位置适中；封片无气泡、溢液；玻片整洁，标签书写正确、清晰、规范（3分）。

J. 出现以下情况之一，采取一票否决，总分为0分。

a. 切片存在组织污染。

b. 标签病理号标识错误。

（2）90分及以上为优良，80～89分为合格，70～79分为基本合格，70分以下为不合格。其中“B.”中达到最佳标准得满分，达不到最佳标准可酌情扣分；其余项目达到标准得满分，达不到标准得0分。“F.”“G.”中骨样组织、严重钙化组织在骨或者钙化部位产生的折叠、刀痕、震颤、空洞、裂隙除外。“D.”至“I.”中的相关内容不对病理诊断构成实质性影响，若构成影响应归为“不能满足诊断需要”。

**4. 建议标准**

每个蜡块只有1个病理编号（以病理号后面的小号区别），对应1张HE染色切片。

**5. 说明**

病理医生每天对HE染色切片质量进行评分，技术室每天记录非优良切片（未达到优良标准的切片），病理技师配合病理医生阅片时切片质量反馈，科室至少每季度汇总质量控制数据并进行综合统计。

**6. 检查要点**

（1）HE染色切片染色检查记录：有病理医生阅片时切片、染色质量反馈记录，包括非优良切片评分记录，每天记录非优良切片，每月统计月报表。

（2）无评分记录的默认是优良切片，每天记录。

（3）应使用病理信息系统进行记录和统计。

**7. 报表格式**

每天记录，每月汇总形成月报表，月报表至少含有非优良切片的数量。

**8. 数据上报**

数据上报至国家卫健委，每年上报1次，分子为上年度HE染色优良切片数，分母为上年度HE染色切片总数。

**9. 分析总结**

至少每季度对HE染色非优良切片的原因进行分析总结，持续改进。

### （五）免疫组化染色切片优良率

**1. 计算公式**

$$\text{免疫组化染色切片优良率}=\frac{\text{免疫组化染色优良切片数}}{\text{同期免疫组化染色切片总数}}\times 100\%$$

**2. 意义**

反映病理科免疫组化染色、制片质量的重要指标。

**3. 说明**

（1）每天记录非优良切片，当天全部切片均包括在内，每月进行汇总形成月报表，无评分记录的默认是优良切片。

（2）免疫组化室须配合病理医生阅片时切片质量反馈，科室至少每季度对免疫组化染色非优良切片的原因进行分析总结，持续改进切片质量。

（3）应使用病理信息系统进行记录和统计。

**4. 执行条件**

1 张免疫组化检测玻片只能对应 1 个病理蜡块号（含小号）。

**5. 评分标准**

（1）评分标准如下：

A. 待测组织目标蛋白染色定位准确，阳性组织对照染色符合预期，与背景对比度显著、满足诊断需要（60 分）。

B. 切面完整、厚度均匀适度（10 分）。

C. 切片无皱褶、无折叠、无刀痕、无震颤、无裂隙、无空洞、无溢液（10 分）。

D. 标签清晰、规范（有病理号、染色抗体名称、阳性组织对照等信息）（10 分）。

E. 苏木精复染适度（10 分）。

F. 出现以下情况之一，采取一票否决，总分为 0 分。

a. 阴性对照组织出现假阳性。

b. 阳性对照组织出现假阴性。

c. 存在组织污染。

d. 标签病理号标识错误。

e. 抗体标记标识错误。

f. 一张免疫组化检测玻片上染色 2 种及以上免疫组化标记（特殊设计的鸡尾酒抗体、双重或者多重抗体染色除外）。

g. 待测组织目标区域在切片过程中丢失。

（2）90 分及以上为优良，80～89 分为合格，70～79 分为基本合格，70 分以下为不合格。各项达到标准得满分，达不到标准得 0 分。“C.”中骨样组织、严重钙化组织在骨或者钙化部位产生的皱褶、折叠、刀痕、震颤、裂隙、空洞除外。“B.”至“E.”中的相关内容不对病理诊断构成实质性影响，若构成影响应归为“不能满足诊断需要”。

**6. 注意事项**

（1）与药物治疗相关的免疫组化［国家药品监督管理局（National Medical Products Administration，NMPA）三类试剂］染色：每张切片上至少放一个阳性对照组织，有内对照者可同时结合内对照；另需增加一个阴性对照组织。

（2）提供诊断辅助信息者（NMPA 一类试剂）：每张切片上建议至少放置一个阳性对照组织，有内对照者可同时结合内对照，该阳性对照组织可含有阴性组织成分。

（3）凡染色结果有疑问者，重染免疫组化，建议放置阴性和阳性对照组织。

（4）该指标与免疫组化室内质量控制合格率的区别：免疫组化染色切片优良率反

映的是病理医生阅片时的质量反馈，而免疫组化室内质量控制合格率反映的是病理技师进行室内质量控制时的质量反馈。

**7. 检查要点**

（1）每天记录免疫组化非优良切片、统计月报表，应使用病理信息系统进行统计，分析非优良切片的原因。

（2）有病理医生阅片时免疫组化染色反馈记录。

**8. 报表格式**

每天记录，每月汇总形成月报表。

**9. 数据上报**

数据上报至国家卫健委，每年上报 1 次，分子为上年度免疫组化染色优良切片数，分母为上年度免疫组化染色切片总数。

**10. 分析总结**

至少每季度对免疫组化非优良切片的原因进行分析总结，需要对 NMPA 三类试剂如 Her-2、CD117、ER、PR、CD20、ALK-D5F3、PD-L1 等以及常用 NMPA 一类试剂如 AE1/AE3、Ki67、P53 的非优良切片的原因进行单独统计和分析，持续改进切片质量。

### （六）术中快速病理诊断及时率

**1. 计算公式**

$$术中快速病理诊断及时率 = \frac{在规定时间内完成术中快速病理诊断报告的标本数}{同期术中快速病理诊断标本总数} \times 100\%$$

**2. 推荐使用延伸计算公式**

$$术中快速病理诊断及时率 = \frac{在规定时间内完成术中快速病理诊断报告的单例单份病例数}{同期术中快速病理诊断单例单份病例总数} \times 100\%$$

**3. 意义**

反映病理科术中快速诊断及时率的重要指标。

**4. 说明**

（1）标本数是指病例数量，每个病理检查申请单按照 1 个病例计算，标本总数是指病例总数量。

（2）单例多份标本不在该指标统计之列。

（3）该指标须每月进行统计汇总形成月报表，应使用病理信息系统进行统计。

（4）报表应记录内容包括当月完成冰冻诊断总例数、未及时诊断的例数。

（5）应分析未及时完成病例诊断的原因，提出相应对策。

**5. 报表格式**

月报表。

**6. 数据上报**

数据上报至国家卫健委，每年上报 1 次，分子为上年度规定时间内完成术中快速病理诊断报告的标本数，分母为上年度术中快速病理诊断标本总数。

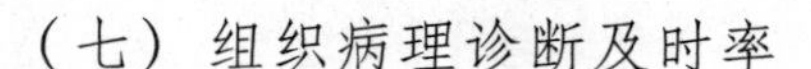


**1. 计算公式**

$$\text{组织病理诊断及时率}=\frac{\text{在规定时间内完成组织病理诊断报告的标本数}}{\text{同期组织病理诊断标本总数}}\times 100\%$$

**2. 意义**

反映病理科组织病理诊断及时率的重要指标。

**3. 说明**

（1）标本数是指病例数量，每个病理检查申请单按照1个病例计算，标本总数是指病例总数量。

（2）每月进行统计形成月报表，应使用病理信息系统进行统计计算，分为活检小标本和其他标本两大类进行统计。

（3）报表记录内容包括该月完成各活检小标本、其他标本诊断的总数目，及时完成诊断的例数。

（4）活检小标本的定义：穿刺、内镜钳取等标本，一般不需要再用取材刀切开，直接取材包埋者。

（5）规定时间是指签发报告时间减去标本接收时间（一般为登记时间），≤3个工作日是指≤72小时，≤5个工作日是指≤120小时（周六、周日及国家法定节假日顺延）。

**4. 报表格式**

月报表。

**5. 数据上报**

数据上报至国家卫健委，每年上报1次，分子为上年度规定时间内完成组织病理诊断报告的标本数，分母为上年度组织病理诊断标本总数。

（八）细胞病理诊断及时率

**1. 计算公式**

$$\text{细胞病理诊断及时率}=\frac{\text{在规定时间内完成细胞病理诊断报告的标本数}}{\text{同期细胞病理诊断标本总数}}\times 100\%$$

**2. 意义**

反映病理科细胞病理诊断及时率的重要指标。

**3. 说明**

（1）标本数是指病例数量，每个病理检查申请单按照1个病例计算，标本总数是指病例总数量。

（2）规定时间的计算使用病理信息系统进行统计，是指签发报告时间减去标本接收时间（一般为登记时间），≤2个工作日是指≤48小时（周六、周日及国家法定节假日顺延）。

（3）制作细胞蜡块的细胞学标本，≤72小时发出细胞病理诊断报告（周六、周日及国家法定节假日顺延）。

**4. 报表形式**

月报表。

**5. 数据上报**

数据上报至国家卫健委，每年上报1次，分子为上年度规定时间内完成细胞病理诊断报告的标本数，分母为上年度细胞病理诊断标本总数。

### （九）各项分子病理检测室内质量控制合格率

**1. 计算公式**

$$\text{各项分子病理检测室内质量控制合格率} = \frac{\text{各项分子病理检测室内质量控制合格病例数}}{\text{同期同种类型分子病理检测病例总数}} \times 100\%$$

**2. 意义**

反映病理科分子病理诊断质量的重要指标。

**3. 说明**

（1）该指标须每天进行统计并记录，数据须每月进行汇总形成月报表。

（2）应使用病理信息系统进行统计。

（3）记录内容包括该病理科实验室每日完成各类分子病理检测（FISH、PCR、原位杂交、突变检测等各类别的具体项目）的数目，对不合格的病例须记录或分析原因；合格的标准参照各项检测的行业规范。

（4）分子检测均应设对照（包括试剂盒提供的内对照）。

**4. 分析总结**

对于NMPA三类试剂，至少每季度对突变检测、扩增、重排等各个项目的阳性率分别进行统计，包括检测总例数、阳性例数、检测方法以及检测结果。定期监测阳性率与文献报道是否一致，如果不一致，应分析原因。

**5. 报表格式**

每天记录，每月汇总为月报表。

**6. 数据上报**

数据上报至国家卫健委，每年上报1次，分子为上年度室内质量控制合格的分子病理检测病例数，分母为上年度分子病理检测总病例数。

### （十）免疫组化染色室间质评合格率

**1. 计算公式**

$$\text{免疫组化染色室间质评合格率} = \frac{\text{免疫组化染色室间质评合格次数}}{\text{同期免疫组化染色室间质评总次数}} \times 100\%$$

**2. 推荐使用延伸计算公式**

$$\text{免疫组化染色室间质评合格率} = \frac{\text{免疫组化染色室间质评合格标记数}}{\text{同期参加免疫组化染色室间质评总标记数}} \times 100\%$$

**3. 意义**

反映病理科免疫组化染色质量的重要指标。

**4. 说明**

该指标须每年年终工作总结时进行统计并记录；NMPA三类试剂的室间质评合格率

须进行单项统计。凡开展免疫组化检测的二级以上医院病理科必须参加省级及以上病理质量控制中心举行的各类免疫组化室间质评；分析免疫组化染色室间质评不合格的原因，根据质量控制中心反馈意见提出整改方案并落实。

**5. 报表形式**

年报表。

**6. 数据上报**

数据上报至国家卫健委，每年上报 1 次，分子为上年度免疫组化染色室间质评合格标记数，分母为上年度参加免疫组化染色室间质评总标记数。

## （十一）各项分子病理室间质评合格率

**1. 计算公式**

$$\text{各项分子病理室间质评合格率} = \frac{\text{各项分子病理室间质评合格次数}}{\text{同期同种分子病理室间质评总次数}} \times 100\%$$

**2. 意义**

反映病理科分子病理诊断质量的重要指标。

**3. 说明**

该指标须每年年终工作总结时进行统计并记录（年报表）。要求各开展了分子病理相应项目的二级以上医院病理科必须参加省级及以上病理质量控制中心举行的各类分子病理室间质评。

**4. 报表格式**

年报表。

**5. 数据上报**

数据上报至国家卫健委，每年上报 1 次，分子为上年度分子病理室间质评合格次数，分母为上年度参加分子病理室间质评总次数。

## （十二）细胞学病理诊断质量控制符合率

**1. 计算公式**

$$\text{细胞学病理诊断质量控制符合率} = \frac{\text{细胞学原病理诊断与抽查质量控制诊断符合的标本数}}{\text{同期抽查质量控制标本总数}} \times 100\%$$

**2. 意义**

反映病理科细胞学病理诊断质量的重要指标。

**3. 说明**

（1）标本数是指病例数量，每个病理检查申请单按照 1 个病例计算，标本总数是指病例总数量。

（2）该指标须每次质量控制均有记录，每月进行统计并记录形成月报表，每个月至少需要进行 1 次质量控制。各医院定期自行组织质量控制专家小组或另 1 名审核医生进行独立质量控制。

**4. 报表格式**

定期质量控制记录，每月汇总形成月报表。

**5. 数据上报**

数据上报至国家卫健委，每年上报1次，分子为上年度细胞学原病理诊断与抽查质量控制诊断符合的标本数，分母为上年度质量控制抽查标本总数。

## （十三）术中快速诊断与石蜡诊断符合率

**1. 计算公式**

$$术中快速诊断与石蜡诊断符合率 = \frac{术中快速诊断与石蜡诊断符合标本数}{同期术中快速诊断标本总数} \times 100\%$$

**2. 意义**

反映病理科术中快速病理诊断准确率的重要指标。

**3. 说明**

（1）标本数是指病例数量，每个病理检查申请单按照1个病例计算，标本总数是指病例总数量。

（2）该指标须每月进行统计并记录，数据须每月进行汇总形成月报表；记录不符合病例的具体情况、原因分析及预防措施；涵盖全部术中快速诊断病例，不能采用抽查的方式。

**4. 报表格式**

月报表。

**5. 数据上报**

数据上报至国家卫健委，每年上报1次，分子为上年度术中快速诊断与石蜡诊断符合标本数，分母为上年度术中快速诊断标本总数。

（郑晓克　刘大伟　侯景辉　王连唐）

# 第五章　病理科实验室安全

## 第一节　病理科工作安全管理制度

为规范科室的安全管理，保证科室的正常运作，减少或杜绝事故发生，根据医院的相关规定，加强对病理科工作人员安全意识方面的教育，包括防火、防盗、安全用电和安全使用化学危险品等。

（1）医院实行全面禁烟，严禁任何人在病理科区域内吸烟。

（2）未经允许，非本科室人员禁止进入病理科工作范围内；经允许进入的人员必须严格遵守实验室工作区域和办公室区域的功能划定，严禁在工作区域开展任何与工作无关的活动，谢绝医药器械代表访谈。

（3）处理腐蚀性或毒性物质时，须使用护目镜、面罩或其他保护眼睛和面部的防护用品。若取材或配液时有非腐蚀性的物体溅到眼、面部时，马上用洗眼器进行冲洗。

（4）所有人员在半污染和污染区内，必须穿遮盖全身的长袖隔离服或长袖长身的工作服。若工作中有危险物喷溅到身上的可能，应使用一次性塑料围裙或防渗外罩；必要时还须佩戴其他防护装备，如护目镜、面罩、鞋套等。

（5）在工作区内，应穿舒适、防滑，并能保护整个足部的鞋。

（6）留长发的工作人员应将头发盘在脑后，以防止头发接触到被污染物和避免人体脱屑落入工作区；头发不得垂肩，应与离心机、切片机等正在运转的器械保持安全距离。

（7）在工作区内，工作人员在脱下手套后、离开科室前、接触患者前后及在进食前都应该规范洗手；接触标本、体液或其他污染物后，应立即洗手。

（8）处理高危险性临床标本时，应使用合适的防护面罩，处理完标本后，应立即进行消毒处理，防止吸入性感染。若取材或切片过程中造成皮肤创伤，应立即消毒处理，并上报医务科和预防感染科。

（9）切片和取材的废弃刀片、针头、废玻片等锐利物品应放入专用的医用锐器盒内；废液应收集于特定的容器中，并由专人负责登记交由专业的公司回收。

（10）有毒、易燃、易爆、强腐蚀物品，由专人负责、专人保管存放，领用时须管理人员在场，并做好登记。

（11）送标本人员应走专用通道，严禁从专用通道以外的公共通道送标本。

（12）注意用电安全，大功率电器、高温烤箱等应由专人或轮值的人员负责；严禁私自增加插头、使用大功率电器，各项设备使用须有登记记录。

（13）注意安全，出入随手关门，下班时要锁好门窗，做好防盗工作。科室工作场所由专人负责锁门，由轮值的人员负责水电的安全工作。

## 第二节　病理科安全生产与实验室安全管理

《中华人民共和国安全生产法》是为了加强安全生产工作，防止和减少生产过程中的安全事故，保障人民群众生命和财产安全，促进社会持续健康发展而制定的。2021年6月10日，中华人民共和国第十三届全国人民代表大会常务委员会第二十九次会议通过《全国人民代表大会常务委员会关于修改〈中华人民共和国安全生产法〉的决定》，自2021年9月1日起施行。

我国医院内各职能部门的实验室所有的服务项目与规模化大生产不同，但是从实验室规模化生产方面来讲，可以参照《中华人民共和国安全生产法》。医院各个实验室在工作中主要是坚持预防为主、以人为本，以消防与核辐射安全第一、操作综合规范、全员参与安全管理为原则，避免大的事故、危险品的泄漏、伤亡事件的发生。

我国政府决定，从2017年起，将每年12月的第一周（12月1—7日）作为安全生产法宣传周，在安全监管体制、安全生产责任、行政处罚等方面进行规范，也涵盖医院的各种实验室。

医院病理科是诊断、教学及科研的重要基地之一，由于科室中不乏易爆、易燃、辐射、腐蚀、剧毒等危险品，若缺乏系统的、完善的科室管理制度，很容易导致事故发生，这不仅会影响正常诊断教学和科研秩序，还会给社会带来不良影响。因此，病理科必须讲安全、抓安全，完善科室安全管理制度，全面落实科室安全管理体系。

## 第三节　病理科有毒化学试剂安全管理

有毒化学试剂属于危险化学品中的毒害品。危险化学品是指那些在受热、摩擦、震动、撞击、接触火源、日光曝晒、遇水受潮、接触空气及性质相抵触的物品混放接触时，容易引起燃烧、爆炸、腐蚀、灼伤、中毒等危害性事故的化学物品。它具有易燃、易爆的特点，在储存中如果保管不善，极易引起燃烧、爆炸，酿成灾祸。严格实验室危险化学品管理，健全实验室危险化学品管理制度，制定并完善实验室危险化学品保管、使用、处置等各个环节的规章制度，分库分类存放，严禁混放、混装，做到规范操作、相互监督。危险化学品管理必须做到“四无一保”，即无被盗、无事故、无丢失、无违章、保安全。

对于危险化学品中的毒害品有毒化学试剂，要参照对剧毒化学品的管理要求，落实“五双”管理制度，即“双人双发、双人记账、双人双锁、双人领取、双人使用”的管理制度。将实验室危险化学品安全管理纳入工作业绩考核，确保实验室安全责任层层落实到位。剧毒化学品的管理（申购、领取、使用、回收、销毁的全过程）要根据国家的相关法规标准严格执行，如国务院自2011年12月1日起施行的《危险化学品安全管理条例》、公安部自2005年8月1日起施行的《剧毒化学品购买和公路运输许可证管理方法》和各省市制定的有关剧毒化学品的管理实施细则等。

为加强有毒化学试剂的安全监督管理，在保证实验室工作人员的人身安全、医院公物安全及保护环境的前提下，根据国家有关规定，结合病理科日常使用的有关有毒化学试剂的具体情况，制定本制度。

## 一、有毒化学试剂的购买

实验用有毒化学试剂的购买可根据6个月的实验需求提出购买计划，购买量以6个月（最多1年）的实际使用量为准。由科室申请，医院职能部门审批，统一采购，规范运输与存储，病理科同医院职能部门相互配合采购。

## 二、有毒化学试剂的储存与管理

（1）有毒化学试剂购回后应由相关实验室管理人员立即领取、验收、签字并保存。

（2）有毒化学试剂的储存与管理应遵循以下原则：

A. 有毒化学试剂管理人员应具有有毒危险品的安全管理知识，并按有毒危险品性质建立严格的分类档案和领取、使用记录，做到“一品一案一记录”：“一品”即每一种有毒化学物品；“一案”即对该物品的购买人、购买时间、验收人及其签名、保管责任人、存放地点等做好详细记载；“一记录”即每一种有毒化学试剂均有一个领取、使用的详细记录本，记录内容包括领用人、领用量、用途、使用地点、领用时间等。

B. 有毒化学试剂应当分类、分项存放，相互之间保持安全距离。

C. 遇火、遇潮容易燃烧、爆炸或产生有毒气体的化学试剂，不得在露天、潮湿、漏雨或容易积水的地点存放。

D. 受阳光照射容易燃烧、爆炸或产生有毒气体的化学试剂和桶装、罐装等易燃液体、气体应当在阴凉通风地点存放。

E. 化学性质防护和灭火方法相互抵触的危险化学品，不得在同一仓库或同一储存室存放。

F. 化学试剂中剧毒品应严格落实以双人管理、双人保管和两把锁为核心的安全管理制度和各项安全措施。

G. 落实保管责任制，责任到人。剧毒化学试剂管理人员须经相关主管部门批准，做好交接工作，并备案。

## 三、有毒化学试剂的领取、使用

（1）由相关使用人负责制定有毒化学试剂安全使用操作规程。

（2）领用时按当次实验所需实际量领用，并做好准确无误的领用记录。

（3）使用有毒化学试剂时应先由相关实验室工作人员向使用人讲解安全使用注意事项，并督促使用人严格按照操作规程执行。

（4）使用有毒化学试剂的实验和有关处理（如标本的防虫、防霉处理）应当采取安全防护措施和配备安全防护用具；使用时应当根据有毒化学试剂的种类、性能，设置相应的通风、防火、防毒、防潮、防静电、降温、隔离操作等措施。

（5）使用有毒化学试剂的相关实验室工作人员对该试剂的使用安全负直接责任。

## 四、有毒化学试剂废物的处理

一般有毒化学试剂废物的处理应根据试剂特性进行分级、分类收集，定点存放，由专人负责妥善保管，集中处理，不得任意丢弃、掩埋；废弃剧毒试剂及其包装，应与有资质的相关单位或环保部门联系处理。

## 五、责任与处理

对于违反有毒化学试剂管理与使用规定，造成事故的，视其情节轻重给予行政处分，构成犯罪的由司法机关依法追究其刑事责任。

# 第四节　病理科医疗废物和生物安全管理制度

## 一、医疗废物和生物安全管理制度

（1）根据医疗废物的类别，将医疗废物置于符合《医疗废物专用包装袋、容器和警示标志标准》（中华人民共和国环境保护行业标准，HJ421—2008）的包装物或者容器内。

（2）在盛装医疗废物前，应对医疗废物包装物或者容器进行认真检查，确保无破损、标识模糊或其他缺陷。

（3）病理科取材后的人体组织和体液标本、尸解组织、切片后产生的蜡块组织碎屑等医疗废物应置于防渗漏、防锐器穿透的专用黄色包装袋或者密闭的容器内，由医院统一处理，不得和生活垃圾混合收集，以避免和减少环境污染。

（4）用过的刀片、玻璃片等锐器，应置于专用的黄色利器盒内，由医院统一处理。

（5）工作过程中产生的甲醛、二甲苯、DAB 等废液应集中收集在专用的密封容器内，由医院统一回收处理，不得随意倒入下水道。

（6）医疗废物的收集和处理应做好登记，包括内容物种类、重量和数量、交接时间、最终去向及经办人签名等。

（7）按工作需要，根据有无污染和污染程度不同，将病理实验室划分为污染区、半污染区和非污染区（清洁区），三个区应明确分开。

（8）污染区和半污染区应分隔成独立的工作室；安装紫外灯等消毒装置，每天进行清洁消毒；安装具有空气净化功能的通风设备，将室内的有害气体与废气排出。

（9）非污染区内不存放组织标本等病原体与有毒害化学试剂。

（10）每个实验室应设洗手池和洗眼器。

（11）在实验室门口处应设挂衣装置，个人便装与实验室工作服分开放置。

（12）实验室的墙壁、天花板和地面应平整、清洁、不渗水、耐化学品和消毒剂的腐蚀，地面还应防滑，不得铺设地毯。

（13）实验台面应防水、耐腐蚀、耐热、坚固。

（14）应有专门的工作服、塑料手套、乳胶手套、医用口罩等供实验室人员使用。

（15）定期对科室空气进行甲醛、二甲苯等有害气体浓度检测，确保科室环境安全。

（16）医疗废物对外交接、登记制度：①依照危险废物转移联单制度填写和保存转移联单；②对医疗废物进行登记，包括医疗废物的来源、种类、重量或者数量，交接时间，最终去向及经办人签名，登记资料保存 3 年；③对交接医疗废物过程中出现的问题及时向主管领导汇报，并尽快解决。

## 二、医疗废物收集工作制度

（1）病理科应当设立固定的医疗废物暂时存放或交接地点，并配有医疗废物分类收集方法的示意图及文字说明。

（2）严格区分一般废弃物、生活垃圾（黑色塑料袋）、医用固体废弃物（黄色塑料袋）及医用锐器废弃物（防水、耐刺坚固容器），分别放置，严格管理。

（3）盛装的医疗废物达到包装袋或者容器的 3/4 时，应当使用有效的封口方式，使包装袋或者容器的封口紧实、严密。

（4）包装袋或者容器的外表面被感染性废物污染时，应当对被污染处进行消毒处理并且再增加一层包装。

（5）盛装医疗废物的每个包装袋、容器外表面应当有警示标识，在每个包装袋、容器上应当有中文标签，中文标签的内容应包括医疗废物产生单位、产生日期、类别及需要的特别说明等。

（6）医疗废物运出后，及时对暂存地点及工具容器进行清洁和消毒。

（7）禁止在非收集、非暂存地点堆放、倾倒医疗废物，禁止将医疗废物混入其他废物和生活垃圾中。

（赵栋梁　郑晓克）

# 第五节 病理科化学试剂管理制度

## 一、易燃及可燃物品

（1）主要试剂：二甲苯、乙醇、乙醚、丙酮等。

（2）减少可燃物品在实验室的存储量，防止发生火灾。

（3）以上试剂应存放于专用的储存柜内，并由专人负责管理，储存柜放于远离火源的地方。

（4）易燃物品不得与强氧化剂一同保存。

（5）易燃物品不得放入冰箱保存。

（6）应急措施：一旦发生存放可燃、易燃物品的瓶子打碎事件，应立即用清水稀释液体，开窗通风，并通知保卫部门协助做好消防工作。

## 二、腐蚀、刺激化学品

（1）主要试剂：氢氧化钠、盐酸、硫酸、甲醛、冰醋酸等。

（2）工作人员在搬运、分装或使用试剂时，做到轻拿轻放，做好防护措施，戴防护镜及乳胶手套。

（3）处理以上试剂时，实验室加强通风，工作人员穿防酸裙、胶鞋，接近水源。

（4）试剂存放在专用的储存柜内，并贴有警示标识，由专人管理。

（5）应急措施：上述试剂一旦误与皮肤接触，应立即除去遮挡皮肤的衣物，用大量清水冲洗，然后及时就医。

# 第六节 病理科试剂配制及更换管理制度

（1）更换、配制试剂必须详细登记。

（2）各种染料试剂应选用化学纯以上级别的试剂。

（3）配好的试剂应盖好保存，如需冷藏试剂，则放置于冰箱内备用。

（4）瓶签上应标明试剂名称与配制时间。

（5）各类试剂应进行定期更换，更换的时间应根据标本的多少进行量化。

（6）废弃的甲醛和二甲苯等有害试剂应由专业公司回收，不得直接排放到下水道。

# 第七节　病理科消毒隔离制度

（1）大体标本检查室、尸检室应与其他工作室隔离，便于消毒。

（2）处理标本时要求穿隔离衣，戴帽子及鞋套等，处理标本后及时洗手、沐浴，注意自身安全保护，洗手时应遵循七步洗手法。

（3）大体标本检查前应将标本分类，对有传染性标本，如结核病等标本，需要延长固定时间，避免造成污染及院内交叉感染。

（4）隔离衣定期消毒，取材器具每次使用后进行消毒。

（5）大体标本检查室、尸检室和大体标本检查台、尸检台须定期进行紫外线及消毒液消毒，避免院内交叉感染。

（6）对已发出病理诊断报告的剩余标本，报告发出 1 个月后，由专人负责按照医用垃圾处理规定进行分袋包装，由医院相关部门统一处理。

# 第八节　病理科实验室紧急情况处理规程及应急工作预案

## 一、紧急情况应急预案的实施原则

（1）在实验室发生任何紧急情况时，都要遵循“安全第一、救人第一”的原则。

（2）一旦发生意外事故，第一发现人应立即通知部门主管或安全员及医院相关部门负责人，情况紧急时可直接拨打报警电话，如火警电话等，同时报告具体事宜，包括事故发生的时间、地点、人员的伤势情况及损失情况。立即通知医院相关部门迅速组织抢救现场受伤人员，疏散现场其他人员。

（3）应做好现场的消毒、清理工作，调查事故原因，将调查报告上报医院相关部门，详细记录意外事故处理的经过。

（4）档案室若遇雷雨天气进水后，应立即报告部门主管和医院职能部门。

（5）若遇到停电，应及时与医院供电部门联系，作出相应安排（如通知手术室暂停送检冰冻切片、冰箱尽可能不打开、正在运行的仪器做好观察和记录）。

（6）节假日若有紧急情况，则由节假日排班的医技人员负责处理，必要时向部门主管或医院相关值班人员及时汇报。

## 二、紧急情况应急预案

### （一）意外刺伤、割伤和擦伤

（1）工作人员意外刺伤、割伤和擦伤，应立即脱去隔离衣，马上冲洗伤口、挤出局部血液，用碘酒或75%乙醇消毒。

（2）立即通报科室主任和安全员说明受伤的原因及可能感染的病原体，根据所感染的病原体情况采取相应的医学处理。例如，被乙型肝炎病毒等病原体污染的锐器刺伤，应注射乙肝疫苗与高效价免疫球蛋白及其他相关疫苗；被人类免疫缺陷病毒病原体污染的锐器刺伤应在2小时内服用齐多夫定等抗病毒药物。

（3）科室主任向医务科与院内感染部门报告，院内感染部门负责记录备案。

（4）将资料存档，分析事故原因，记录意外事故处理经过。

### （二）打碎或溅出传染性物质

（1）若不慎打碎污染了传染性物质的容器及包括培养物在内的感染性物质溅出，应先用纱布或纸巾盖上，再把消毒液倒在上面，至少作用30分钟，才能把覆盖物及打碎的物品清理走。

（2）玻璃碎片应用镊子夹取，不能用手直接拿；污染区域应用消毒液擦拭干净。

（3）将布、纸巾及打碎的物品放入盛污染废弃物的容器里，统一处理。

（4）上述操作应戴手套进行。

### （三）离心管碎裂

（1）当没有密闭离心桶的离心机正在运行时，离心管发生了破裂或怀疑破裂时，应关闭开关并保持离心机盖子关闭30分钟。

（2）通知生物安全员，在生物安全员的指导下进行清理。

（3）必要时可戴双层手套进行处理；处理碎片时用镊子。

（4）所有打破的管子、玻璃碎片、套管及转轴都应放在无腐蚀性的10% 84消毒液里浸泡消毒或高压处理。

（5）离心杯用消毒液进行擦拭、清水洗净，干燥后可再使用。

### （四）危险化学药品溢出

（1）向生物安全员或科室主任通报情况，同时上报医院相关部门，撤离不必要的人员。

（2）对于已经受化学物质污染的人员采取适当的医疗处理措施，较为严重的受伤者应立即送至急救室或特定的医院进行紧急的医疗处理，将其医疗资料存档。

（3）如果溢出物是易燃品和气体，应熄灭所有明火，关闭可能产生火花的电器；及时进行通风，避免吸入溢出物的挥发气体；将溢出物清理干净。

### （五）实验室火灾

为确保万一发生火灾时，在医院义务消防队伍和专业消防队伍未赶到火灾现场之前，有序地开展报警、灭火、疏散、抢救等应急处理，确定现场指挥人员，特成立由在岗医技人员组成的应急小组。

（1）现场指挥人员：病理科主任。

职责：负责火灾现场的应急指挥，待专业消防队伍到达后，立即将火场内部情况、科室在岗人员、患者及家属人数及疏散情况向消防指挥人员汇报，以便消防人员掌握火场情况，展开救援。

（2）报警组：安全管理小组人员。

职责：最先发现火情的人员，要大声呼叫及第一时间拨打院内消防报警电话和“119”报警电话。报警时，报警人员应讲清楚发生火灾的单位与部门、详细地址、燃烧物质、火势大小等，并把自己的联系电话告诉对方，以便联系。

病理科所有工作人员均要懂得如何报火警。

（3）灭火组：全体工作人员。

职责：发现起火后，灭火组成员立即就近使用消防器材、设施进行初起火灾的早期扑救。在保证人员安全的情况下，抢运或隔离易燃易爆危险物品，关闭实验室气体闸阀，因用电引起的火灾，应立即拉下发生火灾区域的漏电开关。

灭火器的使用方法：先拔下保险销→一手握紧喷管或一手托住灭火器底部→另一手压紧压把→喷嘴对准火焰根部扫射。

室内消火栓使用方法：打开消火栓箱门，拉开消防水带，水带一头接在消火栓接口→水带另一头接消防枪→打开消火栓上水阀开关进行灭火或直接拉出消防软管开闸灭火。

科室所有员工要熟知灭火器材和室内消火栓的放置位置和使用方法。

（4）疏散引导组：科室住院总医师等。

职责：负责打开所有通道和楼梯间的门，根据火灾现场情况，确定疏散路线。

依离火源“由近后远”原则逐步疏散人员。对来会诊的患者与家属，应在疏散引导组成员的带领下，有序地从疏散通道进行撤离。

安全疏散基本原则：①就近选择通道疏散，优先选择最短的直通室外安全地带的疏散通道和安全出口；②优先选择尚未被浓烟覆盖，离火区较远或无火焰封堵危险，且烟、热较弱的通道；③注意向相邻防火分区分流疏散；④切不可由于火焰烘烤，跳楼逃生。

科室所有员工要熟知本层楼安全出口位置和疏散路径，要常年保持消防通道畅通，经常举行消防演练。

### （六）实验室断电

（1）实验室主要设备均配有不间断电源，防止瞬间断电对临床工作的影响与对设备造成的损害。

（2）若发生瞬间断电，对实验室正常工作不会有影响，但在正常供电后实验室工作人员或值班人员应对冰箱等所有用电设备进行检查，若仪器设备运行正常则无须采取措施；若仪器设备出现异常情况或持续报警，应立即通知总值班与器械维修组检查维修。

（3）若实验室发生非瞬间的断电，应立即通知总值班与职能部门，查找停电原因，必要时立即启动“医院防停电突发事件应急预案”。在医院恢复正常供电之后，工作人员或值班人员应重新开启设备，检查仪器是否正常运行，必要时通知厂家维修。

（七）实验室主要仪器故障处理办法

（1）冰冻切片机：①若遇到冰冻切片机不能使用时，应及时向科室主任和医务处汇报，并通知手术室等相关科室做好相应工作安排；②若遇到冰冻快速诊断切片困难时，应向技术室主管说明情况，及时解决。

（2）组织脱水机突发故障，首先看组织块停在脱水机哪一个程序中，停了多长时间，然后采用适当的程序进行人工脱水。

（3）组织块包埋时要特别小心，尤其是小组织块，应以谨慎态度对待，如果遇到小组织块丢失，或黏液等组织溶掉等情况，应及时向技术室主管和取材医生通报并做好记录。

（4）常规 HE 染色机出现故障，先检查染色停留的位置，然后采用适当的程序进行人工染色。

（5）免疫组织化学染色机和原位杂交仪出现故障，尽可能按仪器出现错误提示进行修复。如果不能马上修复，先检查染色停留的位置，然后取出，采用适当的程序进行人工染色。

（康继辉　王连唐）

# 第六章　住院医师规范化培训

## 第一节　住院医师规范化培训概述

住院医师规范化培训是培养合格临床医生的必经途径，是加强卫生人才队伍建设、提高医疗卫生工作质量和水平的治本之策，是深化医药卫生体制改革和医学教育改革的重大举措，住院医师规范化培训有利于实现我国医师培养的标准化、规范化、同质化，有利于为全国人民群众提供安全、有效、高水平的医疗诊治和预防保健康复服务，特别是有利于全科医生规范化培养落到实处，为实行分级诊疗奠定坚实基础。因此，建立住院医师规范化培训制度，是我国深化医药卫生体制改革和医学教育改革的重大举措，是保障和改善民生的务实之举，是建立人才培养制度的重要组成部分，也是我国医学教育赶超国际先进水平、逐步实现现代化的必然途径。

住院医师规范化培训，是指临床医学类、口腔医学类、中医学类和中西医结合类等高等院校医学类专业本科及以上学历学生，在5年医学院校毕业后，以住院医师身份接受系统化及规范化的培训。住院医师规范化培训方式分别按内科、外科、全科、儿科、精神科等不同专业方向进行，全科医生系统化及规范化培养是住院医师规范化培训的重要组成部分。住院医师规范化培训方式为5年医学类专业本科教育后，进行3年住院医师规范化培训，即“5+3”模式，属于毕业后教育，在省级及以上卫生计生行政部门认定的具备良好临床医疗和教育培训条件的培训基地进行，以在临床有关科室轮转为主，培训对象在经验丰富的上级医生指导下从事临床诊疗工作，接受理论与实践紧密结合的教育培训，着重培育和提高临床医疗预防保健康复能力，达到能够独立、正确、规范地处理临床常见问题，并为今后具备处理复杂疑难问题的能力奠定基础，培训内容主要包括医德医风、临床实践技能、专业理论知识、政策法规、人际沟通交流等。完成培训并通过过程考核和结业考核者，可获得全国统一制式的《住院医师规范化培训合格证书》。

## 第二节 我国住院医师规范化培训工作推进历程

医学毕业生成长为一名合格的临床医生需要经过系统化的住院医师规范化培训等毕业后教育。目前，国际上普遍把医学教育分为院校教育、毕业后教育和终身教育（即继续教育）三个阶段，住院医师规范化培训属于毕业后教育。住院医师规范化培训萌芽于19世纪末，推行于20世纪五六十年代。住院医师规范化培训既需要对招收对象、培训模式、培训基地、培训内容和考核认证等医学教育措施做出明确规范的制度性安排，也需要明确财政、人力资源社会保障、发展改革等相关政策保障。

我国住院医师培训始于20世纪20年代初，当时北京协和医学院推行“24小时住院医师负责制和总住院医师负责制”。自80年代起，国家卫生部从部分大学附属医院开始试点住院医师规范化培训工作，后续试点范围逐步扩大，1993年国家卫生部颁发《临床住院医师规范化培训试行办法》，1995年颁发《临床住院医师规范化培训大纲》，这对于提高临床医师队伍素质、保障医疗质量及推进全国普及住院医师规范化培训起到了重要作用。但是限于以往经济社会及医学教育发展水平，一些地方的住院医师规范化培训工作不够完善，培训工作缺乏必要的人事、财政等配套政策支撑，工作推进过程中面临着不少困难和问题，主要表现为培训体系不健全，区域之间发展不平衡，培训水平和规范程度不一，城乡基层的医生大部分缺乏接受高水平住院医师规范化培训的机会。2009年《中共中央 国务院关于深化医药卫生体制改革的意见》明确提出“建立住院医师规范化培训制度”，2010年《国家中长期人才发展规划纲要（2010—2020年）》规定“开展住院医师规范化培训工作”，为推进住院医师规范化培训制度建立工作提供了有力的保障。2013年，国家卫生计生委等7部门联合印发《关于建立住院医师规范化培训制度的指导意见》（国卫科教发〔2013〕56号，详见附1），对住院医师规范化培训进行统一设计，做出基本的制度性安排。2014年8月，国家卫生计生委印发《住院医师规范化培训基地认定标准（试行）》和《住院医师规范化培训内容与标准（试行）》，标志着住院医师规范化培训作为国家制度正式全面启动，为培训基地建设和培训工作全面推进树立了建设与质量标尺，在推进住院医师规范化培训制度建设中起到至关重要的作用。

2015年起，国家卫生部门明确指示，各省（区、市）要在本辖区范围内全面实施住院医师规范化培训，提高培训能力和水平，扩大培训覆盖面，鼓励有条件的地区率先实现培训对象基本全覆盖。到2020年，在全国范围内基本建立住院医师规范化培训制度，形成较为完善的政策体系和培训体系，所有新进医疗岗位的本科及以上学历临床医生均接受住院医师规范化培训，使全国各地新一代医生的临床诊疗水平和综合能力得到切实提高与保障，造福全国亿万人民群众。

随着住院医师规范化培训制度建设的深入推进，2017 年，《国务院办公厅关于深化医教协同进一步推进医学教育改革与发展的意见》（国办发〔2017〕63 号）和《国务院办公厅关于加快医学教育创新发展的指导意见》（国办发〔2020〕34 号）对住院医师规范化培训制度的完善、人才培养质量提高提出了新的更高要求。同时，由于近几年新冠肺炎疫情带来的新挑战、疾病谱的持续更新、医学新技术的普及应用，2017—2021 年，《住院医师规范化培训基地认定标准（试行）》和《住院医师规范化培训内容与标准（试行）》中的部分内容由中国医师协会牵头组织各卫生部门进行了修改完善，最终形成了《住院医师规范化培训内容与标准（2022 年版）》和《住院医师规范化培训基地标准（2022 年版）》（医协函〔2022〕557 号）（有关病理部分分别见附 2 和附 3）。两个新标准总则明确对思政教育、"中国精英教学医院联盟" 研究的 "中国住院医师核心胜任力框架" 成果及国际先进经验、住院医师综合能力的提升、推行分层递进培训模式并对本专业的轮转安排、亚专业床位数、病种及数量等做出相应规定，完善全科专业基地工作要求，进一步严格教学组织与管理及明确要求培训基地主要负责人作为第一责任人全面负责培训基地住院医师规范化培训工作、保障住院医师合理待遇以及对基地容量及其测算方法做出统一要求等各方面做出了详细的阐述和规定，形成了较为完善的住院医师规范化培训政策体系和培训体系。

## ［附 1］关于建立住院医师规范化培训制度的指导意见

国卫科教发〔2013〕56 号

各省、自治区、直辖市卫生计生委（卫生厅局）、编办、发展改革委、教育厅（教委）、财政厅（局）、人力资源社会保障厅（局）、中医药管理局，新疆生产建设兵团卫生局、编办、发展改革委、教育局、财务局、人力资源社会保障局：

住院医师规范化培训是培养合格临床医师的必经途径，是加强卫生人才队伍建设、提高医疗卫生工作质量和水平的治本之策，是深化医药卫生体制改革和医学教育改革的重大举措。为贯彻《中共中央　国务院关于深化医药卫生体制改革的意见》（中发〔2009〕6 号）和《国家中长期人才发展规划纲要（2010—2020 年）》精神，培养和建设一支适应人民群众健康保障需要的临床医师队伍，现就建立住院医师规范化培训制度提出如下意见，请结合本地实际认真执行。

### 一、指导思想、基本原则和工作进程

（一）指导思想。深入贯彻落实科学发展观，实施 "科教兴国、人才强国" 战略，紧密结合我国经济社会发展要求，按照深化医药卫生体制改革的总体部署，立足基本国情，借鉴国际经验，遵循医学教育和医学人才成长规律，从制度建设入手，完善政策，健全体系，严格管理，建立健全住院医师规范化培训制度，全面提高我国医师队伍的综合素质和专业水平。

（二）基本原则。坚持政府主导、部门协同、行业牵头、多方参与，建立健全住院

医师规范化培训工作机制。坚持统筹规划、需求导向、稳妥推进、逐步完善，积极开展住院医师规范化培训工作。坚持统一标准、突出实践、规范管理、注重实效，切实提高医师队伍执业素质和实际诊疗能力。

（三）工作进程。到2015年，各省（区、市）全面启动住院医师规范化培训工作；到2020年，基本建立住院医师规范化培训制度，所有新进医疗岗位的本科及以上学历临床医师均接受住院医师规范化培训。

## 二、逐步建立健全住院医师规范化培训制度

（四）制度内涵。住院医师规范化培训是指医学专业毕业生在完成医学院校教育之后，以住院医师的身份在认定的培训基地接受以提高临床能力为主的系统性、规范化培训。住院医师规范化培训制度是对招收对象、培训模式、培训招收、培训基地、培训内容和考核认证等方面的政策性安排。

（五）招收对象。拟从事临床医疗工作的高等院校医学类专业（指临床医学类、口腔医学类、中医学类和中西医结合类，下同）本科及以上学历毕业生，或已从事临床医疗工作并取得执业医师资格证书，需要接受培训的人员。

（六）培训模式。“5＋3”是住院医师规范化培训的主要模式，即完成5年医学类专业本科教育的毕业生，在培训基地接受3年住院医师规范化培训。

（七）培训招收。卫生计生行政部门会同有关部门制订中长期规划和年度培训计划。培训基地依据核定规模，按照公开公平、双向选择、择优录取的原则，主要通过招收考试形式，招收符合条件的医疗卫生单位委派人员和社会人员参加培训。根据医疗保健工作需求，适当加大全科以及儿科、精神科等紧缺专业的招收规模。

（八）培训基地。培训基地是承担住院医师规范化培训的医疗卫生机构，依据培训需求和基地标准进行认定，实行动态管理，原则上设在三级甲等医院，并结合当地医疗资源实际情况，将符合条件的其他三级医院和二级甲等医院作为补充，合理规划布局。区域内培训基地可协同协作，共同承担有关培训工作。全科医生规范化培养基地除临床基地外还应当包括基层医疗卫生机构和专业公共卫生机构。

（九）培训内容。包括医德医风、政策法规、临床实践技能、专业理论知识、人际沟通交流等，重点提高临床诊疗能力。

（十）考核认证。包括过程考核和结业考核。合格者颁发统一制式的《住院医师规范化培训合格证书》。

## 三、完善保障措施

（十一）编制保障。机构编制部门在制定医疗卫生机构编制标准时，将有关机构承担的住院医师规范化培训任务作为核定编制时统筹考虑的因素。

（十二）人员管理与待遇。

培训对象是培训基地住院医师队伍的一部分，应遵守培训基地的有关管理规定，并依照规定享受相关待遇。

单位委派的培训对象，培训期间原人事（劳动）、工资关系不变，委派单位、培训基地和培训对象三方签订委托培训协议，委派单位发放的工资低于培训基地同等条件住院医师工资水平的部分由培训基地负责发放。面向社会招收的培训对象与培训基地签订培训协议，其培训期间的生活补助由培训基地负责发放，标准参照培训基地同等条件住院医师工资水平确定。具有研究生身份的培训对象执行国家研究生教育有关规定，培训基地可根据培训考核情况向其发放适当生活补贴。

临床医学专科学历毕业生参加 2 年毕业后培训（“3 + 2”），培训期间的有关人员管理和待遇参照上述原则并结合当地实际执行，培训内容及标准等另行制订。

（十三）经费保障。建立政府投入、基地自筹、社会支持的多元投入机制。政府对按规划建设设置的培训基地基础设施建设、设备购置、教学实践活动以及面向社会招收和单位委派培训对象给予必要补助，中央财政通过专项转移支付予以适当支持。各地要充分利用已支持建设的全科医生规范化培养基地的条件，在住院医师规范化培训中发挥应有的作用。

## 四、密切相关政策衔接

（十四）学位衔接。探索住院医师规范化培训与医学硕士专业学位（指临床、口腔、中医，下同）研究生教育有机衔接的办法，逐步统一住院医师规范化培训和医学硕士专业学位研究生培养的内容和方式。取得《住院医师规范化培训合格证书》并符合国家学位要求的临床医师，可授予医学硕士专业学位；符合住院医师规范化培训管理要求，按照住院医师规范化培训标准内容进行培训并考核合格的医学硕士专业学位研究生，可取得《住院医师规范化培训合格证书》。

（十五）执业注册。规范化培训前已取得《执业医师资格证书》的培训对象，应当将培训基地注册为执业地点，可不限执业范围。培训期间尚未取得《执业医师资格证书》的，可在具有执业资格的带教师资指导下进行临床诊疗工作。培训期间，可依照《执业医师法》相关规定参加国家医师资格考试，取得执业医师资格后，医师执业证书应当注明类别，可不限执业范围，但应当按照有关规定填写相应规范化培训信息。培训结束后，根据实际情况确定执业范围和地点，依法办理相应执业注册变更手续。

（十六）政策引导。在全面启动住院医师规范化培训的省（区、市），将取得《住院医师规范化培训合格证书》作为临床医学专业中级技术岗位聘用的条件之一。住院医师规范化培训合格者到基层医疗卫生机构工作，可提前 1 年参加全国卫生专业技术中级资格考试，同等条件下优先聘用。培训对象到基层实践锻炼的培训时间，可计入本人晋升中高级职称前到基层卫生单位累计服务年限。申请个体行医，在符合规定条件的前提下，卫生计生行政部门应当予以优先，并逐步将参加住院医师规范化培训合格作为必备条件。

（十七）建立培训供需匹配机制。加强部门协同，逐步建立临床医学专业毕业生数量、住院医师规范化培训基地培训容量与临床医师岗位需求量相匹配的机制。

## 五、强化组织领导

（十八）抓好组织落实。各省（区、市）要按照本指导意见，制订适合本地区情况的具体实施方案。卫生计生、编制、发展改革、教育、财政、人力资源社会保障、中医药等部门要健全工作协调机制，制订政策，发布相关实施细则，并及时研究解决贯彻实施中的有关问题，不断探索完善相关政策措施，推动本地区住院医师规范化培训工作扎实稳妥有效推进。

（十九）促进各地均衡发展。发达地区要积极支持欠发达地区开展住院医师规范化培训工作，在师资队伍建设、基地建设、培训名额等方面给予帮扶。年度招收计划要有一定比例的培训名额用于支持欠发达地区。

（二十）发挥有关行业组织作用。加强行业协会、专业学会及相关机构能力建设，在制订培训标准、开展考核认证等方面充分发挥行业组织的优势与作用。

（二十一）做好舆论宣传。通过多种形式加强宣传，增强全社会对住院医师规范化培训必要性及重要性的认识，为全面建立住院医师规范化培训制度营造良好氛围。

国家卫生计生委　中央编办
国家发展改革委　教育部
财政部　人力资源和社会保障部
国家中医药管理局

2013 年 12 月 31 日

# ［附 2］住院医师规范化培训内容与标准（2022 年版）

临床病理科培训细则

临床病理学是以诊断治疗人体疾病为目的，对人体组织材料进行病理学分析，为疾病诊治提供科学依据，也是研究疾病的发生发展及预后的重要学科。同时可以提供临床应用范围内的咨询性服务，包括解释病理诊断内涵和为进一步做出合理检查和治疗提供建议。学科范围包括：消化系统病理、呼吸系统病理、心血管系统病理、女性生殖系统病理、乳腺病理、男性生殖系统病理、泌尿系统病理、神经系统病理、皮肤病理、骨关节及软组织病理、淋巴造血系统病理、口腔病理、内分泌系统病理、分子遗传病理及细胞病理等亚专业。

## 一、培训目标

遵循总则的要求，以六大核心胜任力为导向，培养能够独立规范从事临床病理科专业常见病多发病诊断工作的临床病理科医师。

为实现上述培训目标，临床病理科住院医师规范化培训采取分年递进式进行，通过 3 年的规范化培训，使住院医师打下扎实的临床病理科临床工作基础，能够掌握正确的

临床工作方法，能够处理临床病理科日常业务，解决病理实践中遇到的一般问题，正确处理临床病理资料，培养对亚专业发展的兴趣。注重住院医师独立学习能力和处理事务能力的培养。培训结束时，住院医师能够具有良好的职业道德和人际沟通能力，具有独立从事临床病理科常见疾病诊断工作的能力。具体要求如下。

第1年：接受临床病理学相关领域及病理学技术的培训。

完成与临床病理学相关学科的轮转培训。在上级医师的全程监督与指导下，以熟悉“临床病理资料处理、病理取材规范和方法、病理诊断报告书写规范、临床病理诊断标准和思维、基本病理技术操作技能”等基本行医能力为目标实现医学生向临床医师的转变。

第2年：接受临床病理学的基础培训。

能够将第1年轮转所获得的基本能力，在上级医师的部分监督与指导下，培养“临床各系统常见疾病病理资料处理、病理取材规范和方法、病理诊断报告书写规范、临床病理诊断标准和思维”等行医能力。尽快整体适应临床病理科的临床工作，为规范行医打好扎实的基础。

第3年：接受临床病理新技术及亚专业培训。

在完成一定数量的临床病理诊断报告与取材操作技能的基础上，掌握常见病、多发病的病理诊断标准和诊断思维。能够基本承担临床病理常见多发病的病理学判断工作，具有解决部分疑难病理诊断的能力及向亚专业病理发展的能力，实现独立从事病理科常见临床问题诊断工作的培训目标。

## 二、培训方法

培训时间为36个月，其中含3个月机动。培训采取在临床病理科轮转为主，辅以在超声医学科、放射科及相关临床科室轮转的形式进行。培训过程中，避免单纯的知识灌输，而应注重综合能力培养，培训内容的难易程度按年度递增。通过参加临床病理诊断工作和各种教学活动，完成规定数量的病种和基本技能操作，学习病理诊断的专业理论知识；认真填写《住院医师规范化培训登记手册》；规范地书写病理诊断报告；低年资住院医师参与见习/实习医生的病理科临床教学工作，高年资住院医师指导低年资住院医师。

临床病理科住院医师培训按年度递进方式进行。

第1年（12个月）：采取在临床病理范围相关领域轮转的方式，科学合理安排各专业技能领域轮转，在临床病理相关的医学影像科（含放射科和超声科）轮转（2个月）。熟悉临床病理科日常工作技术流程，常规组织和细胞学制片技术、冰冻切片制片技术、常用特殊染色方法、免疫组化技术、病理资料档案管理等（2个月）。进入组织病理诊断的培训阶段，掌握各系统各类型标本的大体观察描述和取材，初步掌握临床病理资料处理、病理取材规范和方法、病理诊断报告书写规范等（8个月）。

第2年（12个月）：在临床病理科进行系统的常见病组织病理诊断（9个月）和细胞学诊断（3个月）的培训，在完成一定数量的临床病理诊断报告与取材操作技能的基础上，熟练掌握临床病理资料处理、病理取材规范和方法、病理诊断报告书写规范、临床病理诊断标准和思维。

紧密结合临床病理一线工作实践和培训内容，理论学习国内外经典教科书、结合专著和文献学习，参加各层次讲座和学术活动，达到培训目的。

第3年（12个月）：在继续加强常见病组织病理诊断（6个月）学习的基础上，进行3个月的分子病理及亚专业病理的培训；机动的3个月可由各个专业基地根据自己的亚专科特色或临床优势学科自行安排轮转。

轮转科室及时间安排，见表1。

**表1　轮转科室及时间安排**

| 轮转科室/亚专业 | 时间/月 |
| --- | --- |
| 医学影像科（含放射科和超声科） | 2 |
| 常规病理技术 | 2 |
| 常见病组织病理诊断 | 23<br>（第1年8个月，第2年9个月，第3年6个月） |
| 细胞学诊断 | 3 |
| 分子病理/亚专业病理 | 3 |
| 机动 | 3 |
| 合计 | 36 |

## 三、培训内容与要求

### （一）医学影像科（含放射科和超声科，共2个月）

**1. 轮转目的**

熟悉：人体各系统的正常影像解剖、基本病变表现；常见疾病放射影像学的诊断与鉴别诊断要点；CT及MR增强检查的原理及意义；超声正常解剖结构；彩色多普勒超声的基本原理；常见消化（肝胆胰脾）、心血管（心脏和大血管）、泌尿（肾、膀胱、前列腺）、妇科、浅表器官等常见疾病的超声诊断。

了解：X线、CT、MR及超声成像的基本原理；消化道造影检查适应证和常见疾病的诊断；ERCP及MRCP常见病变表现；超声诊断基础；二维超声、M型超声心动图、彩色多普勒血流成像（CDFI）、介入超声、腔内超声等；CT和超声引导下脏器穿刺活检术的适应证和注意事项。

**2. 基本要求**

（1）病种及例数要求，见表2。

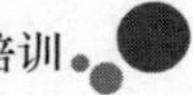

表2　病种及例数要求

| 病种 | 最低例数 | 病种 | 最低例数 |
|---|---|---|---|
| 放射科 | | | |
| 肺炎 | 10 | 肺脓肿 | 5 |
| 肺结核 | 10 | 肺肿瘤 | 10 |
| 慢性支气管炎肺气肿 | 10 | 支气管扩张 | 5 |
| 高血压性心脏病 | 5 | 肺心病 | 5 |
| 肠梗阻 | 5 | 食管癌 | 5 |
| 食管静脉曲张 | 5 | 胃、十二指肠溃疡 | 3 |
| 胃癌 | 5 | 结直肠癌 | 5 |
| 肝硬化 | 10 | 肝癌 | 10 |
| 肝血管瘤 | 10 | 胆石症 | 10 |
| 胰腺癌 | 5 | 脑血管意外 | 10 |
| 唾液腺肿瘤 | 5 | 甲状腺肿瘤 | 10 |
| 纵隔肿瘤 | 5 | 肾脏肿瘤 | 5 |
| 乳腺癌 | 10 | 淋巴瘤 | 5 |
| 骨肿瘤 | 10 | 软组织肿瘤 | 10 |
| 超声科 | | | |
| 胆结石 | 10 | 肝硬化 | 5 |
| 肝癌 | 15 | 肝血管瘤 | 10 |
| 胰腺癌 | 5 | 肾结石 | 5 |
| 肾肿瘤 | 5 | 膀胱肿瘤 | 5 |
| 乳腺肿瘤 | 10 | 卵巢肿瘤 | 10 |
| 高血压病 | 10 | 风心病二尖瓣狭窄 | 2 |

（2）基本技能要求：各系统、各种影像检查方法的选择和综合应用（10例）；常见疾病的X线、CT、MR阅片及常见疾病超声诊断（100例）。

（二）常规病理技术（2个月）

**1. 轮转目的**

熟悉：临床病理科日常工作技术流程；常规组织和细胞学制片技术；冰冻切片制片技术；常用特殊染色方法；免疫组化技术；病理资料档案管理。

**2. 基本要求**

常规病理技术要求，见表3。

**表 3 常规病理技术内容及要求**

| 项目 | 内容 | 最低要求 |
|---|---|---|
| 标本处理 | 掌握不同组织固定方法及常用固定液配制标本预处理 | — |
| 组织切片制作 | 熟悉脱水机、包埋机及切片机基本使用方法和组织包埋、切片方法<br>掌握常规 HE 染色原理及染色方法<br>了解冰冻切片基本操作技巧 | 500 个蜡块包埋及切片<br>500 张切片染色<br>10 个冰冻组织块 |
| 组织化学染色 | 了解组织化学染色原理及常用方法 | 5 种 |
| 免疫组化染色 | 掌握免疫组织化学染色原理<br>熟悉手工免疫组化染色方法<br>熟悉自动免疫组织化学仪器染色方法<br>了解免疫组化方法差异性及质量控制 | 20 种抗体、200 张切片<br>20 种抗体、200 张切片 |
| 细胞学技术 | 掌握各种细胞学标本采取及固定的方法<br>掌握普通细胞学制片技术<br>熟悉薄层细胞制片技术<br>HE 染色法、巴氏染色法、瑞氏染色法 | 200 张切片<br>200 张切片 |
| 病理档案管理 | 熟悉病理各种类型档案及管理规则 | — |

（三）常见病组织病理诊断（第 1 年 8 个月、第 2 年 9 个月、第 3 年 6 个月，共计 23 个月）

**1. 轮转目的**

掌握：各系统各类型标本的大体观察描述和取材；各系统脏器组织学、常见疾病病理组织学改变；术中冰冻会诊助手工作；常见疾病的基本组织病理学改变，进行规范的描述和初步诊断。

熟悉：尸体解剖的流程、病理生理及死亡原因分析、总结报告；常见疾病的主要辅助诊断方法、免疫标记特征及主要鉴别诊断；一线病理医师管理工作内容。

**2. 基本要求**

本阶段培训期间，住院医师每年须完成取材、初诊组织病理学诊断报告 3 000 例以上；规范进行各种类型病理标本大体观察描述和取材；协助术中冰冻会诊工作，作为助手，年完成 200 例以上；独立或辅助完成尸体解剖操作，完成 1 例以上；参加院级以上临床病理讨论或读片讨论会 10 次以上，并做发言报告 2 次以上；协助科室秘书或住院总参与科室管理和一线住院医师管理工作。

常见疾病组织病理诊断要求，见表 4。

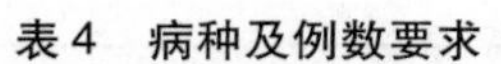

表4　病种及例数要求

| 系统 | 病种 | 最低例数 |
|---|---|---|
| 皮肤 | 皮肤病基本病理改变；已知病因的炎性皮肤疾病；常见皮肤肿瘤，如表皮肿瘤（脂溢性角化病、鳞状细胞癌、基底细胞癌）、色素痣、真皮纤维组织细胞性肿瘤 | 300 |
| 头颈 | 喉常见炎性疾病及肿瘤（如乳头状瘤、鼻咽癌、喉癌等）；涎腺常见炎性及肿瘤疾病（如多形性腺瘤、腺样囊性癌） | 300 |
| 纵隔与呼吸 | 肺肉芽肿性疾病、肺常见良性肿瘤、各类型肺癌、胸腺瘤 | 1 000 |
| 消化 | 巴雷特（Barrett）食管、食管癌；慢性胃炎、胃溃疡、常见胃息肉、胃癌前病变、胃癌；常见肠道炎性疾病、肠息肉腺瘤、肠癌；GIST、神经内分泌肿瘤、常见类型淋巴瘤；胰腺常见炎性及肿瘤性疾病、肝胆常见炎性及肿瘤性疾病 | 1 000 |
| 泌尿及男性生殖 | 肾常见肿瘤；膀胱炎性疾病、乳头状瘤、尿路上皮癌；前列腺增生、前列腺癌；睾丸常见生殖细胞肿瘤 | 800 |
| 女性生殖、乳腺 | 外阴感染性病变及鳞状上皮病变；宫颈炎、宫颈息肉、宫颈鳞状上皮内病变、宫颈癌、子宫内膜增生性病变、内膜息肉、内膜癌、内膜间质肿瘤；平滑肌肿瘤；输卵管妊娠；卵巢囊肿、内膜异位、畸胎瘤、常见卵巢上皮性、性索间质及生殖细胞肿瘤、妊娠胎盘感染、水泡状胎块等；乳腺良性及上皮增生性疾病（各种腺病、UDH）、导管内乳头状瘤、癌前病变、常见浸润性癌 | 1 000 |
| 淋巴造血 | 反应性增生、常见炎性疾病（如坏死性淋巴结炎、结核、猫抓病、皮病性淋巴结炎等）、常见类型淋巴瘤（如霍奇金淋巴瘤、弥漫大B细胞淋巴瘤、常见小B细胞淋巴瘤、常见外周T细胞淋巴瘤）；骨髓常见白血病及淋巴瘤累及、转移癌；脾功能亢进、常见淋巴瘤、血管肿瘤 | 500 |
| 骨与软组织 | 软组织常见良性及恶性肿瘤（如脂肪瘤、纤维瘤及纤维肉瘤、平滑肌瘤及平滑肌肉瘤、横纹肌肉瘤、血管神经纤维瘤、神经鞘瘤）；骨与软骨良性肿瘤（如骨样骨瘤、骨母细胞瘤、骨肉瘤、软骨瘤、软骨母细胞瘤、软骨肉瘤、骨肉瘤、骨巨细胞瘤、单纯性骨囊肿及动脉瘤样骨囊肿、纤维结构不良及非骨化性纤维瘤）；其他（如未分化多形性肉瘤、脊索瘤、未分化小圆细胞肉瘤） | 500 |
| 心脏血管 | 心肌病；血管炎；心脏常见肿瘤（如心脏黏液瘤、横纹肌瘤等） | 100 |
| 中枢神经 | 常见神经上皮肿瘤（如弥漫性星形细胞瘤、少突胶质细胞瘤及胶质母细胞瘤等）；常见颅内间叶组织源性肿瘤（如脑膜瘤、神经鞘瘤、海绵状血管瘤等） | 300 |

续表4

| 系统 | 病种 | 最低例数 |
| --- | --- | --- |
| 内分泌 | 常见甲状腺炎性疾病、结节性甲状腺肿、滤泡腺瘤、乳头状癌、滤泡癌、甲状旁腺增生、肾上腺皮髓质增生及肿瘤、垂体腺瘤、胰岛素瘤 | 500 |

**3. 较高要求**

（1）在上级医师的协助下，学习解决部分疑难病理诊断，并选择向亚专业病理发展。

（2）参加临床病例讨论会（CPC）及多学科临床病例讨论（MDT）。

（3）鼓励完成综述、个案报道或原著性论文的撰写。

（四）细胞学诊断（3个月）

**1. 轮转目的**

掌握常见妇科及非妇科疾病细胞病理学改变。

**2. 基本要求**

完成细胞学检查初筛工作2 000例，其中非妇科细胞学初诊不少于500例。

具体疾病要求，见表5。

**表5　病种及例数要求**

| 系统 | 病种或基本病变 | 最低例数 |
| --- | --- | --- |
| 妇产科细胞学 | 正常阴道及宫颈脱落细胞；TBS报告系统；感染性病变；上皮内病变细胞学；化学抗癌药物及放射治疗所引起的细胞学改变；激素水平变化内分泌细胞学改变 | 1 500 |
| 呼吸道细胞学 | 正常呼吸道上皮形态；呼吸道感染性疾病细胞学改变、癌细胞学 | 250 |
| 泌尿道细胞学 | 正常尿路上皮细胞的形态；泌尿道感染性疾病细胞学诊断；尿路上皮癌诊断；尿道引流术后尿液细胞变化 | 5 |
| 消化道细胞学 | 正常消化道细胞形态；炎性细胞变化；各种癌细胞形态学诊断 | 5 |
| 浆膜腔积液细胞学 | 正常体液中细胞的形态；转移癌及间皮增生或间皮瘤的诊断 | 120 |
| 甲状腺细胞学 | 正常甲状腺滤泡上皮细胞形态；甲状腺乳头状癌细胞学诊断 | 120 |

（五）分子病理/亚专业病理（3个月）

**1. 轮转目的**

熟悉：原位杂交和PCR等2种以上基础分子病理技术原理、操作、评估诊断；常见的肿瘤分子标志并能用于诊断和鉴别诊断。

**2. 基本要求**

（1）参与分子病理技术及应用5种以上检测项目，并辅助签发报告30例以上。

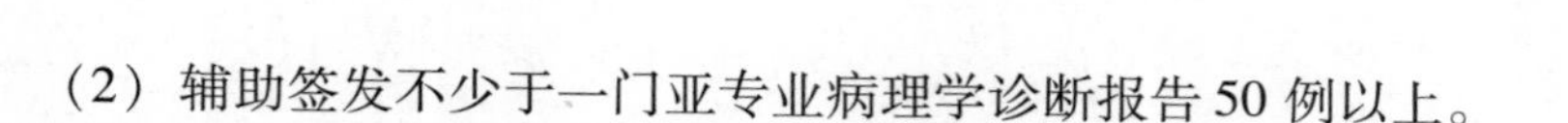

（2）辅助签发不少于一门亚专业病理学诊断报告50例以上。

（六）外语、教学与科研要求

3年培训期间，阅读专业外语书刊和教科书；阅读公开发表的专业文献并进行文献汇报5次以上。根据各专业基地的具体要求参加一定的教学工作。有条件者可参加临床科研课题组工作，培训期间至少发表中文论文或综述1篇。

## ［附3］住院医师规范化培训基地标准（2022年版）

临床病理科专业基地细则

### 一、基本条件

（一）所在医院基本条件

（1）设有病理科的三级甲等医院或三级肿瘤专科医院，肿瘤专科医院应协同1家三级甲等综合医院。

（2）医院总床位不少于1 500张。年门诊量不少于750 000人次。

（二）临床病理科专业基地基本条件

**1. 科室规模**

（1）工作场地：1 000 $m^2$ 及以上，布局合理并符合生物安全的要求。具备规范的标本取材室、标本储存室、常规技术室、组织化学室、免疫组化室、细胞病理室、分子病理室、尸体解剖室（可与上级单位及地区法医部门联合）、会诊讨论室、会议室和病理档案库等。

（2）工作量：年外检病理数量不少于20 000例；年尸体解剖不少于3例（可与上级单位及地区法医部门联合完成，包括婴儿尸检）；年手术中冰冻检查不少于1 000例；年细胞学检查不少于5 000例，其中非妇科细胞学不少于2 000例。

**2. 诊断疾病范围**

临床病理诊断报告的疾病范围应符合《住院医师规范化培训内容与标准（2022年版）——临床病理科培训细则》的要求。疾病种类和例数，见表1。

**表1　疾病种类与例数要求**

| 系统 | 病种 | 最低年完成例数 |
| --- | --- | --- |
| 皮肤* | 皮肤病基本病理改变；已知病因的炎性皮肤疾病；常见皮肤肿瘤，如表皮肿瘤（脂溢性角化病、鳞状细胞癌、基底细胞癌）、色素痣、真皮纤维组织细胞性肿瘤 | 300 |
| 头颈* | 咽喉常见炎性疾病及肿瘤（如乳头状瘤、鼻咽癌、喉癌等）；涎腺常见炎性疾病及肿瘤（如多形性腺瘤、腺样囊性癌） | 300 |

续表 1

| 系统 | 病种 | 最低年完成例数 |
| --- | --- | --- |
| 纵隔与呼吸* | 肺肉芽肿性疾病、肺常见良性肿瘤、各类型肺癌、胸腺瘤 | 1 000 |
| 消化* | Barrett 食管、食管癌；慢性胃炎、胃溃疡、常见胃息肉、胃癌前病变、胃癌；常见肠道炎性疾病、肠息肉、腺瘤、肠癌；GIST、神经内分泌肿瘤、常见类型淋巴瘤；胰腺常见炎性及肿瘤性疾病；肝胆常见炎性及肿瘤性疾病 | 1 000 |
| 泌尿及男性生殖* | 肾常见肿瘤；膀胱炎性疾病、乳头状瘤、尿路上皮癌；前列腺增生、前列腺癌；睾丸常见生殖细胞肿瘤 | 800 |
| 女性生殖、乳腺* | 外阴感染性病变及鳞状上皮病变、宫颈炎、宫颈息肉、宫颈鳞状上皮内病变、宫颈癌；子宫增生性病变、内膜息肉、内膜癌、内膜间质肿瘤；平滑肌肿瘤；输卵管妊娠；卵巢囊肿、内膜异位、畸胎瘤、常见卵巢上皮性、性索间质及生殖细胞肿瘤、妊娠胎盘感染、水泡状胎块等；乳腺良性及上皮增生性疾病（各种腺病、UDH）、导管内乳头状瘤、癌前病变、常见浸润性癌 | 1 000 |
| 淋巴造血* | 反应性增生、常见炎性疾病（如坏死性淋巴结炎、结核、猫抓病、皮病性淋巴结炎等）、常见类型淋巴瘤（如霍奇金淋巴瘤、弥漫大 B 细胞淋巴瘤、常见小 B 细胞淋巴瘤、常见外周 T 细胞淋巴瘤）；骨髓常见白血病及淋巴瘤累及、转移癌；脾功能亢进、常见淋巴瘤、血管肿瘤 | 500 |
| 骨与软组织* | 软组织常见良性及恶性肿瘤（如脂肪瘤、纤维瘤及纤维肉瘤、平滑肌瘤及平滑肌肉瘤、横纹肌肉瘤、血管瘤、神经纤维瘤、神经鞘瘤）；骨与软骨良性及恶性肿瘤（如骨样骨瘤、骨母细胞瘤、骨肉瘤、软骨瘤、软骨母细胞瘤、软骨肉瘤、骨巨细胞瘤、单纯性骨囊肿及动脉瘤样骨囊肿、纤维结构不良及非骨化性纤维瘤），其他（如未分化多形性肉瘤、脊索瘤、未分化小圆细胞肉瘤） | 500 |
| 心脏血管 | 心肌病；血管炎；心脏常见肿瘤（如心脏黏液瘤、横纹肌瘤等） | 100 |

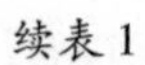

续表 1

| 系统 | 病种 | 最低年完成例数 |
|---|---|---|
| 中枢神经* | 常见神经上皮肿瘤如弥漫性星形细胞瘤、少突胶质细胞瘤及胶质母细胞瘤等；常见颅内间叶组织源性肿瘤如脑膜瘤、神经鞘瘤、海绵状血管瘤等 | 300 |
| 内分泌* | 常见甲状腺炎性疾病、结节性甲状腺肿、滤泡腺瘤、乳头状癌、滤泡癌；甲状旁腺增生；肾上腺皮髓质增生及肿瘤、垂体腺瘤、胰岛素瘤 | 500 |

注：*临床病理科专业基地必须具备的病种及数量。

**3. 专业技术与设备**

具备与基本工作量相适应的标本取材/储存相关设备；现代化常规制片技术仪器设备；开展组织化学染色 6 项及以上；自动免疫组织化学设备，开展免疫组织化学染色项目 80 种及以上；原位杂交或 PCR 等分子病理检测技术设备，实施的检测项目 5 种及以上；具备相应人数诊断用显微镜和会诊多头显微镜；具备病理资料信息化管理系统。

**4. 相关科室或实验室**

超声医学科、放射科为临床病理科专业基地必备科室，条件应满足《住院医师规范化培训基地标准（2022 年版）——放射科和超声医学科专业基地细则》的要求。

## 二、师资要求

### （一）人员配备

（1）专业基地应至少配备专业基地负责人、教学主任和教学秘书各 1 名，并制订相应的岗位职责。

（2）每名指导医师同时带教培训对象不超过 2 名。

（3）本专业基地确保在职指导医师 7 名及以上。

（4）专业基地师资构成中副主任医师（或副教授）及以上职务人员达 30%。

（5）具有高级专业技术职务师资 2 名及以上，并具有不同的临床病理亚专业研究方向。

### （二）指导医师条件

（1）具有临床医学本科及以上学历，主治医师（或讲师）专业技术职务 3 年及以上，且从事临床病理专业临床及教学工作 5 年及以上。

（2）能指导住院医师“三基”训练，培养住院医师的临床思维、常用临床技能、专业外语、科研意识、人际沟通等综合能力。

（3）主任医师（或教授）和副主任医师（或副教授）应有自己的亚专业研究特长，所有指导医师必须参加院级师资培训并获得培训合格证书。

### （三）专业基地负责人条件

具有临床医学本科及以上学历，主任医师（或教授）专业技术职务，有病理学亚专业研究方向。从事临床病理专业医疗和教学工作 15 年以上，有自己的专业特长和研究方向。在本地区或全国病理学相关学会或协会担任委员及以上学术职务。

## 三、教学要求

### （一）教学活动

专业基地应按要求积极开展各类教学活动。在教学活动中，体现分年度递进的培训理念。鼓励结合本专业基地实际情况开展有特色的教学活动。

（1）临床小讲课：根据《住院医师规范化培训内容与标准（2022 年版）——临床病理科培训细则》规定病种的要求，分年度设计培训课程。每周至少 1 次。

（2）教学阅片：根据《住院医师规范化培训内容与标准（2022 年版）——临床病理科培训细则》规定病种的要求，选取临床工作中常见病、多发病的典型病例开展教学阅片。阅片前认真准备、阅片过程中充分互动、阅片结束及时点评反馈，同时注意针对不同的培训对象设置不同的问题，充分体现分层递进的教学理念。每两周至少 1 次。

（3）教学病例讨论：根据《住院医师规范化培训内容与标准（2022 年版）——临床病理科培训细则》规定病种的要求，以选取常见病、多发病为主，可以适当选取疑难病例或少见病例进行讨论。每两周至少 1 次。

### （二）考核评价

专业基地及轮转科室应制订过程考核的原则、方案和计划，依据基地的实际情况对住院医师进行日常评价、出科考核、年度业务水平测试，可使用各种评价工具进行评价并适时反馈，持续改进，切实提高住院医师的核心胜任力。

（1）日常考核：主要包括工作日出勤率、疑难病例阅片、病理诊断报告书写数量和质量、病理科技能操作完成情况及参与各类教学活动等。

（2）出科考核：可按轮转科室分别制订考核方案。主要包括理论测试、临床能力（病理诊断阅片）、技能操作考试等，可以基于亚专业组轮转计划进行考核。

（3）年度考核：可按年度专业考核成绩及日常考核综合评价。主要包括理论测试、临床能力（组织学诊断）和技能操作考试等。临床操作技能考试主要包括各系统规范化取材及基本病理学技术。

## 四、培训容量测算参考方法

### （一）基本容量测算

临床病理专业基地培训容量按照以下两种测算方法，取其中最小值。

**1. 按工作量测算**

公式：科室上年度病理组织学诊断总例数 ÷3 000 = 专业基地容量

说明：“3 000”是指本细则中规定每位住院医师每年须完成取材、预诊组织病理学诊断报告最低例数。病理组织学诊断是医院病理科工作最有代表性的基本内容。根据我国情况，条件满足《住院医师规范化培训内容与标准（2022 年版）——临床病理科培训细则》的病种要求，且年组织学诊断病例种数 20 000 例以上的临床病理科，可提供住院医师多器官系统、多样化标本培训。

**2. 按指导医师总数测算**

公式：专业基地内符合条件的指导医师总数 ×2 = 专业基地容量

说明："2"是指本细则规定"每名指导医师同时带教培训对象不超过 2 名"。

### （二）最小培训容量

为确保培训效果和质量，临床病理科专业基地容量连续 3 年应不少于 10 名。

# 展　　望

病理学是临床医学中不可或缺的一门学科，随着临床医学对病理学科人才的迫切需求，病理学科的建设与规范化质量管理已引起了国家的重视。

随着医学的迅速发展，病理学诊断的模式也更加趋向规范化及精准化，如疾病诊断标准的确立与应用，与诊疗、预后相关的疾病亚型，诊断分子标记的确立、选择和应用等。只有建设与发展临床病理科亚专科，才能不断适应临床亚专科的精细化及临床治疗的精准化。

病理学正逐渐向精准医学与数字病理转变，未来的病理科将迎来大数据与人工智能时代，如远程医疗、远程会诊及远程诊断、人工智能自动图像分析、人工智能质量控制及辅助诊断效率提升等，但是，也将迎来不少挑战，如最近出现的一款机器人程序ChatGPT，其不仅成了文字工作中的“枪手”，还通过了美国执业医师资格考试。不过，目前人工智能在病理学诊断中仍然处于早期阶段，它仍然需要病理医生来评估和确认诊断结果，医生的专业知识和经验是无法替代的，因此，人工智能并不能完全取代病理医生。展望未来，病理学发展机遇与挑战并存，病理学科的建设还有很长的路需要走。

# 附　件

## 附件1　病理科建设与管理指南（试行）

### 第一章　总则

**第一条**　为指导和加强医疗机构病理科的规范化建设和管理，促进病理学科的发展，提高病理诊断水平，保证医疗质量和医疗安全，根据《中华人民共和国执业医师法》和《医疗机构管理条例》等有关法律、法规，制定本指南。

**第二条**　设置病理科的医疗机构参照本指南建设和管理。

**第三条**　医疗机构病理科是疾病诊断的重要科室，负责对取自人体的各种器官、组织、细胞、体液及分泌物等标本，通过大体和显微镜观察，运用免疫组织化学、分子生物学、特殊染色以及电子显微镜等技术进行分析，结合病人的临床资料，做出疾病的病理诊断。具备条件的病理科还应开展尸体病理检查。

**第四条**　因诊断需要取自人体的组织应按病理送检项目要求，及时完整送病理科检查。

**第五条**　医疗机构内的病理科应当集中设置，统一管理。

**第六条**　各级卫生行政部门应当加强指导和监督，医疗机构应加强病理科的规范化建设和管理，保证病理科按照安全、准确、及时、经济、便民和保护患者隐私的原则，开展病理诊断工作。

### 第二章　执业条件

**第七条**　病理科应当具备与其功能和任务相适应的场所、设施、设备和人员等条件。

**第八条**　二级综合医院病理科至少应当设置标本检查室、常规技术室、病理诊断室、细胞学制片室和病理档案室；三级综合医院病理科还应当设置接诊工作室、标本存放室、快速冰冻切片病理检查与诊断室、免疫组织化学室和分子病理检测室等。其他医疗机构病理科应当具有与其病理诊断项目相适应的场所、设施等条件。

**第九条**　病理科的人员配备和岗位设置应满足完整病理诊断流程及支持保障的需

要。其中医师按照每百张病床1～2人配备，承担教学和科研任务的医疗机构应适当增加。病理科技术人员和辅助人员按照与医生1∶1的比例配备。

**第十条** 病理科专业技术人员应当具有相应的专业学历，并取得相应专业技术职务任职资格。

出具病理诊断报告的医师应当具有临床执业医师资格并具备初级以上病理学专业技术职务任职资格，经过病理诊断专业知识培训或专科进修学习1～3年。快速病理诊断医师应当具有中级以上病理学专业技术任职资格，并有5年以上病理阅片诊断经历。

病理技师只能负责病理技术工作，不得出具病理诊断报告。

**第十一条** 病理科负责人应当具有医学专科以上学历和病理学中级以上专业技术职务任职资格，长期从事临床病理诊断工作；三级医院病理科负责人应当具有副高以上病理学专业技术职务任职资格。

## 第三章 质量控制

**第十二条** 病理科应当建立健全各项规章制度、岗位职责和相关技术规范、操作规程，并严格遵守执行，保证病理诊断质量。

**第十三条** 病理科应当加强质量控制和管理，认真开展室内质量控制，指定专（兼）职人员负责病理诊断质量管理。按规定参加室间质评。

医疗机构应当加强对病理科的质量控制与管理，医疗、护理、医院感染等管理部门应履行日常管理职能。

**第十四条** 病理科应当按照规定的检查项目和技术方法开展病理诊断，不得开展已停止或规定范围外的检查项目和技术方法。新开展的检查项目和技术方法需按规定报卫生行政部门批准。

**第十五条** 病理科应当加强对病理诊断报告的管理，有效保护患者隐私，并负责对出具的病理诊断报告提供解释说明。

**第十六条** 病理诊断报告应当包括以下内容：

（一）病理号，送检标本的科室名称，患者姓名、性别、年龄、标本取材部位，门诊病历号和（或）住院病历号。

（二）大体描述、镜下描述（选择性）和病理诊断。

（三）其他需要报告或建议的内容。

（四）报告医师签名、报告时间。

**第十七条** 病理诊断报告正副本应当使用中文或者国际通用的规范术语，其保存期限按照病历管理有关规定执行。

**第十八条** 病理科应当加强对病理档案的保存和管理，其中病理切片、蜡块和阳性涂片保存期限为15年，阴性涂片保存期限为1年，组织标本保存期限为报告发出后2周。

**第十九条** 医疗机构应当按照病历管理和会诊管理的相关规定，建立完善的病理切片、涂片等资料的借阅和会诊制度。

**第二十条** 病理科使用的仪器、试剂和耗材应当符合国家有关规定，对需要校准的仪器设备和对病理诊断结果有影响的辅助设备应当进行定期校准。

**第二十一条** 病理科应当对开展的各种技术或检测项目进行室内质量控制，出现质量失控现象时应当及时查找原因，采取纠正措施，并详细记录。

**第二十二条** 病理科应当制定病理诊断差错的识别、报告、调查和处理的程序，及时发现差错，分析产生的原因，防止再次发生。

**第二十三条** 病理科应当建立质量管理记录，包括标本接收、储存、处理、病理诊断、报告发放以及试剂、耗材、仪器使用和校准，室内质量控制、室间质评结果等内容。质量管理记录保存期限至少为 2 年。

## 第四章 安全管理

**第二十四条** 病理科应当严格执行《中华人民共和国消防法》、《中华人民共和国职业病防治法》、《危险化学品安全管理条例》、《使用有毒物品作业场所劳动保护条例》、《病原微生物实验室生物安全管理条例》、《实验室生物安全通用要求》和《微生物和生物医学实验室生物安全通用准则》等规定，做好危险化学品和生物安全管理。

**第二十五条** 病理科应当对工作人员进行上岗前的安全教育，并定期进行危险化学品、生物安全防护知识培训。

**第二十六条** 病理科应当按照生物防护级别配备必要的安全设备和个人防护用品，保证工作人员能够正确使用。

**第二十七条** 病理科的建筑设计应当符合有关标准，并与其危险化学品、生物安全防护级别相适应。

**第二十八条** 病理科应当按照卫生部有关规定做好和加强有害样品损害的预防与控制工作。

**第二十九条** 病理科应当按照《医疗废物管理条例》和《医疗卫生机构医疗废物管理办法》相关规定妥善处理医疗废物，并按照规定处理有害化学液体。

**第三十条** 病理科应当制定生物安全事故和危险品、危险设施等意外事故的预防措施和应急预案。

## 第五章 监督管理

**第三十一条** 卫生行政部门可以设置临床病理质量控制中心或者其他有关组织对辖区内医疗机构病理科的质量和安全管理进行质量评估与检查指导。

**第三十二条** 医疗机构应当对卫生行政部门及其委托的病理质量控制中心或者其他组织开展的检查和指导予以配合，不得拒绝和阻挠，不得提供虚假材料。

## 第六章 附则

**第三十三条** 本指南由卫生部负责解释。

**第三十四条** 本指南自发布之日起执行。

# 附件2　三级医院评审标准（2020年版）广东省实施细则（节选）

## 第三部分　现 场 检 查

### 第二章　临床服务质量与安全管理（病理部分）

| 八、检查检验质量保障与持续改进（检验、病理、影像） | | |
|---|---|---|
| （114）临床检验部门、病理部门、医学影像部门设置布局、设备设施分别符合相应规范标准，服务满足临床需要。临床检验和医学影像提供24小时急诊诊断服务 | | |
| （114.1）<br>临床检验部门设置布局、设备设施分别符合相应规范标准，临床检验项目满足临床需要，提供24小时急诊检验服务 | （114.1.1） | 全院临床实验室集中设置，统一管理，资源共享，布局、设备设施分别符合相关规定 |
| | （114.1.2） | 开展的检验项目满足临床基本需要；根据临床各学科诊治病种需求，及时增加新项目。具备新冠病毒、流感病毒、登革病毒、肠道病毒、轮状病毒等常见病原体的实验室检测能力 |
| | （114.1.3） | 能提供24小时急诊检验服务，具体检验项目有明确规定，急诊临检项目报告时间小于等于30分钟、急诊生化和免疫项目报告时间小于等于2小时，并执行 |
| | （114.1.4） | 对委托其他机构所开展的检验项目，应签署委托服务协议，并有质量保证条款 |
| | （114.1.5） | 科室有自查，对存在问题有分析、整改 |
| | （114.1.6） | 主管部门定期督导检查、分析、反馈，并检查科室整改落实情况 |
| | （114.1.7） | 至少每半年一次向临床征求对项目设置合理化的意见，确保检验项目满足临床需要 |
| （114.2）<br>检验项目、设备、试剂与校准品管理符合现行法律法规及卫生行政部门标准的要求 | （114.2.1） | 检验项目符合准入范围，检验仪器、试剂及校准品符合国家标准和准入范围的相关资料，并有批准文号，有相关管理制度 |
| | （114.2.2） | 对各项技术参数，包括准确度、精密度、灵敏度、线性范围、干扰及参考范围有规定 |
| | （114.2.3） | 检验设备、试剂医院统一采购，渠道合法；试剂与校准品有专人管理，有岗位职责及使用登记 |
| | （114.2.4） | 对相关法律法规、规章制度、岗位职责有培训并落实 |
| | （114.2.5） | 科室对项目和仪器、试剂与校准品管理有自查，对存在问题有分析、整改 |
| | （114.2.6） | 主管部门对检验项目、设备、试剂及校准品管理使用情况有监管，定期分析、反馈，并检查科室整改落实情况 |
| | （114.2.7） | 有数据或案例体现改进效果或形成新制度、规范、流程、举措等 |

续表

| 八、检查检验质量保障与持续改进（检验、病理、影像） | | |
|---|---|---|
| (114.3)<br>病理部门设置布局、设备设施分别符合相应规范标准 | (114.3.1) | 病理部门设置满足医院功能任务需要，临床病理统一管理 |
| | (114.3.2) | 病理部门布局合理，符合生物安全的要求。污染区、半污染区和清洁区划分明确，有缓冲区，有严格的消毒及核查制度 |
| | (114.3.3) | 专业技术设备、设施符合管理要求，有定期维护、校准记录 |
| | (114.3.4) | 所用试剂及耗材管理规范，符合国家有关规定 |
| | (114.3.5) | 科室有定期自查、总结分析与整改 |
| | (114.3.6) | 主管部门定期督导检查、分析、反馈，并检查科室整改落实情况 |
| | (114.3.7) | 医院有数据或案例体现改进效果 |
| (114.4)<br>规范病理学诊断项目对外委托服务管理，保障病理质量，满足临床需要 | (114.4.1) | 根据医院的资源情况，病理学诊断服务项目可与有资质的医疗机构或经省市卫生行政部门审批通过医学检测机构签订对外委托服务协议，并有明确的服务形式与质量保障条款 |
| | (114.4.2) | 对外委托服务协议中，有对危急值报告以及各类报告的时限与诊断质量等有明确的管理要求 |
| | (114.4.3) | 被委托的检测机构需通过信息化平台、远程会诊等形式，定期与医院病理医生、临床医生开展联合病例讨论，不断提升技术水平，保证病理诊断质量 |
| | (114.4.4) | 医院有指定部门和专人负责标本收集、报告接收与发放、质量监管与评价等跟踪服务，发现问题及时向被委托的检测机构反馈 |
| | (114.4.5) | 被委托检测机构有定期开展检测项目质量的自查、总结分析，对存在问题有整改 |
| | (114.4.6) | 主管部门对对外委托服务项目工作有监管，有检查整改落实情况 |
| | (114.4.7) | 有数据体现对外委托服务项目质量持续提高 |
| (114.5)<br>医学影像部门设置布局、设备设施分别符合相应规范标准，服务满足临床需要，提供24小时急诊诊断服务 | (114.5.1) | 医学影像服务与医疗机构执业诊疗科目许可登记项目相符合，执业文件齐全并在有效期内 |
| | (114.5.2) | X线摄影、超声检查、CT提供24小时×7天的急诊（包括床边急诊）检查服务 |
| | (114.5.3) | 有明确的服务项目、报告时限的规定并公示，相关人员知晓并遵循执行 |
| | (114.5.4) | 科室有定期自查、总结分析与整改 |
| | (114.5.5) | 主管部门定期督导检查、分析、反馈，并检查科室整改落实情况 |
| | (114.5.6) | 医院有数据或案例体现改进效果 |

续表

<table>
<tr><td colspan="3">八、检查检验质量保障与持续改进（检验、病理、影像）</td></tr>
<tr><td colspan="3">（115）从事临床检验、病理和医学影像诊断工作和技术工作的人员资质应该按照有关规定取得相应专业技术职务任职资格</td></tr>
<tr><td rowspan="6">（115.1）<br>有明确的临床检验专业技术人员资质要求</td><td>（115.1.1）</td><td>临床检验工作的专业技术人员应当具有相应的专业学历，并取得相应专业技术职务任职资格。科室负责人具备检验专业副高及以上技术职称</td></tr>
<tr><td>（115.1.2）</td><td>有相应人员管理制度并落实，包括：上岗、轮岗、定期培训及考核，对通过考核的人员予以适当授权</td></tr>
<tr><td>（115.1.3）</td><td>分子生物学、特殊岗位（HIV 初筛实验室、产前筛查及诊断、新生儿疾病筛查等）检验人员经培训考核后持卫生行政管理部门核发的上岗证方可独立工作</td></tr>
<tr><td>（115.1.4）</td><td>科室对临床检验专业技术人员资质管理有自查，对存在问题有分析、整改</td></tr>
<tr><td>（115.1.5）</td><td>主管部门定期督导检查、分析、反馈，并检查科室整改落实情况</td></tr>
<tr><td>（115.1.6）</td><td>培训及考核记录完整，有授权人员的定期评价，工作人员无超权限范围操作</td></tr>
<tr><td rowspan="6">（115.2）<br>从事病理诊断和技术工作人员资质符合专业技术职务任职资格</td><td>（115.2.1）</td><td>病理部门人员配置合理，满足工作需要。科主任具有副高级病理学专业技术职务任职资格</td></tr>
<tr><td>（115.2.2）</td><td>病理部门（对外委托检测机构）出具病理诊断报告的医师具有临床执业医师资格并具备初级以上病理学专业技术职务任职资格，经过病理诊断专业知识培训或专科进修学习 1～3 年</td></tr>
<tr><td>（115.2.3）</td><td>病理部门（对外委托检测机构）出具快速病理诊断报告的医师具有中级以上病理学专业技术任职资格，并有 6 年以上病理阅片诊断经历</td></tr>
<tr><td>（115.2.4）</td><td>病理部门（对外委托检测机构）由具备病理专业资质的技术人员制作各种病理切片和各种分子检测</td></tr>
<tr><td>（115.2.5）</td><td>主管部门定期督导检查病理部门（对外委托检测机构），发现问题及时反馈，并检查病理部门（对外委托检测机构）整改落实情况</td></tr>
<tr><td>（115.2.6）</td><td>医院有数据或案例体现改进效果</td></tr>
<tr><td rowspan="5">（115.3）<br>从事医学影像诊断和技术工作人员资质符合相应专业技术职务任职资格</td><td>（115.3.1）</td><td>医生、技术人员和护士配备符合相关规范，满足工作需要</td></tr>
<tr><td>（115.3.2）</td><td>各级各类人员具有相应资质及执业资格。科主任具备副主任医师及以上专业技术任职资格</td></tr>
<tr><td>（115.3.3）</td><td>根据医院功能任务与设备的种类设若干专业组，各专业组设置合理，人员梯队结构合理，符合学科发展和临床服务需求</td></tr>
<tr><td>（115.3.4）</td><td>主管部门定期督导检查、分析、反馈，并检查科室整改落实情况</td></tr>
<tr><td>（115.3.5）</td><td>医院有数据或案例体现改进效果</td></tr>
</table>

续表

| 八、检查检验质量保障与持续改进（检验、病理、影像） | | |
|---|---|---|
| （116）有临床检验、病理实验室和医学影像诊疗场所管理制度、安全程序、标准操作流程和技术操作规范，遵照实施并准确记录 | | |
| （116.1）<br>建立临床检验管理制度、安全程序、标准操作流程和技术操作规范，遵照实施并准确记录 | （116.1.1） | 建立临床检验科各个场所、不同岗位的管理制度、安全程序、标准操作流程和技术操作规范，科主任为科室质量与安全第一责任人，各实验室设置安全员，定期培训全体人员，知晓各项制度、规范并落实 |
| | （116.1.2） | 实验室生物安全分区合理、标识明确，合理安排工作流程以避免交叉污染。分子生物学实验室需安装相关门禁识别装置。结核检测实验室至少应达到P2实验室标准 |
| | （116.1.3） | 微生物实验室有专人负责菌（毒）种管理。有微生物菌种、毒株检测样品收集、取用的过程记录。有相应的应急预案 |
| | （116.1.4） | 实验室配置充足的安全防护设施，包括洗眼器、冲淋装置及其他急救设施等，并处于正常工作状态；实验室出口处设有手部消毒设施；对生物安全、易燃易爆危险化学品等有警示标识 |
| | （116.1.5） | 有检验标本采集运输指南、标本交接规范与流程；标本处理和保存由专人负责，有标本接收、拒收和废弃的记录，对标本进行全程跟踪 |
| | （116.1.6） | 科室有自查，对存在问题有分析、整改 |
| | （116.1.7） | 主管部门定期督导检查、分析、反馈，并检查科室整改落实情况 |
| | （116.1.8） | 有数据或案例体现改进效果或形成新制度、规范、流程、举措等 |
| （116.2）<br>有病理实验室诊疗场所管理制度、安全程序、标准操作流程和技术操作规范，遵照实施并准确记录 | （116.2.1） | 病理部门（对外委托检测机构）有病理实验室相关管理制度、安全程序、标准操作流程、诊断和技术操作规范及质量管理标准；有仪器、试剂的质量控制管理制度和完整的记录 |
| | （116.2.2） | 病理部门（对外委托检测机构）有病理标本采集、固定、送达及交接相关制度与程序，有保证特殊染色、免疫组织化学染色操作规范与准确的制度与程序 |
| | （116.2.3） | 病理部门有完善的易燃品、剧毒化学品的登记和管理规范 |
| | （116.2.4） | 有上述制度、规范、程序与流程的培训，相关人员知晓基本要求并落实 |
| | （116.2.5） | 病理部门有定期自查、总结分析与整改 |
| | （116.2.6） | 主管部门定期督导检查病理部门（对外委托检测机构），发现问题及时反馈，并检查病理部门（对外委托检测机构）整改落实情况 |
| | （116.2.7） | 医院有数据或案例体现改进效果 |

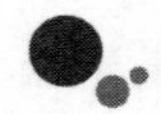


续表

| 八、检查检验质量保障与持续改进（检验、病理、影像） | | |
| --- | --- | --- |
| （116.3）<br>医学影像部门建立健全各项规章制度和技术操作规范，场所配备紧急抢救用的药品器械，相关人员具备紧急抢救能力 | （116.3.1） | 有影像质量控制相关的规章制度、岗位职责、技术规范、操作常规 |
| | （116.3.2） | 有放射安全管理相关制度及医学影像设备、场所定期检测制度 |
| | （116.3.3） | 工作场所配备紧急抢救药品器材，相关人员经过急救培训，具备紧急抢救能力 |
| | （116.3.4） | 科室有定期自查、总结分析与整改 |
| | （116.3.5） | 主管部门定期督导检查、分析、反馈，并检查科室整改落实情况 |
| | （116.3.6） | 医院有数据或案例体现改进效果 |
| | （116.3.7） | 医学影像部门有发热患者专用机房应急管理制度，包括检查区域划分、发热患者专用检查路径、发热专用设备操作及消毒规范等 |
| （117）临床检验、病理和医学影像报告及时、准确、规范，并严格执行审核制度。建立临床沟通机制，提供便捷、及时的检查检验信息服务 | | |
| （117.1）<br>检验报告管理制度落实，格式规范、统一检验，并严格执行检验报告双签字制度，保证每一项检验结果的准确性 | （117.1.1） | 有检验报告管理制度、标准与流程，实行检验报告双签名制度和复检制度，检验科全体人员熟知并落实 |
| | （117.1.2） | 有检验报告书写规范，格式统一、符合要求，包含中文或中英文对照的检测项目名称、患者信息、标本类型、样本采集时间、结果报告时间等；检验报告采用国际单位或权威学术机构推荐单位，并提供参考范围 |
| | （117.1.3） | 有检验报告审核者资质、技术水平和业务能力标准并落实；审核检验报告时，识别并保留分析前不合格标本和复检标本的相关记录，重点识别标本分析前阶段由于标本不规范所带来的结果错误 |
| | （117.1.4） | 科室有自查，对存在问题有分析、整改 |
| | （117.1.5） | 主管部门定期督导检查、分析、反馈，并检查科室整改落实情况 |
| | （117.1.6） | 有数据或案例体现改进效果或形成新制度、规范、流程、举措等 |
| （117.2）<br>检验结果报告时间满足临床诊疗需求，与临床建立有效的沟通方式。实验室信息管理完善 | （117.2.1） | 有常规检测项目报告时限（TAT）要求，临检常规项目不超过30分钟出报告；生化、免疫常规项目不超过1个工作日出报告；微生物常规项目不超过4个工作日出报告 |
| | （117.2.2） | 有“特殊检验项目”清单，报告时限原则上不超过1周；提供预约检测 |

续表

| 八、检查检验质量保障与持续改进（检验、病理、影像） | | |
|---|---|---|
| | （117.2.3） | 实验室与临床科室有多种形式和途径的沟通，满足临床科室对检验项目的咨询，并对新开展项目有宣传途径，解答临床对结果的疑问 |
| | （117.2.4） | 建立实验室信息管理系统，与医院信息系统联网；实验室信息管理系统贯穿于检验全程管理；提供自助取化验报告单系统。实验室数据至少保留2年以上在线查询资料 |
| | （117.2.5） | 科室有自查，对存在问题有分析、整改 |
| | （117.2.6） | 主管部门定期督导检查、分析、反馈，并检查科室整改落实情况 |
| | （117.2.7） | 有数据或案例体现改进效果或形成新制度、规范、流程、举措等 |
| （117.3）<br>病理报告及时、准确、规范，并严格执行审核制度 | （117.3.1） | 病理部门（对外委托检测机构）有规范病理诊断的管理制度、诊断报告审核流程及时限要求；有保证术中快速病理（含快速石蜡）诊断规范与准确的制度 |
| | （117.3.2） | 病理部门（对外委托检测机构）有疑难病例讨论、上级医师会诊及院际会诊管理制度。有明确的疑难病例讨论范围 |
| | （117.3.3） | 病理部门（对外委托检测机构）有病理诊断报告补充或更改或迟发的管理制度与程序 |
| | （117.3.4） | 有上述制度与程序的培训，相关人员知晓基本要求并落实 |
| | （117.3.5） | 科室有定期自查、总结分析与整改 |
| | （117.3.6） | 主管部门定期督导检查病理部门（对外委托检测机构），发现问题及时反馈，并检查病理部门（对外委托检测机构）整改落实情况 |
| | （117.3.7） | 医院有数据或案例体现改进效果 |
| （117.4）<br>有病理医师与临床医师沟通的相关制度，提供便捷、及时的检查检验信息服务 | （117.4.1） | 病理部门（对外委托检测机构）有病理医师与临床医师沟通的相关制度。有重点病例随访与反馈相关制度 |
| | （117.4.2） | 病理部门（对外委托检测机构）每季度至少召开一次临床病理联合病例讨论会 |
| | （117.4.3） | 病理部门（对外委托检测机构）与临床科室有多种形式和途径的沟通，满足临床科室对病理项目的咨询，对新开展项目有宣传途径，解答临床对结果的疑问 |
| | （117.4.4） | 病理部门有定期自查、总结分析与整改 |
| | （117.4.5） | 主管部门定期督导检查病理部门（对外委托检测机构），发现问题及时反馈，并检查病理部门（对外委托检测机构）整改落实情况 |
| | （117.4.6） | 医院有数据或案例体现改进效果 |

续表

| 八、检查检验质量保障与持续改进（检验、病理、影像） | | |
|---|---|---|
| (117.5)<br>医学影像诊断报告及时、规范，严格执行审核制度 | (117.5.1) | 有诊断报告书写规范、审核制度与流程，对报告医师资质、时限有明确的管理要求 |
| | (117.5.2) | 有影像疑难病例讨论、随访与反馈制度。有明确的疑难病例讨论范围 |
| | (117.5.3) | 有建立与临床病例讨论机制；定期召开由科主任或副主任医师以上人员主持的疑难病例讨论与读片会 |
| | (117.5.4) | 有上述制度与流程的培训，相关人员知晓基本要求并落实 |
| | (117.5.5) | 科室有定期自查、总结分析与整改 |
| | (117.5.6) | 主管部门定期督导检查、分析、反馈，并检查科室整改落实情况 |
| | (117.5.7) | 医院有数据或案例体现改进效果 |
| (118) 落实全面质量管理与改进制度，开展室内质量控制和室间质量评价。相关检查检验设备（含床旁检查检验设备）按照要求定期检测 | | |
| (118.1)<br>常规开展室内质量控制，室间质评或能力验证计划，保证检测系统的完整性和有效性 | (118.1.1) | 实验室全部检测项目及不同标本类型均有室内质量控制管理制度；每检测批次至少保证有1次室内质量控制结果，并有负责人签字 |
| | (118.1.2) | 用质量控制鉴别病毒鉴定试验中的错误检验结果，病毒鉴定的实验室须保留相关记录 |
| | (118.1.3) | 按要求参加省级或国家级室间质量评价，室间质评或能力验证应覆盖实验室内检测项目及不同标本类型；有无法参加评价计划项目的目录或清单，并有替代评估方案 |
| | (118.1.4) | 有专人负责仪器设备保养、维护与管理。对需要校准的检验仪器、检验项目和对临床检验结果有影响的辅助设备定期进行校准 |
| | (118.1.5) | 科室有自查，对存在问题有分析、整改 |
| | (118.1.6) | 主管部门定期督导检查、分析、反馈，并检查科室整改落实情况 |
| | (118.1.7) | 有数据或案例体现改进效果或形成新制度、规范、流程、举措等 |
| (118.2)<br>所有现场快速检测（POCT）项目统一管理，均应开展室内质量控制，并参加室间质评 | (118.2.1) | 建立POCT项目统一管理制度，有指定部门负责POCT管理，有院内POCT项目清单 |
| | (118.2.2) | 有床旁检测授权、再授权制度并落实 |
| | (118.2.3) | 检验科按规定对POCT项目进行质量控制监管 |
| | (118.2.4) | 所有POCT设备按要求进行室内质量控制，通过参加室间质评或进行仪器间比对或进行方法学比对的方式确保检验结果的可接受性，结果有工作记录 |

续表

| 八、检查检验质量保障与持续改进（检验、病理、影像） | | |
|---|---|---|
| | （118.2.5） | 科室有自查，对存在问题有分析、整改 |
| | （118.2.6） | 主管部门有监管，定期分析、反馈，并检查整改落实情况 |
| | （118.2.7） | 有数据或案例体现改进效果或形成新制度、规范、流程、举措等 |
| （118.3）<br>病理部门（对外委托检测机构）参加行业内组织的各种实验室质量控制活动 | （118.3.1） | 病理部门（对外委托检测机构）有病理实验室室内质量控制和室间质量评价的管理制度 |
| | （118.3.2） | 病理部门（对外委托检测机构）有参加行业内组织的各种实验室质量控制活动，有参加质量控制活动项目的目录/清单 |
| | （118.3.3） | 病理部门（对外委托检测机构）有合理的实验室室内质量控制规则，有判断差别出现原因的程序与应对措施。有效处理失控，详细分析失控原因，处理方法及评估临床影响 |
| | （118.3.4） | 有上述制度与流程的培训，相关人员知晓基本要求并落实 |
| | （118.3.5） | 病理部门有定期自查、总结分析与整改 |
| | （118.3.6） | 主管部门定期督导检查病理部门（对外委托检测机构），发现问题及时反馈，并检查病理部门（对外委托检测机构）整改落实情况 |
| | （118.3.7） | 医院有数据或案例体现改进效果 |
| （118.4）<br>医学影像采用多种形式，开展图像质量评价活动 | （118.4.1） | 采取多种形式，开展图像质量评价活动 |
| | （118.4.2） | 有图像质量评价小组，定期对图像质量进行评价 |
| | （118.4.3） | 将图像质量评价结果纳入相关技术人员能力评价与授权 |
| | （118.4.4） | 科室检查检验设备（含床旁检查检验设备）按照要求定期检测 |
| | （118.4.5） | 科室有定期自查、总结分析与整改 |
| | （118.4.6） | 主管部门定期督导检查、分析、反馈，并检查科室整改落实情况 |
| | （118.4.7） | 医院有数据或案例体现改进效果 |
| （119）按照有关规定建立临床检验、病理和医学影像环境保护及人员职业安全防护制度，遵照实施并准确记录 | | |
| （119.1）<br>按照有关规定建立临床检验人员职业安全防护制度，遵照实施并准确记录 | （119.1.1） | 按照行业规范制定人员职业安全防护管理制度与流程，相关人员知晓并执行，有记录 |
| | （119.1.2） | 提供符合国家标准的消毒与防护用品，配备完整、数量充足，便于工作人员获取和使用 |
| | （119.1.3） | 对相关人员进行培训，包括标准预防、不同传播途径所采取的防护措施、防护用品的正确使用、职业暴露后应急处理等 |

续表

| 八、检查检验质量保障与持续改进（检验、病理、影像） | | |
|---|---|---|
| | (119.1.4) | 科室对人员职业安全防护执行情况有自查，对存在问题有分析、整改 |
| | (119.1.5) | 主管部门对科室职业安全防护的执行情况有监管，定期分析、反馈，并检查整改落实情况 |
| | (119.1.6) | 有数据或案例体现改进效果或形成新制度、规范、流程、举措等 |
| (119.2)<br>病理部门有环境安全管理程序与措施。环境保护及人员职业安全防护符合规定 | (119.2.1) | 有完善的危险化学品（易燃品和剧毒化学品等）管理制度，有定期对取材室、切片室等进行甲醛、二甲苯浓度的检测制度 |
| | (119.2.2) | 有废弃有害液体回收处理制度与程序；接触有害品的工作人员定期体检 |
| | (119.2.3) | 有职业安全防护制度及职业暴露处置流程。有单独的洗手池和溅眼喷淋设备 |
| | (119.2.4) | 有上述制度与流程的培训，相关人员知晓基本要求并落实 |
| | (119.2.5) | 病理部门有定期自查、总结分析与整改 |
| | (119.2.6) | 主管部门定期督导检查、分析、反馈，并检查科室整改落实情况 |
| | (119.2.7) | 医院有数据或案例体现改进效果 |
| (119.3)<br>有医学影像设备定期检测、放射安全管理等相关制度，有受检者和工作人员防护措施，制定放射安全事件应急预案并组织演练 | (119.3.1) | 有放射安全管理相关制度，有医学影像设备、场所定期检测和放射废物处理相关规定 |
| | (119.3.2) | 有放射防护器材、个人防护用品管理制度。放射人员有放射防护档案与健康档案 |
| | (119.3.3) | 有放射安全事件应急预案，有辐射损伤具体处置流程和规范，并组织相关人员培训、演练 |
| | (119.3.4) | 有上述制度与流程的培训，相关人员知晓基本要求并落实 |
| | (119.3.5) | 科室有定期自查、总结分析与整改 |
| | (119.3.6) | 主管部门定期督导检查、分析、反馈，并检查科室整改落实情况 |
| | (119.3.7) | 医院有数据或案例体现改进效果 |

# 附件3　医疗机构临床基因扩增检验实验室管理办法

## 第一章　总则

**第一条**　为规范医疗机构临床基因扩增检验实验室管理，保障临床基因扩增检验质量和实验室生物安全，保证临床诊断和治疗科学性、合理性，根据《医疗机构管理条例》、《医疗机构临床实验室管理办法》和《医疗技术临床应用管理办法》，制定本办法。

**第二条**　临床基因扩增检验实验室是指通过扩增检测特定的 DNA 或 RNA，进行疾病诊断、治疗监测和预后判定等的实验室，医疗机构应当集中设置，统一管理。

**第三条**　本办法适用于开展临床基因扩增检验技术的医疗机构。

**第四条**　卫生部负责全国医疗机构临床基因扩增检验实验室的监督管理工作。各省级卫生行政部门负责所辖行政区域内医疗机构临床基因扩增检验实验室的监督管理工作。

**第五条**　以科研为目的的基因扩增检验项目不得向临床出具检验报告，不得向患者收取任何费用。

## 第二章　实验室审核和设置

**第六条**　医疗机构向省级卫生行政部门提出临床基因扩增检验实验室设置申请，并提交以下材料：

（一）《医疗机构执业许可证》复印件；

（二）医疗机构基本情况，拟设置的临床基因扩增检验实验室平面图以及拟开展的检验项目、实验设备、设施条件和有关技术人员资料；

（三）对临床基因扩增检验的需求以及临床基因扩增检验实验室运行的预测分析。

**第七条**　省级临床检验中心或省级卫生行政部门指定的其他机构（以下简称省级卫生行政部门指定机构）负责组织医疗机构临床基因扩增检验实验室的技术审核工作。

**第八条**　省级临床检验中心或省级卫生行政部门指定机构应当制订医疗机构临床基因扩增检验实验室技术审核办法，组建各相关专业专家库，按照《医疗机构临床基因扩增检验工作导则》对医疗机构进行技术审核。技术审核办法报请省级卫生行政部门同意后实施。

**第九条**　医疗机构通过省级临床检验中心或省级卫生行政部门指定机构组织的技术审核的，凭技术审核报告至省级卫生行政部门进行相应诊疗科目项下的检验项目登记备案。

**第十条**　省级卫生行政部门应当按照《医疗机构临床实验室管理办法》和《医疗

机构临床检验项目目录》开展医疗机构临床基因扩增检验项目登记工作。

**第十一条** 基因扩增检验实验室设置应符合国家实验室生物安全有关规定。

## 第三章 实验室质量管理

**第十二条** 医疗机构经省级卫生行政部门临床基因扩增检验项目登记后，方可开展临床基因扩增检验工作。

**第十三条** 医疗机构临床基因扩增检验实验室应当按照《医疗机构临床基因扩增检验工作导则》，开展临床基因扩增检验工作。

**第十四条** 医疗机构临床基因扩增检验实验室人员应当经省级以上卫生行政部门指定机构技术培训合格后，方可从事临床基因扩增检验工作。

**第十五条** 医疗机构临床基因扩增检验实验室应当按照《医疗机构临床基因扩增检验工作导则》开展实验室室内质量控制，参加卫生部临床检验中心或指定机构组织的实验室室间质量评价。卫生部临床检验中心或指定机构应当将室间质量评价结果及时通报医疗机构和相应省级卫生行政部门。

## 第四章 实验室监督管理

**第十六条** 省级临床检验中心或省级卫生行政部门指定机构按照《医疗机构临床基因扩增检验工作导则》对医疗机构临床基因扩增检验实验室的检验质量进行监测，并将监测结果报省级卫生行政部门。

**第十七条** 省级以上卫生行政部门可以委托临床检验中心或者其他指定机构对医疗机构临床基因扩增检验实验室进行现场检查。现场检查工作人员在履行职责时应当出示证明文件。在进行现场检查时，检查人员有权调阅有关资料，被检查医疗机构不得拒绝或隐瞒。

**第十八条** 省级以上卫生行政部门指定机构对室间质量评价不合格的医疗机构临床基因扩增检验实验室提出警告。对于连续2次或者3次中有2次发现临床基因扩增检验结果不合格的医疗机构临床基因扩增检验实验室，省级卫生行政部门应当责令其暂停有关临床基因扩增检验项目，限期整改。整改结束后，经指定机构组织的再次技术审核合格后，方可重新开展临床基因扩增检验项目。

**第十九条** 对于擅自开展临床基因检验项目的医疗机构，由省级卫生行政部门依据《医疗机构管理条例》第四十七条和《医疗机构管理条例实施细则》第八十条处罚，并予以公告。公告所需费用由被公告医疗机构支付。

**第二十条** 医疗机构临床基因扩增检验实验室出现以下情形之一的，由省级卫生行政部门责令其停止开展临床基因扩增检验项目，并予以公告，公告所需费用由被公告医疗机构支付：

（一）开展的临床基因扩增检验项目超出省级卫生行政部门核定范围的；

（二）使用未经国家食品药品监督管理局批准的临床检验试剂开展临床基因扩增检验的；

（三）在临床基因扩增检验中未开展实验室室内质量控制的；

（四）在临床基因扩增检验中未参加实验室室间质量评价的；

（五）在临床基因扩增检验中弄虚作假的；

（六）以科研为目的的基因扩增检验项目向患者收取费用的；

（七）使用未经培训合格的专业技术人员从事临床基因扩增检验工作的；

（八）严重违反国家实验室生物安全有关规定或不具备实验室生物安全保障条件的。

## 第五章　附则

**第二十一条**　本办法自发布之日起施行。《临床基因扩增检验实验室管理暂行办法》（卫医发〔2002〕10号）同时废止。

## ［附］　医疗机构临床基因扩增检验实验室工作导则

### 一、临床基因扩增检验实验室的设计

（一）临床基因扩增检验实验室区域设计原则。原则上临床基因扩增检验实验室应当设置以下区域：试剂储存和准备区、标本制备区、扩增区、扩增产物分析区。这4个区域在物理空间上必须是完全相互独立的，各区域无论是在空间上还是在使用中，应当始终处于完全的分隔状态，不能有空气的直接相通。根据使用仪器的功能，区域可适当合并。例如使用实时荧光PCR仪，扩增区、扩增产物分析区可合并；采用样本处理、核酸提取及扩增检测为一体的自动化分析仪，则标本制备区、扩增区、扩增产物分析区可合并。各区的功能是：

1. 试剂储存和准备区：贮存试剂的制备、试剂的分装和扩增反应混合液的准备，以及离心管、吸头等消耗品的贮存和准备。

2. 标本制备区：核酸（RNA、DNA）提取、贮存及其加入至扩增反应管。对于涉及临床样本的操作，应符合生物安全二级实验室防护设备、个人防护和操作规范的要求。

3. 扩增区：cDNA合成、DNA扩增及检测。

4. 扩增产物分析区：扩增片段的进一步分析测定，如杂交、酶切电泳、变性高效液相分析、测序等。

（二）临床基因扩增检验实验室的空气流向。临床基因扩增检验实验室的空气流向可按照试剂储存和准备区→标本制备区→扩增区→扩增产物分析区进行，防止扩增产物顺空气气流进入扩增前的区域。可按照从试剂储存和准备区→标本制备区→扩增区→扩增产物分析区方向空气压力递减的方式进行。可通过安装排风扇、负压排风装置或其他可行的方式实现。

（三）工作区域仪器设备配置标准。

1. 试剂储存和准备区。

（1）2～8 ℃和－20 ℃以下冰箱。

（2）混匀器。

（3）微量加样器（覆盖 0.2～1 000 μL）。
（4）可移动紫外灯（近工作台面）。
（5）消耗品：一次性手套、耐高压处理的离心管和加样器吸头。
（6）专用工作服和工作鞋（套）。
（7）专用办公用品。
2. 标本制备区。
（1）2～8 ℃冰箱、-20 ℃或-80 ℃冰箱。
（2）高速离心机。
（3）混匀器。
（4）水浴箱或加热模块。
（5）微量加样器（覆盖 0.2～1 000 μL）。
（6）可移动紫外灯（近工作台面）。
（7）生物安全柜。
（8）消耗品：一次性手套、耐高压处理的离心管和加样器吸头（带滤芯）。
（9）专用工作服和工作鞋（套）。
（10）专用办公用品。
（11）如需处理大分子 DNA，应当具有超声波水浴仪。
3. 扩增区。
（1）核酸扩增仪。
（2）微量加样器（覆盖 0.2～1 000 μL）（视情况定）。
（3）可移动紫外灯（近工作台面）。
（4）消耗品：一次性手套、耐高压处理的离心管和加样器吸头（带滤芯）。
（5）专用工作服和工作鞋。
（6）专用办公用品。
4. 扩增产物分析区。
视检验方法不同而定，基本配置如下：
（1）微量加样器（覆盖 0.2～1 000 μL）。
（2）可移动紫外灯（近工作台面）。
（3）消耗品：一次性手套、加样器吸头（带滤芯）。
（4）专用工作服和工作鞋。
（5）专用办公用品。

上述各区域仪器设备配备为基本配备，实验室应当根据自己使用的扩增检测技术或试剂的特点，对仪器设备进行必要的增减。

**二、临床基因扩增检验实验室工作基本原则**

（一）进入各工作区域应当严格按照单一方向进行，即试剂储存和准备区→标本制备区→扩增区→扩增产物分析区。

（二）各工作区域必须有明确的标记，不同工作区域内的设备、物品不得混用。

（三）不同的工作区域使用不同的工作服（例如不同的颜色）。工作人员离开各工作区域时，不得将工作服带出。

（四）实验室的清洁应当按试剂储贮存和准备区→标本制备区→扩增区→扩增产物分析区的方向进行。不同的实验区域应当有其各自的清洁用具以防止交叉污染。

（五）工作结束后，必须立即对工作区进行清洁。工作区的实验台表面应当可耐受诸如次氯酸钠的化学物质的消毒清洁作用。实验台表面的紫外线照射应当方便有效。由于紫外线照射的距离和能量对去污染的效果非常关键，因此可使用可移动紫外灯（254 nm 波长），在工作完成后调至实验台上 60～90 cm 内照射。由于扩增产物仅几百或几十个碱基对（bp），对紫外线损伤不敏感，因此紫外线照射扩增片段必须延长照射时间，最好是照射过夜。

（六）实验室的安全工作制度或安全标准操作程序，所有操作符合《实验室生物安全通用要求》（GB19489—2008）。

**三、临床基因扩增检验实验室各区域工作注意事项**

（一）试剂储存和准备区。贮存试剂和用于标本制备的消耗品等材料应当直接运送至试剂储存和准备区，不能经过扩增检测区，试剂盒中的阳性对照品及质控品不应当保存在该区，应当保存在标本处理区。

（二）标本制备区。由于在样本混合、核酸纯化过程中可能会发生气溶胶所致的污染，可通过在本区内设立正压条件，避免从邻近区进入本区的气溶胶污染。为避免样本间的交叉污染，加入待测核酸后，必须盖好含反应混合液的反应管。对具有潜在传染危险性的材料，必须在生物安全柜内开盖，并有明确的样本处理和灭活程序。

（三）扩增区。为避免气溶胶所致的污染，应当尽量减少在本区内的走动。必须注意的是，所有经过检测的反应管不得在此区域打开。

（四）扩增产物分析区。核酸扩增后产物的分析方法多种多样，如膜上或微孔板或芯片上探针杂交方法（放射性核素标记或非放射性核素标记）、直接或酶切后琼脂糖凝胶电泳、聚丙烯酰胺凝胶电泳、Southern 转移、核酸测序方法、质谱分析等。本区是最主要的扩增产物污染来源，因此必须注意避免通过本区的物品及工作服将扩增产物带出。在使用 PCR-ELISA 方法检测扩增产物时，必须使用洗板机洗板，废液必须收集至 1 mol/L HCl 中，并且不能在实验室内倾倒，而应当至远离 PCR 实验室的地方弃掉。用过的吸头也必须放至 1 mol/L HCl 中浸泡后再放到垃圾袋中按程序处理，如焚烧。

由于本区有可能会用到某些可致基因突变和有毒物质如溴化乙锭、丙烯酰胺、甲醛或放射性核素等，故应当注意实验人员的安全防护。

# 附件 4　病理诊断中心基本标准（试行）

病理诊断中心是通过显微镜进行病理形态学观察，运用免疫组化、分子生物学、特殊染色及电子显微镜等技术，结合病人的临床资料，对人体器官、组织、细胞、体液及分泌物等标本做出病理诊断报告的独立设置法人单位，能够独立承担相应法律责任。不包括医疗机构内设的病理科。

## 一、诊疗科目

病理科。

## 二、科室设置

应包括组织病理学室、细胞病理学室、免疫组织化学室、分子病理学室等相关专业学科。有病案、信息、仪器耗材、实验室质量控制等专门部门或专职人员，可设置远程病理诊断部门。

## 三、人员

（一）至少有 5 名中级及以上临床病理类专业技术职称的全职执业医师。病理诊断中心负责人应为具有副高及以上病理学专业技术职称，并从事病理诊断工作 15 年以上的执业医师。

（二）至少有 10 名以上病理技术人员，承担病理组织学、细胞学、免疫组化及分子检测的技术工作。至少有 1 名具有中级及以上专业技术职称，负责病理技术工作。

（三）实验室质量与安全管理人员应当具有中级以上专业技术资格，并经过专门的培训。

## 四、房屋和设施

（一）业务用房面积不少于总面积的 75%，房屋应当具备双路供电或应急发电设施，重要设备和网络应当有不间断电源。

（二）建筑面积不少于 600 $m^2$，其中分子病理实验室等功能区应按照相关标准设置，并与其危险化学品、生物安全防护级别相适应。

（三）实验室及其他区域面积和设施能够满足正常工作的需要。

（四）设置医疗废物暂存处，配备污物和废液处理设备或交给有专业资质的公司、单位回收处理并签有协议。

## 五、分区布局

（一）病理业务功能区。布局和流程应当满足工作需要，符合医院感染控制要求，区分清洁区和污染区。具备相应的工作区，包括接诊及标本接收区、标本准备区、大体检查及取材区、组织脱水处理区、切片制作区、细胞学处理区、特殊染色和免疫组化工作区、分子病理工作区、试剂和耗材保存区、标本保存区、医疗废物处理区和医务人员办公区、读片讨论区、图书室等基本功能区域。开展远程病理诊断的，还应当设置远程诊断间。

（二）辅助功能区。医疗费用结算，以及仪器耗材和消毒供应室等。

（三）管理区。病理档案、信息、实验室质量控制与安全管理部门。

## 六、设备

（一）基本设备。离心机、加样器、消毒设备、生物安全柜、标本柜、切片柜、蜡块柜、大体摄影装置、数字切片扫描系统、光学显微镜等常规设备配置数量要与业务量相适应；至少有一台5人以上共览显微镜；配置相应数量的分子病理诊断和技术设备，如聚合酶链式反应（PCR）室及相应设备、核酸提取设备、分子杂交仪、低温离心机、荧光显微镜等；专业病理设备包括密闭式全自动脱水机、蜡块包埋机、HE全自动染色机、摊片机、石蜡切片机、自动液基/薄层细胞制片设备、冰冻切片机（可选）、全自动免疫组化染色机等，专业病理设备需有“国食药监械”级别的医疗器械注册号。

（二）信息化设备。具备信息报送和传输功能的网络计算机等设备，以及标本管理和报告管理、数字切片管理、质量控制、浏览及远程会诊等信息系统。

## 七、规章制度

建立病理诊断中心质量管理体系，制定各项规章制度、人员岗位职责，实施由国家制定或认可的诊疗技术规范和操作规程。规章制度至少包括设施与设备管理制度，仪器及试剂管理制度，标本管理制度，检查前、中、后三个阶段的质量管理制度，患者（标本）登记和医疗文档管理制度，卫生统计与疫情报告制度，信息管理与患者隐私保护制度，技术分级管理制度，医务人员职业安全防护管理制度，医疗废物/危险化学品和生物安全管理制度以及消防安全管理制度，并制定与病理诊断项目相适应的标准化操作规程。

## 八、其他

（一）建立病理诊断中心的单位或者个人必须符合《医疗机构管理条例》（中华人民共和国国务院令第149号）及其实施细则的相关规定。

（二）病理诊断中心属于单独设置的医疗机构，由设区的市级及以上卫生计生行政部门设置审批。病理诊断中心应由省级卫生计生行政部门组织专家审核验收，验收通过后按管辖权进行执业登记后方可开展病理诊断服务。

（三）病理诊断中心为独立法人单位，独立承担相应法律责任。

（四）病理诊断中心应当建立完善的室内质量控制、室间质评和会诊制度，积极参与省级病理质量控制中心的各项活动，接受其定期考核。配合卫生计生行政部门及其委托的省级病理质量控制中心或者其他组织所开展的质量检查和技术指导。

（五）承担其他医疗机构病理诊断任务的，应与相应医疗机构签署医疗服务合作协议，保障病理诊断服务的质量和时效。

（六）委托其他医疗机构承担试剂、检验、辅助检查和消毒供应物品的病理诊断中心，应与相应医疗机构签署医疗服务合作协议，保障相应医疗服务的质量和及时性。

# 附件5　病理诊断中心管理规范（试行）

为规范病理诊断中心的管理工作，提高病理诊断质量，保障医疗安全，根据《执业医生法》、《医疗机构管理条例》、《医疗废物管理条例》、《医疗器械监督管理条例》等相关法律、法规制定本规范。本规范适用于独立设置的对人体器官、组织、细胞、体液及分泌物等标本做出病理诊断的医疗机构，不包括医疗机构内设的病理科。

## 一、机构管理

（一）病理诊断中心应当制定并落实管理规章制度，执行国家制定发布或者认可的技术规范和操作规程，明确工作人员岗位职责，落实医院感染预防和控制措施，保障病理诊断工作安全、有效地开展。

（二）病理诊断中心应当设置独立的质量安全管理部门或配备专职人员，负责质量管理与控制工作，履行以下职责：

1. 对规章制度、技术规范、操作规程的落实情况进行检查。

2. 对医疗质量、医院感染管理、器械和设备管理、一次性医疗器具管理等方面进行检查。

3. 对重点环节，以及影响诊断质量和医疗安全的高危因素进行监测、分析和反馈，提出预防和控制措施。

4. 对工作人员的职业安全防护和健康管理提供指导。

5. 预防控制病理诊断中心的污染物外泄及医院感染。

6. 对病理诊断中心的诊断报告书写、保存进行指导和检查，对病理检查病例信息登记进行督查，并保障登记数据的真实性和及时性。

7. 对试剂与仪器耗材供应部门、远程病理诊断部门进行指导和检查，并提出质量控制改进意见和措施。

（三）病理诊断中心负责人是安全与质量管理第一责任人。质量安全管理员应当具有中级以上专业技术职务任职资格，必须接受过医学实验室质量管理培训，具备相关专业知识和工作经验。

（四）财务部门要对医疗费用结算进行检查，并提出调控措施。

（五）后勤管理部门负责防火、防盗、医疗纠纷等安全工作。

## 二、质量管理

病理诊断中心应当按照以下要求开展医疗质量管理工作：

（一）建立并实施病理诊断质量管理体系，健全并执行各项规章制度，遵守相关技术规范和标准，落实检查前、检查中、检查后三个阶段的质量管理制度和病理诊断项目相关的标准化操作规程，持续改进病理诊断质量。

（二）应当建立检查前质量保证措施，制定患者准备，标本采集、储存、运送、接收等标准操作规程，并组织实施。

（三）加强对病理诊断工作的管理，规范病理诊断活动，按照有关规定开展质量控制工作。按照安全、准确、及时、有效、经济、便民和保护患者隐私的原则开展病理诊断工作，保证结果客观、公正，不受不当因素的影响。

（四）采取切实有效措施保证病理诊断质量满足临床医疗的需求，建立包括报告时间、诊断结果一致性等质量控制指标（具体结合《临床实验室质量管理与控制指标》），进行室内质量控制。病理诊断中心必须参加省级及以上病理质量控制中心组织的室间质量评价活动。对于尚无室间质量评价的项目，应当采取其他方案并提供客观证据确定病理结果的可接受性。

（五）成立诊断质量控制小组，至少包括 1 名副高以上病理学专业技术职称的执业医师，每周对病理诊断报告质量进行抽检，常规病例抽检比例至少达到 5%，重点抽取小活检等高风险病例。

（六）辅助功能单元应当配备具有相应资质的实验室专业技术人员，按照相应的规范开展工作。

（七）应当保证病理检测设备的完整性和有效性，由专门技师负责设备的日常维护，对需要检定或校准的检验仪器设备和对病理诊断结果有影响的辅助设备定期进行检定或校准，保证其正常运转。

（八）应当建立患者登记及医疗文档管理制度，加强患者的信息管理。建立病理诊断报告发放制度，保证病理诊断报告的准确、及时和信息完整。建立规范的病理档案（切片、蜡块等）管理系统，并按相关规定进行档案移交。不得出具虚假病理报告。

（九）病理诊断报告应当使用中文或者国际通用的、规范的缩写。保存期限按照有关规定执行。病理报告内容应当符合《病历书写基本规范》、《病理科建设管理指南（试行）》等规定。分子病理报告应当由有病理诊断资质的医师签发。

病理诊断报告内容至少应当包括：

1. 病理号、患者姓名、性别、年龄、标本取材部位。
2. 独立或其连锁经营病理诊断中心名称、地址和咨询电话。
3. 其他机构送检标本需注明送检机构名称、住院病历或者门诊病历号。
4. 大体描述、镜下描述（可选）和病理诊断。
5. 其他需要报告或建议的内容，包括免疫组化、特殊染色、分子病理检测结果等。
6. 报告医师签名、标本采集时间、接收时间、报告时间。

（十）建立委托和被委托病理检查的工作程序，签订委托工作合同。病理诊断中心在为其他医疗机构等提供病理诊断服务前，应当签订合同，明确双方在患者准备，标本采集、储存、运送、接收、检测，病理报告的出具和应用，以及病理诊断结果所致医疗纠纷等方面的责任、权利和义务。加强病理与临床专业间沟通和反馈，提出改进措施，指导临床合理开展诊疗活动。

## 三、安全与感染防控

病理诊断中心应当按照以下要求加强安全与感染防控工作：

（一）应当加强安全管理，建立并严格遵守生物安全管理制度与安全操作规程，科学设置工作流程。确保中心员工、患者和来访者的健康和安全。独立病理诊断中心只接受标本，不得直接从患者身上取材或穿刺。

（二）建筑布局应当遵循环境卫生学和医院感染管理的原则，符合功能流程合理和洁污区域分开的基本要求，做到布局合理、分区明确、标识清楚。

（三）应当划分为病理诊断功能区、辅助功能区和管理区。病理诊断功能区，包括接诊及标本接收区、标本采样区、标本准备区、大体检查及取材区、组织脱水处理区、切片制作区、试剂和耗材保存区、标本保存区、医疗废物处理区和医务人员办公区及读片讨论区、图书室等基本功能区域；辅助功能区包括医疗费用结算，以及仪器耗材和消毒供应室等；管理区包括病理档案、信息、实验室质量控制与安全管理部门。

（四）标本检查、取材及组织处理区域应当达到《医院消毒卫生标准》中规定Ⅱ类环境标准。应当按照生物防护级别配备必要的安全设备和个人防护用品，保证中心工作人员能够正确使用。

（五）应当严格按照《病原微生物实验室生物安全管理条例》等有关规定，开展传染性疾病标本的采集、运输、储存、检验工作。

（六）应当严格按照《医疗废物管理条例》和《医疗卫生机构医疗废物管理办法》相关规定，妥善处理医疗废物。

（七）应当按照国家有关法规加强消防安全管理、信息安全管理。

## 四、人员培训和职业安全防护

（一）病理诊断中心应当制定并落实工作人员的培训计划，并进行考核，使工作人员具备与本职工作相适应的专业知识。建立对技术人员的专业知识更新、专业技能维持与培养等管理的相关制度和记录。落实相关管理制度和工作规范。

（二）病理诊断中心应当对工作人员进行上岗前安全教育，每年进行生物安全防护知识培训。制定生物安全和危险品、危险设施等意外事故的预防措施和应急预案。

（三）病理诊断中心应当按照生物防护级别配备必要的安全设备和个人防护用品，保证中心工作人员能够正确使用。人员进入病理诊断中心应当穿工作服、换工作鞋。

（四）加强人员职业安全防护和健康管理工作，定期进行职业危险因素检测和健康检查，必要时对有关人员进行免疫接种，保障工作人员的职业安全。

（五）病理诊断中心工作人员在工作中发生职业暴露事件时，应当采取相应的处理措施，并及时报告机构内的相关部门。定期举行实验室生物安全和消防安全演练并形成记录。

## 五、监督与管理

（一）各级卫生计生行政部门应当加强辖区内病理诊断中心的监督管理，发现存在

质量问题或者安全隐患时，应当责令其立即整改。

（二）各级卫生计生行政部门履行监督检查职责时，有权采取下列措施：

1. 对病理诊断中心进行现场检查，了解情况，调查取证。

2. 查阅或者复制病理诊断质量和安全管理的有关资料，采集、封存样品。

3. 责令违反本规范及有关规定的病理诊断中心停止违法违规行为。

4. 对违反本规范及有关规定的行为进行处理。

（三）病理诊断中心出现以下情形的，卫生计生行政部门应当视情节依法依规从严从重处理：

1. 使用非专业技术人员从事病理诊断工作的。

2. 出具虚假病理诊断报告的。

3. 未开展室内质量控制、未参加省级及以上病理质量控制中心组织的室间质量评价的；或者参加室间质量评价连续两次以上不合格，经整改后仍不合格的。

4. 其他违反《医疗机构管理条例》及《医疗机构管理条例实施细则》的情形。

# 附件 6　病理科房间功能标识中英文对照

报告室　Reporting Room
标本接收室　Specimen Receiving Room
取材室 1　Specimen Collection Room 1
取材室 2　Specimen Collection Room 2
细胞病理实验室　Cell Pathology Lab
资料室　Departmental Library
特殊染色及免疫组织化学实验室　Special Staining and IHC Lab
常规制片室　Regular Staining Lab
组织切片室　Pathologic Sections Room
组织包埋室　Specimen Dehydration and Embedding Room
冰冻切片室　Frozen Section Room
污洗室　Dirt Cleaning Room
污存室　Dirt Conservation Room
试剂库　Reagent Warehouse
库房　Warehouse
技师办公室 1　Technician's Office 1
诊室 1　Diagnostic Room 1
技师办公室 2　Technician's Office 2
基因扩增与产物分析室　Gene Amplification and Product Analysis Room
标本制备室　Specimen Preparation Lab
试剂存储室　Reagent Storeroom
荧光免疫室　Fluorescent Immune Room
诊室 4　Diagnostic Room 4
主任办公室　Director Office
副主任办公室　Vice Director Office
诊室 3　Diagnostic Room 3
诊室 2　Diagnostic Room 2
餐饮室　Dining room
会议室　Meeting Room
值班室（男）　Duty Room（Man）
值班室（女）　Duty Room（Woman）
冰冻值班室（男）　Frozen Duty Room（Man）

冰冻值班室（女） Frozen Duty Room（Woman）
污染区 Contaminated Zone
半污染区 Semi-Contaminated Zone
清洁区 Clear Zone
蜡块室 Wax Room
分子病理区 Molecular Pathological Zone

# 参考文献


[1] BANCROFT J D, GAMBLE M. Theory and practice of histological techniques [M]. Philadelphia: Churchill Livingstone/Elsevier, 2008.

[2] BANCROFT J D, GAMBLE M. 组织学技术的理论与实践 [M]. 6版. 周小鸽, 等, 译. 北京: 北京大学医学出版社, 2010.

[3] 董贺. 分子病理学技术在肿瘤诊治中的应用 [J]. 分子诊断与治疗杂志, 2015 (2): 73-77.

[4] GOLDBLUM J R, 等. 罗塞和阿克曼外科病理学 [M]. 11版. 回允中, 主译. 北京: 北京大学医学出版社, 2021.

[5] 高润霖, 冷希圣. 国家执业医师、护士"三基"训练丛书: 临床医学分册 [M]. 北京: 人民军医出版社, 2009.

[6] 国家卫生和计划生育委员会办公厅. 国家卫生计生委办公厅关于印发麻醉等6个专业质控指标 (2015年版) 的通知 [EB/OL]. (2015-03-13) [2021-07-16]. http://www.nhc.gov.cn/yzygj/s3585/201504/5fa7461c3d044cb6a93eb6cc6eece087.shtml.

[7] 国家卫生健康委员会办公厅. 关于印发原发性肺癌等18个肿瘤诊疗规范 (2018年版) 的通知 [EB/OL]. (2018-12-13) [2021-07-16]. http://www.nhc.gov.cn/yzygj/s7659/201812/b21802b199814ab7b1219b87de0cae51.shtml.

[8] 国家卫生健康委员会办公厅. 国家卫生健康委办公厅关于修订医疗机构临床实验室管理办法有关内容通知 [EB/OL]. (2020-07-16) [2021-07-16]. http://wjw.yl.gov.cn/index.php? a=show&id=19974&m=Article&eqid=aac4dc9e000b1a570000000664486f4f.

[9] 梁英杰, 凌启波, 张威. 临床病理学技术 [M]. 北京: 人民卫生出版社, 2011.

[10] 刘彤华. 刘彤华诊断病理学 [M]. 4版. 北京: 人民卫生出版社, 2018.

[11] 彭波, 陆春雪. 研究生实验病理学技术教学改革与实践 [J]. 当代医学, 2015, 21 (14): 3-4.

[12] 卫生部办公厅. 卫生部办公厅关于印发《病理科建设与管理指南 (试行)》的通知 [EB/OL]. (2009-03-18) [2021-07-16]. http://www.gov.cn/govweb/gzdt/2009-03/18/content_1262376.htm.

[13] 武忠弼，杨光华. 中华外科病理学［M］. 北京：人民卫生出版社，2006.
[14] 虞杰，顾冬梅. 胸腹腔积液离心石蜡包埋技术在细胞病理学诊断中的应用［J］. 中国现代医学杂志，2015，17（7）：79－81.
[15] 赵澄泉，樊芳，沈儒龙，等. 非妇科脱落细胞学［M］. 北京：北京科学技术出版社，2016.
[16] 中华人民共和国国家卫生健康委员会. 临床检验室间质量评价：WS/T 644—2018［S/OL］.（2018－12－12）［2021－07－16］. http：//www.nhc.gov.cn/old_file/uploadfile/20190107102537665.pdf.
[17] 中华医学会. 临床技术操作规范：病理学分册［M］. 北京：人民军医出版社，2004.